Caroline Walter und
Alexander Kobylinski

Patient im Visier

Die neue Strategie der Pharmakonzerne

| Hoffmann und Campe |

1. Auflage

www.hoca.de
Satz: atelier eilenberger, Leipzig
Gesetzt aus der Bembo und DIN 1451
Druck und Bindung: GGP Media GmbH, Pößneck
Printed in Germany
ISBN 3-455-50151-3

HOFFMANN
UND CAMPE

Ein Unternehmen der
GANSKE VERLAGSGRUPPE

Inhalt

Prolog

Marion Freys Suche nach Hoffnung

Marion Frey wirkt erschöpft, als wir sie treffen. Ihr schmales Gesicht ist blass, ihre Gesichtsfarbe fast gelblich, es geht ihr schlecht. Sie hat Multiple Sklerose, kurz MS, eine Krankheit, die das zentrale Nervensystem befällt und schädigt. Seit Tagen plagt Marion Frey schon diese Übelkeit. Kaum hat sie uns die Tür geöffnet, legt sie sich wieder hin, weil ihr schwindlig ist.

An diesem Tag ist es nicht die Krankheit, die ihr zu schaffen macht, sondern die Nebenwirkungen eines Medikaments gegen Multiple Sklerose. Jeden zweiten Tag muss sie sich selbst eine Spritze setzen, in den Arm oder ins Bein, danach fühlt sie sich völlig kraftlos. Sie hofft, dass das Medikament die Krankheit aufhalten kann.

Die Symptome von Multipler Sklerose treten plötzlich und an verschiedenen Körperstellen auf. Manchmal sacken Marion Frey die Beine weg, ein anderes Mal kribbeln Hände und Wirbelsäule und werden taub. Die 39-Jährige geht in letzter Zeit kaum mehr allein aus der Wohnung. Sie hat Angst, dass ein Anfall sie mitten auf der Straße erwischt. Während andere sich freuen, wenn es draußen richtig warm wird, hält sie es kaum aus, denn Wärme verstärkt ihre Beschwerden.

Als sie vor einem Jahr die Diagnose bekommen hatte, war sie im ersten Moment froh, weil die Odyssee von einem zum anderen Arzt endlich vorüber war. Die Symptome bei MS sind diffus, bei jedem Patienten kann die Krankheit anders verlaufen und oft dauert es, bis sie eindeutig festgestellt wird. Bei Marion Frey waren es zehn Jahre, in denen nach und nach Anzeichen auftraten, die keiner ernst nahm.

»Nachdem der erste Schock der Diagnose vorbei war, habe ich überlegt, wo ich Hilfe finde«, erzählt sie. »Ich lese sehr viel über die Krankheit, in Zeitschriften, im Internet, in Broschüren. Überall, wo irgendetwas über Multiple Sklerose geschrieben wird, und wenn es nur ein Funken ist, ich sauge alles auf.«

Für Betroffene wie sie ist die Krankheit wie ein schwarzes Loch. Niemand weiß, welche Ursachen sie hat. Man vermutet, dass es sich um eine Autoimmunkrankheit handelt, das Immunsystem also den eigenen Körper angreift. Überall im Körper können Entzündungsherde auftauchen, meist im Gehirn oder im Rückenmark. Das führt dann zu Lähmungserscheinungen in Armen und Beinen, die Sehnerven fallen aus, das Sprechen stockt. Die Krankheit kommt in Schüben, von denen jeder eine dauerhafte Behinderung hinterlassen kann. Das Schlimmste ist für viele die Gewissheit, dass man früher oder später im Rollstuhl sitzt, nichts mehr selbst machen kann. Es gibt keine Heilung.

In Marion Freys Wohnung wirkt alles perfekt, als sollte wenigstens irgendetwas in ihrem Leben noch in Ordnung sein. Sie hat jede Ecke liebevoll dekoriert, mit Glasschalen, bunten Steinen und Vasen. Mittendrin steht ihr Hochzeitsfoto wie aus einer anderen Zeit. Sie war eine attraktive Braut mit ihren langen schwarzen Haaren.

Auf dem Tisch im Wohnzimmer liegen Artikel, die ihre Mutter aus Zeitschriften für sie ausgeschnitten hat. In einer war ein Bericht über eine neue Therapie bei Multipler Sklerose. Wir fragen sie, ob sie mit ihrem Arzt über die heftigen Nebenwirkungen ihres Medikaments gesprochen hat. Sie winkt ab und wird auf einmal wütend. Keiner der Ärzte habe ihr bisher die Krankheit richtig erklärt. Sie werde immer schnell abgefertigt und finde dort kaum Hilfe. Ihr Wissen stammt aus den Medien.

»Ich bin darauf angewiesen, weil ich sonst nirgendwo Informationen kriege. Ich muss mich selbst darum kümmern, damit ich weiß, was auf mich zukommt.« Sie zeigt uns eine Patientenbroschüre zur Multiplen Sklerose, die sie bestellt hat. Der Ratgeber wurde im Gesundheitsteil einer Zeitschrift und im Internet empfohlen.

Sie ahnt nicht, dass dahinter keine seriöse Informationsquelle steckt, sondern ein Fall von getarnter Werbung für ein bestimmtes Medikament gegen Multiple Sklerose.

Marion Frey fühlt sich alleingelassen mit ihrer Krankheit. »Mein Mann hält zu mir – noch –, wer weiß, wie lange er es mit mir aushält.« Ein Bekannter hat sie gleich am Anfang einmal gefragt, ob ihre MS ansteckend sei. »Das hat mich so getroffen, da rege ich mich noch heute darüber auf, wie wenig die Leute über diese Krankheit wissen.«

Die zierliche Frau wirkt in manchen Momenten verletzlich, dann wieder hart und trotzig. Am meisten belastet sie die Unberechenbarkeit dieser Krankheit, deren Verlauf man nicht absehen kann, weil sie sich bei jedem Patienten anders entwickelt. Einige können irgendwann nicht mehr sprechen, andere landen sehr schnell im Rollstuhl.

»Meine größte Angst ist, dass ich eines morgens aufwache und nicht mehr laufen kann«, sagt sie.

Diese Unsicherheit lässt Marion Frey nach jedem Strohhalm greifen. Das wissen Pharmafirmen, also halten sie MS-Patienten Strohhalme in Form von Medikamenten hin.

Mysteriöse Krankheiten wie Multiple Sklerose, Krebs oder Alzheimer sind für die Pharmaindustrie ideal. Es gibt keine oder wenig Heilung, aber Versprechen, dass man durch Medikamente ein Stück Leben behält oder zurückgewinnt.

Wie wird mit dieser Hoffnung Umsatz gemacht? Welche Erfahrungen wird Marion Frey sammeln? Können Patienten auf den medizinischen Fortschritt vertrauen? Wie und wo werden Patienten benutzt und belogen? Worauf muss man achten, wenn man sich Informationen beschafft?

Wir suchen nach Antworten auf diese Fragen, die jeden von uns irgendwann direkt oder indirekt betreffen können.

1

Die neue Strategie der Pharmakonzerne

Die Pharmakonzerne erleben »harte Zeiten«, scheint es. Bis vor einigen Jahren war es noch leicht, einen Arzt zu einem teuren Luxuswochenende in die Schweiz einzuladen und das als Fortbildung zu deklarieren. Oder die Mediziner mit Geschenken wie DVD-Player oder iPod zu ködern, damit sie ein bestimmtes Medikament verordneten. Das hat lange Zeit gut funktioniert. Doch Skandale kamen an die Öffentlichkeit, es gab Gegenwind von der Ärztekammer und das Image der Pharmaindustrie hat gelitten. Die Möglichkeiten, Ärzte im großen Stil zu bearbeiten, sind mittlerweile begrenzt.

Die Pharmabranche musste sich eine neue Strategie einfallen lassen, die subtiler und gleichzeitig direkter ist. In einem Handbuch für Pharmamarketing wird sie unter dem Titel »Patienten im Visier« auf den Punkt gebracht. Das klingt aggressiv und ist es auch. Die Pharmaindustrie interessiert sich plötzlich für den Kranken, er rückt als Individuum ins Zentrum ihrer Marketing-Aktivitäten. Pharmafirmen wollen seine Aufmerksamkeit gewinnen, bei ihm Erwartungen und Bedürfnisse wecken, für die sie dann Medikamente anbieten. Das Handbuch beschreibt, worauf die Pharmaindustrie beim »modernen« Patienten achten muss: Er beschäftigt sich intensiv mit seiner Erkrankung, hat ein großes Interesse an Gesundheitsthemen und ein stark gewachsenes Informationsbedürfnis. Das Pharmamarketing hat ihn als »neue Zielgruppe« entdeckt. Der Patient wird zum »Kunden«, den man binden will. Er lässt sich leichter beeinflussen als Ärzte, denn ahnungslos, wie er ist, durchschaut er nicht, wie er gesteuert wird. Wer krank ist, sucht nach Heilungsversprechen und achtet nicht auf den Absender einer Information.

Die neue Strategie der Pharmaindustrie heißt »direct-to-consumer advertising« (DTCA), also Werbung für Medikamente direkt beim Verbraucher.

In Deutschland ist es für Pharmafirmen nicht so einfach, an den Patienten heranzukommen, jedenfalls auf legalem Weg. Das »Heilmittelwerbegesetz« regelt, was erlaubt ist:

»Für verschreibungspflichtige Arzneimittel darf nur bei Ärzten, Zahnärzten … Apothekern und Personen, die mit diesen Arzneimitteln erlaubterweise Handel treiben, geworben werden.«

Pharmafirmen müssen sich also vom Patienten fernhalten, sie dürfen ihn nicht direkt ansprechen, um für ein Medikament zu werben. Das soll den Bürger vor Manipulationen der Industrie schützen, gerade weil es bei verschreibungspflichtigen Medikamenten immer auch um ernstere Erkrankungen und um Risiken durch Nebenwirkungen geht. Die gesetzliche Lage ist klar. Viele europäische Staaten haben dieses Werbeverbot. Die USA hingegen lassen Pharmafirmen freie Hand. Jeden Tag wird dort auf allen Kanälen – Zeitung, Fernsehen und Radio – für verschreibungspflichtige Medikamente geworben. In den USA kommt es wiederholt zu Gerichtsverfahren gegen die großen Pharmakonzerne wegen irreführender Werbung. Die Firma Pfizer wurde im Jahr 2009 beschuldigt, unzulässige Werbung für ein Schmerzmittel verbreitet zu haben. Sie musste 2,3 Milliarden Dollar an das US-Justizministerium zahlen. Doch bis eine illegale Werbung auffliegt, ist das Produkt längst in den Köpfen der potenziellen Patienten verankert.

Wer glaubt, diese Direktwerbung findet in Deutschland wegen des Verbots nicht statt, liegt falsch. Auch hier werden Patienten bereits in erschreckendem Ausmaß manipuliert.

2

Medien als Komplizen

Unsere Recherche beginnt im Wartezimmer, als wir selbst wegen einer Angina beim Arzt sitzen. Jeder kennt die Situation, man wartet trotz Termin, und aus Langeweile blättert man durch all die Zeitschriften, die dort ausliegen. Besonders häufig bleibt man bei Artikeln im Medizin- und Gesundheitsteil hängen, weil man sich krank fühlt und gegen die eigenen Beschwerden vielleicht Tipps bekommt. In speziellen Gesundheitszeitschriften, in zahlreichen Illustrierten und Frauenmagazinen werden dem Leser neue Therapien oder Diagnosemöglichkeiten von Krankheiten vorgestellt und Empfehlungen von Experten gegeben. Journalisten haben diese Artikel objektiv recherchiert und geschrieben, denkt der Leser und Patient.

Wir beschließen, über mehrere Monate solche Zeitschriften zu kaufen, um herauszufinden, ob man den Gesundheitsberichten auch vertrauen kann. Immerhin haben diese Blätter Millionen von Lesern in Deutschland, die oft genau in dem Alter sind, in dem die meisten chronischen und schweren Erkrankungen auftreten. Je mehr Gesundheitsseiten wir lesen, desto misstrauischer werden wir. Viele der journalistischen Artikel wirken einseitig, zu positiv, neue Therapien werden ohne Wenn und Aber gelobt.

Langsam kommt uns ein Verdacht: Könnte es sein, dass Pharmafirmen selbst solche Artikel in Zeitschriften unterbringen, und niemand merkt es? Wie könnte das trotz Heilmittelwerbeverbot funktionieren?

Wir rufen einen Pharmavertreter an, den wir kennen. Er erzählt uns, dass es tatsächlich ein ausgeklügeltes System in der Branche gebe, in das man von außen aber nicht hineinblicken könne. Es wäre schwierig, an Beweise heranzukommen.

Er hat uns auf eine Spur gebracht.

Wir gründen eine Pharmafirma

Wir überlegen, wie wir am besten vorgehen, um die Machenschaften der Branche aufzudecken. Uns kommt eine Idee: Wir gründen selbst eine Pharmafirma. Dazu müssen wir eine Unternehmensgeschichte erfinden, wir brauchen eine Büroadresse mit Telefonanschlüssen und vor allem Medikamente, die wir angeblich produzieren. Tagelang suchen wir nach einem passenden Firmennamen und einigen uns schließlich auf *Connex Pharmaceuticals*. Das klingt seriös und irgendwie international.

Die Legende für die Firma macht uns mehr Probleme. Schließlich soll es nicht so einfach sein, sie zu besuchen oder ausfindig zu machen. Wir legen uns folgende Geschichte zurecht: Connex Pharmaceuticals ist ein mittelständisches amerikanisches Pharmaunternehmen mit Sitz in Tennessee, das sehr interessante neue Medikamente auf den deutschen Markt bringen möchte.

Wir beauftragen einen Grafiker, für Connex eine Internetseite zu erstellen – die Pharmafirma muss virtuell existieren und professionell wirken. Die ersten Entwürfe sehen schon ganz gut aus. Die Texte kupfern wir von anderen amerikanischen Pharmafirmen ab – wer wir sind, wie wichtig die Forschung für uns ist und wie sehr uns das Wohl des Patienten am Herzen liegt. Unsere Seite *www.connex-pharm.com* kann sich nach einigen Wochen sehen lassen. Die Telefonnummern auf der Seite sind natürlich falsch, aber es kommt eine amerikanische Ansage, wenn man sie wählt. Wir setzen darauf, dass unsere Geschäftspartner nicht in den USA anrufen werden, sondern bei uns. Jetzt benötigen wir auch neue Identitäten, die in die Branche passen müssen. Unsere Namen werden Ellen Hoff und Andreas Walther sein. Wir sind Marketingspezialisten, die von der Firma Connex beauftragt wurden, ein neues Medikament auf dem deutschen Markt bekannt zu machen. Ellen Hoff hat lange in den USA gelebt und bereits für mehrere Pharmafirmen erfolgreiche PR-Kampagnen durchgeführt. Andreas Walther ist ein Pharmaberater. Nun fehlt nur noch das Wichtigste: Wir müssen ein Medikament erfinden, das Connex demnächst auf den Markt bringen will. Nach einigen Tagen beschließen wir, dass es ein Mittel gegen Alzheimer sein soll – eine Krankheit, vor der viele Menschen Angst haben. Und auf dem Alzheimer-Markt lässt sich vermutlich viel Geld verdienen, weil es bisher nur wenige Medikamente gibt und Angehörige von Patienten auf einen Durchbruch in der Therapie warten. Der Name unseres erfundenen Medikaments ist »Cerebon«, die neueste Entwicklung auf dem Gebiet Alzheimer. Es steht kurz vor der Zulassung. So rechtfertigen wir, dass es nur Beschreibungen des Medikaments gibt und noch keine fertigen Tabletten.

Für unser Alzheimer-Mittel lassen wir eine Marketingmappe anfertigen. Darauf prangt unser Logo – eigens entworfen – mit dem türkisfarbenen Schriftzug »Connex Pharmaceuticals – Science for You!«. Unten auf der Mappe sieht man drei gesunde, aufgeweckte alte Damen, die den Betrachter anlächeln. Sie sollen vermitteln, wie toll unser Medikament gegen Alzheimer wirkt.

In der Mappe liegt ein »wissenschaftlicher« Text, den wir in wochenlanger Arbeit zusammen mit einem Pharmakologen geschrieben haben. Darin stehen Sätze wie: »Mit dem neuen Medikament ›Cerebon‹ ist ein wichtiger Schritt in der Therapie von Alzheimer gelungen.« Oder: »Die Erhöhung des Acetylcholins hat einen positiven Einfluss auf die Globalfunktionen, bei deutlich geringerem Risiko von Nebenwirkungen.« Und wir behaupten, dass eine Studie die »Wirksamkeit und Sicherheit von ›Cerebon‹ bestätigt« hat. Zwischen die Texte sind bunte Schaubilder und Diagramme eingestreut, die zeigen, wie gut unser Medikament in den Tests abgeschnitten hat. Die Tabellen stammen aus einer echten Studie über einen ähnlichen Wirkstoff, den wir in einer Datenbank gefunden haben.

»›Cerebon‹. Die neue Hoffnung für Alzheimer-Patienten, ihren Alltag wieder selbst zu organisieren!« Das emotionalisiert und weckt Hoffnungen. Genau das Richtige für unsere geplante Werbekampagne.

Nach einigen Monaten haben wir alles zusammen – Firma, Medikament, Internetseite und natürlich Visitenkarten als Connex-Mitarbeiter.

Die Pharmaagentur und ein Mann für alle Fälle

Wir wollen herausfinden, wie Pharmafirmen verdeckte Werbekampagnen durchführen, die direkt auf den Patienten zielen. Dazu planen wir für unser Medikament »Cerebon« eine Kampagne, die Alzheimer-Betroffene und ihre Angehörigen manipulieren soll. Weil »Cerebon« verschreibungspflichtig ist, dürften wir das eigentlich nicht. Kurzum, wir wollen als Firma verbotene Pharmawerbung in den Medien machen. Aber wie stellt man das an? Wie kommen Pharmafirmen zum Beispiel mit den Zeitschriftenverlagen ins Geschäft? Treten Pharmamitarbeiter direkt an die Medien heran?

Ein Insider, der selbst als Pharmareferent für eine Firma tätig ist, klärt uns auf, dass das Geschäft nur über sogenannte Pharmaagenturen läuft. Eine Pharmafirma sucht sich also eine Agentur, und diese übernimmt meist komplett die PR- und Werbearbeit für ein neues Medikament. Im Internet finden wir mehrere dieser Agenturen, die als Referenz angeben, dass sie große Pharmakonzerne als Kunden haben.

Eine der größten PR- und Healthcare-Agenturen, deren Chefin Ärztin ist, präsentiert Beispiele, wie ihre geschickt verpackte Werbung aussieht. Die Agentur hat eine Internetseite für eine Verhütungspille entworfen. Der Handelsname der Pille wird nicht genannt, das wäre nicht erlaubt, deshalb heißt sie »Pille mit Herz«.

Die ganze Kampagne ist pinkfarben und durchsetzt mit dem Herzchen-Motiv. »Design, Inhalt, Sprache … sollen Teenagerherzen höherschlagen lassen«, so lautet das Konzept. Das Ziel ist, »Konsumenten« zu gewinnen, Mädchen sollen ihren Frauenarzt nach dieser »Pille mit Herz« fragen, und weil dieser von Pharmareferenten dieselbe Werbung bekommt, weiß er, was gemeint ist.

Die Auswahl an Pharmaagenturen ist groß. Wir suchen nach solchen, die auf Werbung in den Medien spezialisiert sind. Vier Agenturen scheinen mit ihrem Profil die richtige Adresse dafür zu sein. Als Referenz ihrer Arbeit haben sie Kontakte zu den Medien angegeben.

Wir müssen gleich beim ersten Telefonat mit einer Agentur herausbekommen, ob sie eine verdeckte Werbekampagne durchführen kann. Schließlich birgt jeder Auftritt, den wir als Pharmafirma machen, das Risiko, in der Branche aufzufliegen. Sind wir am Telefon zu offen, kann es schiefgehen. Wir sind unsicher, was die passende Strategie ist. Für den Fall, dass uns ein Agent in unserem deutschen Büro zurückrufen will, haben wir ein Telefon mit eigener Nummer installieren lassen. Wenn es da klingelt, wissen wir, dass wir als Connex-Mitarbeiter mit fiktiver Identität agieren müssen.

Anruf bei der ersten Agentur. Wir sind nervös. Der Mann am Telefon reagiert gereizt und ablehnend auf unsere Frage nach einem Treffen wegen einer größeren PR-Kampagne, die auf Patienten abzielen soll. Seine Referenzen in Sachen »Medienarbeit« waren eindeutig. Aber er besteht darauf, dass wir erst einmal unser Angebot per Post schicken. Das lehnen wir ab, das Gespräch ist schnell beendet.

Die zweite Agentur muss klappen. Dr. Schwarz Pharmawerbung. Als Leitsatz hat die Agentur: »Die Kunst, in den Medien richtig zu kommunizieren«. Das klingt, als wäre sie ein geeigneter Partner. Unter »Unsere Kunden« wird unter anderem das Lob der

Medizinredakteurin einer großen Illustrierten angeführt: »Als ausgesprochen erfreulich und produktiv empfinde ich die Zusammenarbeit, weil ich zuverlässig mit allem Wissenswerten versorgt werde.«

Dr. Schwarz ist am Telefon sehr offen. Auch als wir konkreter werden und fragen, ob Direktwerbung beim Patienten ein Schwerpunkt seiner Agentur ist, bleibt er interessiert und will sich immer noch mit uns treffen. »Das ist zwar in Deutschland noch so eine Sache mit der Direktwerbung, aber da gibt es schon Wege.«

Als er wissen will, wo unser Büro ist, wird es für einen Moment brenzlig. In Potsdam, antworten wir. Er sei oft in der Nähe, da könne er doch mal bei uns vorbeischauen. Wir geraten fast in Panik. Unsere Adresse auf den Visitenkarten ist nur Show. Nein, das ginge nicht, weichen wir aus, das Büro sei gerade noch im Aufbau, überall stünden Kisten. Er schluckt es, und wir machen ein Treffen bei ihm aus.

Vier Tage lang üben wir unsere neuen Namen, die Legende für Connex, wie lange es die Firma gibt und wie unser neues Medikament »Cerebon« wirkt. Die medizinischen Fachbegriffe können wir immer noch nicht richtig aussprechen. Das alles muss funktionieren, uns darf kein Fehler passieren.

Endlich sitzen wir im Zug nach Bielefeld, aufgeregt vor unserem ersten Auftritt als Pharmamitarbeiter. Wir spielen noch einmal durch, wie wir auftreten wollen, wer die führende Rolle übernimmt. Die Agentur liegt in einer Wohngegend mit adretten Häusern aus Backstein. In einem davon wollen wir ein Geschäft anbahnen. Wir klingeln. Dr. Schwarz öffnet die Tür, ein großer, schlanker Mann mit Brille und verschmitztem Lächeln. Er macht einen seriösen Eindruck in seinem karierten Sakko und der Cordhose. Wir tauschen Visitenkarten aus, und er schlägt vor, dass er uns zuerst einmal die Arbeit seiner Agentur kurz vorstellt, und dann sollten wir über unsere geplante Kampagne reden.

Er habe als »One-Man-Show« angefangen, mittlerweile beschäftige er zehn Mitarbeiter, und die Kunden würden seine Arbeit schätzen. Er redet schnell und mit vielen Gesten, auch er scheint nervös zu sein. Immer wieder erwähnt er die Firma Klosterfrau Healthcare, mit der er viel zusammenarbeite. Über 200 Produkte habe Klosterfrau in allen Sparten, nicht nur »Melissengeist«, sondern auch Arzneien, die beworben sein wollen.

Nachdem er sich selbst eine Stunde in den höchsten Tönen gelobt hat, will Dr. Schwarz mehr über unsere Firma und das Medikament »Cerebon« erfahren. Wir schieben ihm die Marketingmappe hinüber. Sein Blick verrät, dass er sie für echt hält, kein Augenbrauenhochziehen. Wir erzählen ihm, dass unser Alzheimer-Medikament »Cerebon« schon bald die Zulassung in Amerika und Europa erhalten werde. Deshalb müssten wir jetzt eine Pharmaagentur finden, die für uns die Werbung übernehme.

Jedes Mal, wenn er uns direkt mit Frau Hoff oder Herr Walther anspricht, zucken wir zusammen und denken, wen meint er eigentlich? Schrecksekunden, in denen wir Angst haben, uns zu verplappern und aus der Rolle zu fallen.

Wir erklären ohne Umschweife, dass wir eine Agentur bräuchten, die darauf spezialisiert sei, eine verdeckte PR-Kampagne in großen Zeitschriften zu lancieren. Wir wollten für unser »Cerebon« direkt beim Patienten werben, was im Gegensatz zu Amerika in Deutschland ja bisher nicht erlaubt sei. Dr. Schwarz wirkt auf einmal aufgekratzt, obwohl er gerade ein illegales Angebot bekommen hat – anscheinend nicht zum ersten Mal. Er habe sich schon einige Gedanken im Vorfeld unseres Treffens gemacht, es gäbe da eine Fülle von unterschiedlichen Maßnahmen.

Sinnvoll wäre als Erstes, seine Agentur organisiere eine »Pressereise«, er könne das besser als so mancher Konkurrent. Für diese »Reise« müsse eine Pressemappe über das Alzheimer-Medikament »Cerebon« zusammengestellt werden.

»Als Firma haben Sie nach der Zulassung nur ein halbes Jahr Zeit, um das Produkt vernünftig in die Presse zu bringen.« Danach sei es für die Redaktionen nicht mehr neu. Die Journalisten würden Grafiken mögen, die müssten auf jeden Fall rein. Diese

Mappe verschicke er dann an die Redaktionen der Zeitschriften, von denen er 40 persönlich besuchen werde. In der Regel lasse er eine Schachtel von dem Medikament da. Die »Journaille« möge so was gern anfassen.

Was das für ein neuer Wirkstoff sei, fragt er plötzlich. »Acetylcholinesterasehemmer« kommt uns ohne Patzer über die Lippen.

Dr. Schwarz will wissen, wie viel Geld wir für die PR-Kampagne zur Verfügung haben. »500 000 Euro«, behaupten wir frech. Die Augen von Dr. Schwarz glänzen. Anscheinend war das der Türöffner für eine weitere Möglichkeit. Jetzt geht es nicht mehr nur darum, Redaktionen in unserem Sinne zu bearbeiten.

»Ich kann Ihnen eine wunderbare gekaufte PR-Kampagne liefern. Das heißt, man kauft sich in diverse Zeitschriften ein. Das ist natürlich ein ganz sensibles Thema, und ich werde nicht mehr Informationen rauslassen.«

Aber das macht er dann doch im selben Atemzug.

»Das läuft nur über Chefredakteure, die man kennt. Und die veröffentlichen dann einen ganzseitigen Artikel zum Thema Alzheimer mit Produktnennung. Und der sieht dann aus wie ein redaktioneller Beitrag. Darüber würde stehen: ›Sensation aus den USA, neues Heilmittel bei Alzheimer‹. Die Redaktionen werden von uns gebrieft. Wir bekommen den Artikel vorher zu sehen, Sie auch, und dann geben wir den frei, und dann wird der gedruckt.«

Die Rechnungsstellung, so verrät er, erfolgt getarnt, zum Beispiel tituliert als »journalistische Beratung«. Wir bekämen eine ganze Seite über unser Medikament, und kein anderes Produkt würde genannt, »weil da bestimmen wir, was Sache ist«.

Er warnt uns, diese Aktion auf eigene Faust zu machen: »Sie selber kriegen das nicht hin. Wenn Sie dort als Pharmafirma ankommen, dann rufen die eher die Polizei.«

Das Geschäft laufe nur über Agenturen und Leute wie ihn. Er würde gezielt Zeitschriften heraussuchen, deren Leser unsere Zielgruppe seien, also bei Alzheimer »Zielgruppe 55 plus«.

Schön wäre, wenn man einen Patienten oder Angehörigen für

so einen Artikel hätte. Am besten bilde man eine Dame ab, mit fiktivem Namen. Die Geschichte wäre dann zum Beispiel folgende:

»Lieschen Müller, Tochter von Angelika Müller, ist ganz begeistert: Meine Mutter bekommt jetzt seit einem Vierteljahr ›Cerebon‹, und das Mittel macht dies und das.« Wenn wir dafür als Firma echte Patienten liefern könnten, wäre das gut. Wenn nicht, sei das auch kein Problem, weil die Patienten in solchen Artikeln häufig nicht echt seien. »Man kauft irgendein Agenturfoto von irgendeinem älteren Menschen, der dann eben Alzheimer hat«, klärt uns der Agenturchef auf.

Wir wollen wissen, ob wir uns als Firma darauf verlassen können, dass diese lancierten PR-Artikel wirklich als journalistische Berichte abgedruckt werden.

»Gehen Sie von mindestens 40 Artikeln aus. Das erreiche ich im Schnitt. Und das bei Zeitschriften mit 12 bis 15 Millionen Auflage.« Das wären also Millionen von Lesern, die wir direkt und illegal bewerben können!

Er fragt, mit welchem Umsatz wir für »Cerebon« rechnen. »200 Millionen Euro«, lügen wir.

»Da können wir uns alles dafür leisten«, so der aufgeregte Kommentar von Dr. Schwarz. Wir sind schockiert, zeigen es aber nicht.

Der Agenturchef steht plötzlich auf und rennt aus dem Zimmer. Mit einem Packen Zeitschriften unter dem Arm kommt er zurück und wirft ihn dynamisch vor uns auf den Tisch. Es gebe 80 Zeitschriften pro Woche, die in irgendeiner Form über Gesundheit berichten, vom Apothekermagazin über Ratgeber bis hin zu Frauenzeitschriften. Er werde uns empfehlen, welche Zeitschriften für unsere PR-Kampagne geeignet seien.

»Je mehr Geld man zur Verfügung hat, desto größer ist das Medienfeuerwerk, das man entfachen kann. Und das ist in dem Bereich eine ganze Menge, wenn man davon ausgeht, dass man eigentlich nicht werben darf.«

Er habe noch eine Sache, die für uns interessant sein könne, darin sei seine Agentur »Spitze«. Ihre Spezialität, hören wir, sind sogenannte Telefonaktionen. Die großen Zeitschriften würden das alle machen. Er geht ins Detail, wie es funktioniert:

Im Herbst legt die Agentur den Redaktionen eine ganze Liste mit Themenvorschlägen für Artikel vor, zum Beispiel über Alzheimer, Rheuma, Hämorriden und so weiter. Wenn sich die Redaktionen entschieden haben, vermittelt er die passenden Experten. In den Zeitschriften wird daraufhin ein kurzer Bericht mit der Ankündigung einer Telefonaktion abgedruckt, und der Leser kann daraufhin kostenlos einen Experten zum Thema Alzheimer anrufen. Die Experten sind überwiegend Ärzte, die dafür ein Honorar erhalten. »In den angegebenen zwei Stunden werden die Anrufer beraten, und natürlich steckt da immer ein Präparat dahinter. Pro Telefonaktion werden 40 Anrufer auf ein Präparat ›eingestellt‹.«

Das Ganze habe noch einen »Mehrwert« für unsere Firma. Mit der Redaktion sei vereinbart, dass bei jeder Telefonaktion ein Nachbericht abgedruckt werde. Und in diesem Artikel stehe dann drin, Professor Schulze empfehle eben jenes, also unser Medikament mit Namen. Diese Vor- und Nachberichte bei der Telefonaktion schreibe seine Agentur selbst. Der Leser dagegen denkt, es würde sich um Beiträge der Redaktion handeln.

»Sie kriegen Ihr Produkt in die Presse, und zwar in prominenter Weise, empfohlen von einem Experten. Ihr Unternehmen bezahlt nur, wenn der Produktname auch tatsächlich genannt wird. Meine Agentur organisiert die ganze Geschichte und lässt sich das natürlich bezahlen. Und für die Zeitschrift ist es eine typische Leser-Blatt-Bindungskiste«, erklärt er lässig in den Stuhl gelehnt. Am Ende sei das eine »Win-win-Situation« für alle Beteiligten. Seine Agentur mache jährlich 150 dieser Telefonaktionen für diverse Zeitschriften.

Wir betonen, dass unser Medikament aber verschreibungspflichtig sei und die Sache damit heikler. »Das macht es ja noch charmanter«, kontert Dr. Schwarz mit einem Lächeln.

Am Ende des Treffens teilen wir ihm mit, dass wir mehrere Agenturen in die Auswahl nehmen würden und er sehr gute

Chancen habe. Draußen vor der Tür fühlen wir uns völlig erschöpft und können nicht glauben, was wir gerade erfahren haben. Zeitschriftenredaktionen, die sich von Pharmaagenturen kaufen lassen und dem Leser PR-Artikel der Pharmaindustrie selbst bei schweren Krankheiten wie Alzheimer unterjubeln?

Wir finden Beweise

In den nächsten Wochen kaufen wir jede Woche Ausgaben der zehn auflagenstärksten Zeitschriften und durchforsten sie nach Artikeln, wie sie der Agenturchef beschrieben hat. Wir werden tatsächlich fündig. In der Zeitschrift *Frau im Spiegel* wird eine Telefonaktion mit einem Professor für Neurologie einer Uniklinik angekündigt – zum Thema Multiple Sklerose. Die Leser können kostenlos anrufen und sich beraten lassen.

In einer der nächsten Ausgaben ist dann auch der »Nachbericht« zu dieser Telefonaktion abgedruckt, mit drei ausgewählten Fragen von Anrufern und der Antwort des Professors. Der lobt auffällig ein einziges Medikament und nennt dessen Markennamen – »Tysabri«. Ein Anrufer hat, laut Bericht, eine Frage gestellt, die genau dieses Mittel betrifft: »Mein Arzt hat mir ›Tysabri‹ empfohlen. Was raten Sie mir?« Der Professor antwortet: In so einem Fall »wird heute häufig das moderne ›Tysabri‹ eingesetzt, das besser wirkt als …«, und vergleicht es mit einer anderen Therapie.

Das entspricht genau der verdeckten Werbekampagne mit einer Telefonaktion, wie der Agenturchef sie beschrieben hat. Der Name des Medikaments hätte nach deutschem Recht nicht genannt werden dürfen.

Die Kampagne für »Tysabri« läuft über ein halbes Jahr in mehreren Zeitschriften, in denen immer wieder über dieses Medikament berichtet wird – unkritisch und teilweise sogar mit denselben Sätzen. So finden wir in einer anderen Zeitschrift ebenfalls den

Nachbericht zu einer Telefonaktion. Auch hier empfiehlt der Experte: »... wird häufig das moderne ›Tysabri‹ eingesetzt, das besser wirkt als ...«

Im Medizinteil einer großen Frauenzeitschrift stoßen wir auf einen Bericht, in dem die Vorteile von »Tysabri« unter der Überschrift »Die Hoffnung aus dem Labor« gepriesen werden, garniert mit der Geschichte einer Patientin, die sich damit viel besser fühle. Am Ende des Artikels erfolgt noch der Hinweis, dass man sich bei Fragen an das »MS Service-Center« wenden könnte. Wer es betreibt, wird nicht angegeben.

Zur selben Zeit fallen uns auch mehrere kleine Berichte in verschiedenen Zeitschriften auf, mit der Überschrift »Multiple-Sklerose-Broschüre gibt Antworten«. Darin ist von einem Ratgeber die Rede, der die wichtigsten Fragen zur Krankheit beantworte. Man könne diese Broschüre kostenlos beim »MS Service-Center« in Berlin bestellen. Dahinter verbergen sich eine Pharmaagentur und der Hersteller von »Tysabri«.

Wir bestellen die Broschüre und bekommen ein ganzes Paket mit persönlicher Ansprache: »Für alle Fragen rund um die Multiple Sklerose sowie zum Zuhören und Unterstützen steht Ihnen unser MS-erfahrenes Team ... zur Verfügung.« Man kann sich an eine gebührenfreie Hotline wenden. Der Ratgeber ist clever gemacht, bunt und mit dem Foto einer jungen, attraktiven Patientin namens Jacqueline, die ihre persönliche Geschichte mit der Krankheit erzählt. »Liebe Leserin, lieber Leser, ... die Vorstellung, an einer unheilbaren Krankheit zu leiden, hat mir den Boden unter den Füßen weggezogen. Auch Ihnen wird es wahrscheinlich so gehen.«

Schnell kommt die Broschüre zum Punkt »Wie wird die MS behandelt?«. Geworben wird für eine neue »Antikörpertherapie mit Natalizumab«, das ist der Wirkstoff von »Tysabri«. Der Hersteller hat direkt beim Patienten angedockt, ihm unterschwellig vermittelt, es gäbe ein neues Mittel, das ihm helfen könnte.

Bereits wenige Monate nach dieser PR-Kampagne wird bekannt, dass »Tysabri« schwere Leberschäden als Nebenwirkung verursachen kann.

Nach diesen Entdeckungen wollen wir mehr über die Medien als Komplizen der Pharmafirmen herausfinden. Wie verbreitet ist diese Allianz aus Pharmaindustrie und Medien, die illegale Werbung für verschreibungspflichtige Medikamente in Deutschland machen?

Das schmutzige Geschäft mit System

Wir suchen nach einer weiteren Agentur, die auf diesem Gebiet noch mehr zu bieten hat, und stoßen auf die VitaMedical Consulting GmbH. Die Agentur wirbt damit, ein großes »Mediennetzwerk Gesundheit« und sogar »eigene Medien« zu haben.

2007 hat die Agentur eine Kampagne gegen Bluthochdruck organisiert. Schon in der Vorankündigung wurde nur ein Blutdrucksenker hervorgehoben: »Hier empfehlen Experten darauf zu achten, dass die Medikamente gut verträglich sind, wie z. B. die Substanz Losartan.« Mitorganisator dieser »Präventionskampagne Bluthochdruck« war der Pharmariese MSD, der Hersteller von »Losartan«.

Die Aktion wurde groß aufgezogen, mit Veranstaltungen in mehreren Städten unter dem Motto »Schlaganfallprävention«, was ein großes Interesse garantierte. Es wurden Experten präsentiert, denen Patienten Fragen stellen konnten. Daneben gab es Blutdruckmessungen und Ernährungsberatung. Die Medien berichteten darüber.

Diese Pharmaagentur scheint genau die richtige für unsere Firma Connex Pharmaceuticals zu sein. Es gelingt uns, den Geschäftsführer am Telefon einzuwickeln. Er will sich unbedingt mit uns treffen. Wir fliegen nach München. Diesmal müssen wir als

Connex-Mitarbeiter noch überzeugender sein. Der Agenturchef wirkte am Telefon abgebrüht, wie ein großer Player in dem Geschäft. Wenn wir bei diesem Termin patzen, kommen wir aus der Sache nicht ohne Ärger heraus. Uns wird auf einmal bewusst, dass wir überhaupt keine Strategie für diesen Notfall besitzen. Vielleicht haben wir in der Legende etwas übersehen, oder der Agenturchef hat doch Auskünfte über die Firma Connex eingeholt, die es nicht gibt? In der Nacht vor dem Treffen schlafen wir beide nicht.

Wir konzentrieren uns auf das perfekte Outfit, Andreas Walther im Nadelstreifenanzug und Ellen Hoff im dunklen Hosenanzug. Wir atmen tief durch und sind pünktlich.

Die Agentur liegt in einem schicken Gewerbegebiet. Der Agenturchef Herr Wolf kommt uns bei der Toreinfahrt persönlich entgegen. Er ist nicht groß, das volle graue Haar umspielt sein breites Gesicht. Er gibt sich locker, aber bestimmt. Mit einem Wortschwall geleitet er uns über den Gewerbehof. Hier sei ein lokaler Fernsehsender ansässig und mehrere Betriebe aus dem Medienbereich. Der Standort zahle sich für die Agentur aus.

Das Büro der VitaMedical GmbH liegt im Erdgeschoss, kühl und karg eingerichtet. Herr Wolf stellt uns seine enge Mitarbeiterin vor. Auf dem Konferenztisch türmen sich Berge von Schnittchen.

Als Erstes bekommen wir eine Präsentation über die Agentur in die Hand gedrückt. Dann setzt sich Herr Wolf hinter seinen Laptop und wirft mit einem Beamer Folien an die Wand, die sein mächtiges »Mediennetzwerk« zeigen. Die Agentur hat große Pharmakonzerne als Kunden, solche die zu den Top Ten der Pharmabranche gehören. Wolf hat als Medizinjournalist angefangen. Er und seine Mitarbeiterin haben einen Lehrauftrag an einer Fachhochschule für Medienmarketing. Dort bringen sie Studenten bei, dass PR viel effektiver als Werbung sei.

Wolf ist ein Macher. Er habe sich natürlich über unsere Firma Connex informiert und unsere amerikanische Internetseite von seiner Mitarbeiterin ins Deutsche übersetzen lassen. Für ein paar

Sekunden erstarren unsere Gesichtszüge, wir befürchten, er hat irgendeinen Fehler in unserem erfundenen Firmenprofil entdeckt. Das sei ja schon toll, die Firma Connex, er habe eigentlich nur eine Frage. Uns wird übel. »Warum wurde Connex eigentlich noch nicht von einem großen Pharmakonzern geschluckt?« Wir fangen an zu lachen, erleichtert. Nein, antworten wir, so weit sei es noch nicht, wir hätten noch genügend interessante Medikamente in der Entwicklung.

Für unsere geplante Werbekampagne beim Patienten empfiehlt Herr Wolf zunächst eine Einführungspressekonferenz über unser Alzheimer-Medikament »Cerebon«. Da werde das Medikament von »Meinungsbildnern«, die man für die Konferenz bucht, den eingeladenen Journalisten vorgestellt. Diese Meinungsbildner – »Influencers«, wie Herr Wolf sie auch nennt – wird die Agentur zur Verfügung stellen. Das sind Ärzte und Experten, die Einfluss in der Medizinwelt haben.

Er überreicht uns eine schicke Mappe als Beispiel für eine Pressekonferenz, die seine Agentur für eine Pharmafirma organisiert hat. Zwei angesehene Neurologen haben deren neues Parkinson-Medikament vorgestellt, nicht irgendwo, sondern in Paris. Die Medizinjournalisten seien der Einladung gern gefolgt, sagt Wolf. Die Konferenz fand schließlich in Paris statt und kostete die Journalisten nichts. Wir blicken auf die Teilnehmerliste, viele schreiben für große Fachzeitschriften oder die *Deutsche Apotheker Zeitung*. In dieser erschien, wie wir später recherchieren, kurz darauf ein langer Bericht über das neue Parkinson-Mittel, eine Lobeshymne. Vergleicht man die Pressemappe der Agentur mit dem Artikel in dieser Zeitung, hat man den Eindruck, dass hier Werbeaussagen über die Wirkung des Medikaments einfach abgeschrieben wurden. Die luxuriöse Pressekonferenz in Paris hat sich anscheinend ausgezahlt.

Wolfs Agentur hat ein großes Netzwerk an Informationskanälen für PR-Kampagnen aufgebaut, mit einem eigenen »Pressedienst«. Dieser beliefert praktisch alle Zeitungen, Anzeigen- und

Wochenblätter mit Meldungen zu unterschiedlichsten Gesundheitsthemen. »Wenn Sie zu mir sagen, das ist die Meldung zu unserem Medikament ›Cerebon‹, die will ich, dann sagen wir: Wird gemacht!«

Viele regionale Tageszeitungen würden seinen Gesundheitspressedienst nutzen, weil er im Gegensatz zu anderen Anbietern kostenlos sei. Im Gegenzug dürfe die Agentur kennzeichnen, welche Meldungen dringend abgedruckt werden müssten. Das ist der Deal. Die Agentur platziert die Produkte für ihre Pharmakunden, und die Blätter füllen ihre Seiten, ohne dass ein Journalist recherchieren oder schreiben muss.

Wir werfen ein, dass es mit verschreibungspflichtigen Medikamenten wie »Cerebon« in Deutschland ja nicht so einfach mit der Werbung beim Patienten sei. Herr Wolf grinst. Bei »ethischen Produkten« – also verschreibungspflichtigen Medikamenten – sei seine Agentur »Vorkämpfer«. Er habe schon viele Gerichtsprozesse für die Firmen gewonnen. Wie das System funktioniere, werde er uns später genauer erklären. Er brauche aber schon eine Vorgabe, wie hoch unser Marketingetat sei.

Im Geiste erhöhen wir schnell unseren Etat und antworten: »Eine Million für PR-Kampagnen, die direkt auf den Patienten zielen.« Wir machen ihm klar, dass das Medikament ein Umsatzbringer werden soll, deshalb wollen wir es aggressiv in den Markt drücken. Wir behaupten, wir müssten bei so einem großen Etat aber auch sicher wissen, wie gut seine Kontakte sind, um eine große verdeckte Kampagne in den Gesundheitsseiten von Zeitschriften zu lancieren.

Der Agenturchef antwortet: »Wenn Sie in ein großes Nachrichtenmagazin gehen wollen, das machen wir Ihnen, oder in die Zeitschrift *Bunte*, wenn Sie da reinwollen mit einem neuen Produkt, auch verschreibungspflichtig, machen wir Ihnen das.« Er sieht uns direkt in die Augen. Es klingt, als sei das sein tägliches Geschäft. »In der *Bunte*, vier Seiten, da brauchen wir, wenn Sie dort was anzetteln wollen, zwei, drei Monate Vorlauf. Das kostet

Sie 30 000 Euro. Das haben Sie jetzt aber nicht gehört.« Wolfs Augen verengen sich, begleitet von einem Grinsen. In diesem *Bunte*-Artikel sei natürlich auch ein »Meinungsbildner« drin, ein bekannter Professor, der unser Medikament mit Namen nennen werde. In allen gekauften journalistischen Artikeln könnten wir, so der Agenturchef, sichergehen, dass unser Medikamentenname auftauche.

Wir hören und schlucken. »Was kostet es in den anderen Zeitschriften?«, fragen wir.

»Das ist eigentlich unterschiedlich, je nach Auflage. Aber da müssen wir schon mit 8000 bis 10 000 Euro hantieren.« Man müsse zahlen, zahlen, zahlen, das sei in den letzten Jahren immer schlimmer geworden. Wir erfahren, dass er auch einen Verbindungsmann hat, der in die Redaktionen geht und denen sagt, sie müssten zu einem bestimmten Thema etwas machen.

Für uns als Pharmafirma sei die Auflage wichtig. Mit seinen Kampagnen über die Zeitschriften würden wir 13 bis 14 Millionen Leser erreichen. Er schlägt uns einen Deal vor: »Wenn es mir nicht gelingt, machen wir schriftlich aus, was Sie an Geld zurückbekommen. Wenn ich Ihnen zehn Millionen Auflage garantiere, und ich mache 20, dann bekomme ich noch mal das Doppelte.« Das heißt: Er gibt uns sogar eine Garantie für die verbotene Pharmawerbung.

Herr Wolf meint, wir müssten eine erste »Veröffentlichungswelle« machen, mit Zeitschriften und Tageszeitungen, mit Telefonaktionen. Und dann eine »zweite Welle« daraufsetzen. »Damit ganz massiv über drei Monate so viel Power rüberkommt, dass es gar nicht mehr anders geht, als dass die Leute über das Mittel ›Cerebon‹ Bescheid wissen.«

Herr Wolf plaudert Interna über verdeckte Werbekampagnen aus, die er schon für große Pharmakonzerne gemacht hat. Seine Agentur begleitete zum Beispiel die Markteinführung für eine verschreibungspflichtige Pille zum Abnehmen. Dafür wurde eine sogenannte Ballungsraumaktion organisiert und verdeckte Werbung für das Abnehmmittel in Berliner U-Bahnhöfen groß plakatiert. Die Aktion lief gemeinsam mit einer Berliner Zeitung. Die Agentur habe es mit der Werbung ins Radio und Fernsehen geschafft, also geballte Medienpräsenz erreicht. Wie das möglich war, ist uns ein Rätsel, weil es unter das Werbeverbot fällt. Daneben führte die Agentur noch eine Fortbildungsveranstaltung mit 800 Ärzten im teuren Berliner Hotel Adlon durch. Die Abnehmpille sei danach häufiger verordnet worden, berichtet Herr Wolf stolz. Auf einer Folie zeigt er uns, wie die Verordnungszahlen und Umsätze mit dem Mittel nach oben geschnellt sind.

Dann erwähnt der Agenturchef, dass er sogar über einen ganz besonderen Kontakt verfüge. Er hat wieder dieses breite Lächeln. Eine seiner Mitarbeiterinnen arbeite als freie Journalistin für eine überregionale Tageszeitung. Da könne er auch versuchen, einen Artikel über »Cerebon« zu platzieren. Er weiß, dass sein U-Boot bei dieser großen Zeitung etwas wert ist. Wir zeigen uns beeindruckt. Wenn die renommierte Tageszeitung wüsste, dass sie Artikel von einer Pharmaagentur untergeschoben bekommt.

Für die Werbung direkt beim Patienten hat er noch zwei weitere Strategien anzubieten: Er schlägt vor, mehrere »Info-Veranstaltungen« für Alzheimer-Patienten und ihre Angehörigen zu organisieren. Dazu würde die Agentur Selbsthilfegruppen und regionale Alzheimer-Gesellschaften einbinden, die Medien vor Ort und vor allem das Fernsehen. »Das kriegen Sie von keiner anderen PR-Agentur in Deutschland«, so Wolf.

Außerdem sollten wir bei unseren PR-Aktionen auch an die Apotheken denken. Die Patienten vertrauten ihrem Apotheker oft mehr als dem Arzt. Wir erfahren, dass die Agentur »Verbindung zu 5000 Apotheken« hat, die bei Kampagnen einbezogen werden können. Die Agentur setzt dort Flyer für Medikamente ein, stellt Ständer mit Info-Material auf, verteilt Warenproben oder gibt Sonderpublikationen für die Apotheker heraus. Das sei wichtig, um an den »Endverbraucher« heranzukommen.

Schließlich kommt Wolf auf die Abwicklung des Geschäfts zu sprechen. Das Agenturhonorar sei zehn Prozent bei unserem Etat von einer Million Euro. Seine Agentur würde alle »journalistischen« Artikel über unser Medikament »Cerebon« selbst schreiben und die Patienten für die Geschichten besorgen. Herr Wolf lacht und meint, er sei ja auch in dem Alter, als Alzheimer-Patient durchzugehen. Wir lachen mit, um genauso abgebrüht zu wirken.

Unsere Firma Connex könne bei all diesen Aktionen völlig im Hintergrund bleiben. Wenn es dann doch Ärger wegen der Nennung unseres Medikaments in den Artikeln gebe, sei das kein Problem – Heilmittelwerbeverbot hin oder her. »Man muss die Vereinbarung so treffen, dass Ihr Unternehmen außen vor ist. Es wird natürlich immer versucht, die Firma anzugehen. Aber die muss dann einfach sagen, was wollt ihr eigentlich, da steht eine Redaktion dahinter, die Autoren sind doch Journalisten.«

Getarnt seien die Zahlungen an die Zeitschriftenverlage als *»Druckkostenzuschuss«*. Dieses Wort werden wir im Laufe der Recherche noch von mehreren Agenturen hören. Ein simpler Trick und schwer zu durchschauen: Die Pharmafirma taucht nirgendwo auf, die Rechnung vom Verlag über die Beteiligung an den Druckkosten für die Ausgabe bekommt die Agentur, und sie überweist den Betrag.

Selbst mit der Agentur würden wir als Pharmafirma einen Scheinvertrag abschließen. Darin sollte stehen, dass wir die Agentur beauftragen, die Neueinführung des Medikaments in eigener Regie durchzuführen. In Wirklichkeit bestimmt die jeweilige Pharmafirma, was gemacht wird. Wenn etwas schiefläuft, schiebt die Pharmafirma es einfach auf die Agentur, die gegen Gesetze verstoßen hat.

Herr Wolf schlägt eine kurze Pause vor, um die vorbereiteten Schnittchen zu essen. Wir sind ganz froh darüber, weil wir erst einmal sacken lassen müssen, was wir hier über das Geschäft mit der illegalen Werbung erfahren haben.

Danach stellt uns Wolf noch etwas vor, das andere Agenturen

nicht haben: eine eigene Fernsehsendung, »Health TV«. Die Sendung wird auf vielen regionalen TV-Kanälen in ganz Deutschland ausgestrahlt. Der Agenturchef offeriert uns: »Sie könnten 24 Minuten für Ihr Medikament bekommen, wenn Sie wollen.« »Health TV« wird von einem Moderator präsentiert. Herr Wolf stellt sich eine Sendung über unser neues Alzheimer-Medikament so vor: Gleich am Anfang gibt es einen kurzen Fernsehbeitrag über Alzheimer im Allgemeinen, die Ursachen der Krankheit. Danach kommt ein Studiogespräch, das der Moderator mit einem Arzt oder »Meinungsbildner« über die Krankheit führt. Der Arzt spricht über unser Medikament »Cerebon«. Dazu gibt es einen fünfminütigen Bericht über die tolle Wirkweise unseres neuen Alzheimer-Mittels.

Die Agentur arbeite gern mit Professor Hademar Bankhofer zusammen. Ob wir den kennen würden? Wir wissen, dass es sich um *den* Gesundheitsexperten in Deutschland handelt. Herr Wolf zeigt auf ein Plakat, das neben dem Konferenztisch hängt. Darauf sehen wir das Konterfei vom gut gelaunten grauhaarigen Professor Bankhofer. Wer er ist und welches Geschäft er genau betreibt, darauf werden wir noch kommen.

Die Inhalte der Berichte und die Regie der Gesundheitssendung spreche die Agentur natürlich genau mit uns ab. »Eine Sendung kostet Sie 48 000 Euro«, teilt uns Herr Wolf mit. 24 Minuten illegale Pharmawerbung, ausgestrahlt mit festem Sendeplatz in Bayern, Sachsen, Berlin und im Rhein-Neckar-Raum. »Health TV« läuft zur besten Sendezeit und wird vier Mal wiederholt. Mit der Sendung könnten wir drei Millionen Zuschauer direkt auf unser Medikament aufmerksam machen.

Zum Schluss zeigt uns der Agenturchef, wo »Health TV« produziert wird. Wir folgen ihm quer über das Gelände zum Sitz eines regionalen TV-Kanals, mit dem die Agentur zusammenarbeitet. Herr Wolf stellt uns die Mitarbeiter des Senders vor, anscheinend hat er auch hier etwas zu sagen. Er führt uns stolz in das Fernsehstudio, in dem »Health TV« aufgezeichnet wird. Mehr als ein hoher Tisch vor blauem Hintergrund ist nicht zu sehen. Herr Wolf stellt sich vor die Kamera und will demonstrieren, dass es sein System wirklich gibt.

In Deutschland, aber auch in anderen Ländern ist das, was die Agentur hier anbietet, verboten. Es ist reine Schleichwerbung.

Wir verabschieden uns und versichern, dass wir einen guten Eindruck haben und diesen an unsere amerikanische Zentrale weitergeben werden. Eine Woche später schickt uns der Agenturchef wie angekündigt ein schriftliches Konzept und Angebot für unsere PR-Kampagne. Als Referenz ist darin aufgelistet, welche »Produktbetreuung« die Agentur für große Pharmakonzerne bereits durchgeführt hat. Eines der Medikamente auf der Liste fällt uns auf: »Vioxx«. Es gab einen großen Skandal um das Schmerzmittel: Wegen Todesfällen musste es vom Markt genommen werden.

In seinem konkreten PR-Konzept für unser »Cerebon« schlägt die Agentur ein ganzes Paket an Maßnahmen vor, wie wir als Pharmafirma die Alzheimer-Patienten und ihre Angehörigen direkt beeinflussen können. Es sind »Road-Shows« geplant in zehn Städten, also Pseudoaufklärungsveranstaltungen über die Krankheit. Dafür werden Ärzte gebucht, die Patienten von unserem Medikament überzeugen sollen. Ausgewählte Medienvertreter werden zu den Veranstaltungen eingeladen, so würde unser »Cerebon« ein »großes Medienecho« bekommen. Unter »Sonderaktionen« steht, was unter verbotener Schleichwerbung läuft: »Kooperation mit ausgewählten Publikumstiteln, z. B. *Die Aktuelle, Alles für die Frau, Bunte, Gesunde Medizin* …«, mit dem erklärten Ziel: »Lancierung von Produkt-PR für ›Cerebon‹«.

Auch die »Einführungs-Pressekonferenz« wird erwähnt. Wir staunen nicht schlecht, als wir lesen, wer als Moderator für diese Sache eingekauft werden soll: Dr. Frank Schwebke, Medizinredakteur bei der Zeitschrift *Bunte*. Unter vielen Gesundheitsartikeln der *Bunte* las man lange Zeit seinen Namen. Er unterhält anscheinend beste Kontakte zur Pharmaagentur. Auf DVDs, die uns der Agenturchef von seiner Gesundheitssendung geschickt hat, treffen wir wieder auf den Medizinjournalisten. Dr. Schwebke moderierte bereits mehrere Schleichwerbungssendungen der Agentur. Auf einer DVD sitzt er mit einem Arzt im Studio, das Thema der Sendung sind Herz-Kreislauf-Erkrankungen. Nach einigen Minuten Allgemeingeplänkel fällt der Name des verschreibungspflichtigen Cholesterinsenkers »Ezetrol«. Der Moderator fragt, wie dieses neue Medikament funktioniert, und der Arzt lobt den Cholesterinsenker in den höchsten Tönen: »Wir sehen in der Praxis Cholesterinwerte, die wir so nie gesehen haben.« Die Sendung hat ihren Zweck erfüllt. Das Medikament wurde beim Zuschauer direkt platziert.

Wir haben den Burda-Verlag mit unserem Insiderwissen und den Vorwürfen konfrontiert. Der Verlag teilte uns daraufhin mit: In ihren Zeitschriften herrsche eine klare Trennung zwischen Redaktion und Werbung. Die Chefredakteurin der *Bunten*, Patricia Riekel, legte auf folgende Feststellung wert: »Niemand hat die Möglichkeit, gegen eine Zahlung an *Bunte* dort einen Artikel mit verdeckter Medikamentenwerbung zu platzieren.«

Vorsicht, Experten!

Wir wollen der Verbindung weiter nachgehen und verbringen einen Tag im Zeitschriftenarchiv, um uns Medizinberichte in der *Bunte* aus mehreren Jahren genauer anzusehen.

Agenturchef Wolf hatte uns von einer verdeckten Kampagne für eine neue Pille zum Abnehmen erzählt, die auf das Konto seiner Agentur gehe. Wir finden den dreiseitigen Medizinartikel in der *Bunte* ziemlich schnell. Auf der linken Seite sieht man Gérard Depardieu als dicken Comic-Obelix und auf der rechten Seite einen Bericht mit dem Titel: »Ein Bauch kommt selten allein. Eine neue Pille schmilzt Fett weg & schützt das Herz«. Es folgt ein

Interview mit einer Expertin: Professorin Schumm-Draeger schwärmt, wie viele Menschen von dieser neuen Pille profitieren könnten: »Mit dem neuen Mittel ließen sich also Tausende von Leben retten. Dahinter steckt eine völlig neue Idee.« Sie schildert, was das neue Medikament alles kann: »Es schmilzt Bauchfett weg, senkt gefährliche Blutfette, verbessert den Zuckerstoffwechsel.« Die Professorin nennt das verschreibungspflichtige Präparat, das »ab September unter dem Namen ›Acomplia‹ in Deutschland verschrieben werden kann«. Für Übergewichtige, die mit Diät und Sport nicht weiterkommen, gebe es jetzt »eine neue Chance«.

Der vermeintlich seriöse Bericht erschien Ende August 2006, also kurz vor der Markteinführung von »Acomplia« im September. Ein Zufall?

Unter dem Artikel ist als Autor Frank B. Schwebke genannt – in der Doppelrolle als Medizinredakteur der *Bunte* und als freier Mitarbeiter der Pharmaagentur? Irgendwann, nachdem wir den Burda-Verlag angeschrieben hatten, fiel uns auf, dass Herr Schwebke in der *Bunte* nicht mehr als Redakteur auftauchte. Er arbeitet jetzt bei einer großen Sonntagszeitung.

Und was ist mit Professorin Schumm-Draeger, die behauptet hatte, »Acomplia« rette Leben? Sie hat in dem *Bunte*-Interview zum Beispiel nicht erwähnt, dass die Abnehmpille in den USA nicht zugelassen wurde. Grund dafür war ein nicht kalkulierbares gesundheitliches Risiko. Kaum war »Acomplia« in Europa zugelassen, kam es unter der Einnahme des Mittels zu einer erhöhten Selbstmordrate. Der Hersteller musste eine Warnung an die Ärzte herausgeben: Es bestehe der Verdacht, dass die Pille Depressionen auslöse. Ende 2008 wurde »Acomplia« schließlich ganz vom Markt genommen. Die Nebenwirkung der Abnehmpille hatte sich als schwerwiegend herausgestellt, das Selbstmordrisiko war zu hoch.

Professorin Schumm-Draeger ist Chefärztin in einem städtischen Krankenhaus in München. Beschäftigt man sich näher mit ihr, fällt auf, dass sie bereits auf Pressekonferenzen des Pharmakonzerns Sanofi-Aventis aufgetreten ist, um dessen Abnehmpille

»Acomplia« positiv vorzustellen. Sie präsentierte Studien, die die Wirkung der Abnehmpille belegen würden.

Wir finden auch heraus, dass Professorin Schumm-Draeger häufiger für den Konzern Sanofi-Aventis unterwegs ist. Auf einer Pressekonferenz des Herstellers im Dezember 2009 hebt die Ärztin die Vorteile der »effektiven Therapie« mit dem neuen Diabetesmedikament »Insulin glargin« hervor. Zu diesem Zeitpunkt steht dieses »Insulin glargin«, Markenname »Lantus«, schon in der Diskussion, möglicherweise das Krebsrisiko von Diabetikern zu erhöhen. Das Mittel ist das umsatzstärkste Insulin in Deutschland. 2009 erzielte Sanofi-Aventis mit »Lantus« einen weltweiten Umsatz von etwa drei Milliarden Euro.

Solche Professoren sind also die »Meinungsbildner« oder auch »Influencer«, von denen uns mehrere Agenturchefs erzählt haben. Die Pharmafirmen nutzen deren Autorität, um die Meinung anderer Ärzte und vor allem der Patienten zu beeinflussen.

Zu ihnen gehört auch Professor Hademar Bankhofer. Er wurde uns für die verdeckte »Cerebon«-Kampagne von der Agentur Vita Medical vorgeschlagen, und zwar als Experte, der in »Health TV« unser Alzheimer-Medikament als Neuheit loben sollte. Pharmaagent Wolf offenbarte uns beim Geschäftstreffen: »Herr Bankhofer arbeitet auch für uns. Zu ihm kann ich sagen, mach eine Fernsehsendung mit uns, als Moderator, als Magnet. Ich kriege ihn schon für 5000 Euro. Er war kürzlich mit mir bei einer Großveranstaltung, da hat er 6000 Euro verlangt, für eine Stunde Auftritt.«

Auf einer DVD, die wir von der Agentur erhalten haben, tauchte Professor Bankhofer tatsächlich in »Health TV« auf und pries ein bestimmtes Mittel. Ist er ein »Experte«, den Pharmafirmen – egal für welches Medikament oder Mittel – kaufen können?

Wir kannten Professor Hademar Bankhofer aus dem Fernsehen. Im ARD-»Morgenmagazin« trat der freundliche ältere Herr über viele Jahre als »Gesundheitsexperte« auf, er wurde sogar der »Gesundheitspapst« genannt. Er selbst bezeichnet sich als Medizinjournalist. Sein Markenzeichen sind Halstücher und eine permanent gute Laune. Er wirkt seriös, weil er viel über »Naturmedizin« und Ernährung redet. Professor Bankhofer hat zahlreiche Bücher geschrieben, wie *50 Dinge, die Sie über Ihre Gesundheit wissen sollten* oder *Das große Buch vom gesunden Leben*. Jeder denkt, Herr Bankhofer sei Arzt und Universitätsprofessor, aber der Professorentitel wurde ihm in Österreich auch ohne eine solche Qualifikation verliehen. Millionen Zuschauern gab er Gesundheitstipps im ARD-»Morgenmagazin«, er war Dauergast in Talkshows, moderierte »Das große Gesundheitsquiz« im Fernsehen und spielte als harmloser »Kräuteronkel« den Ratgeber in Zeitschriften. Von einer Gesundheitsinitiative wurde er sogar zum »Medizinguru 2008« gewählt.

Während wir zu Bankhofer recherchieren, wird öffentlich, dass er im ARD-Fernsehen Schleichwerbung betrieben haben soll. Es stellt sich heraus, dass Herr Bankhofer einen Beratervertrag mit dem Konzern Klosterfrau Healthcare Group hat, ein international agierendes Pharmaunternehmen, was allerdings kaum jemand weiß. Professor Bankhofer empfahl im ARD-»Morgenmagazin« und auf Internetseiten die »Klostermelisse«. »Klostermelisse« ist aber keine Pflanzenart, sondern ein geschützter Markenname der Firma Klosterfrau. Die ARD kündigte ihm, weil er den Beratervertrag verschwiegen hatte.

In seiner Gesundheitskolumne der Fernsehzeitschrift *rtv* hat er über Jahre bestimmte Wirkstoffe so präzise genannt, dass Leser, die mit dem Artikel in die Apotheke gingen, mit einem Produkt von Klosterfrau wieder herauskamen. In einem Heft gab er den Rat, bei Leberproblemen könne ein »besonders wirkstoffreicher« Extrakt der »Königs-Artischocke« helfen. Auch das ist ein eingetragener Markenname, hinter dem sich das Mittel »Hepar SL-Forte« der Firma Klosterfrau verbirgt.

Produktplatzierung – das hat offenbar Methode bei »Mr. Gesundheit«, wie er gern genannt wird. Herr Bankhofer moderierte auch die TV-Sendung »Die gesunde halbe Stunde«, die in Österreich und in Deutschland zu empfangen war. In einer Folge ging es um das Thema »Rauchen abgewöhnen«. Mehrmals wird darin ein rezeptpflichtiges Medikament des Pharmariesen Pfizer genannt, das helfen soll, mit dem Rauchen aufzuhören. »Nun hat die Pfizer-Forschung einen neuen Wirkstoff entwickelt ... Man nennt es die Champix-Therapie«, so Bankhofer in der Sendung. Der Name des Pfizer-Medikaments ist »Champix«. Das ist nicht nur verbotene Schleichwerbung, sondern der Professor erwähnt mit keinem Wort, dass es eine Warnung für das Mittel gibt, weil unter der Therapie mit »Champix« gehäuft Depressionen aufgetreten sind. Am Ende der Sendung hält der »Gesundheitsexperte« noch eine Broschüre in die Kamera: »Rauchfrei durchstarten«. Herausgeber ist die Firma Pfizer.

In einer anderen Ausgabe von »Die gesunde halbe Stunde« spricht Bankhofer mit einem eingeladenen Arzt über einen bestimmten Cholesterinsenker. Er nennt »Atorvastatin aus der Pfizer-Forschung«. Bankhofer fragt: »Welchen Stellenwert hat ›Atorvastatin‹ heute in der Behandlung von zu hohen Cholesterinwerten?« Der Experte kann nur Positives berichten: »Ein Mittel, das wir wesentlich häufiger einsetzen sollten, als wir es tun. Es ist sicher einer der führenden Wirkstoffe.«

Als die Sache publik wird, räumt der Produzent der TV-Sendung ein, dass »Die gesunde halbe Stunde« von Pharmakonzernen gesponsert werde und im Gegenzug dafür Produkte oder Medikamente in der Sendung vorgestellt würden. Er gibt zu, dass die Firmen auch auf Texte von Bankhofer Einfluss genommen hätten.

Wir haben Bankhofer schriftlich kontaktiert und Fragen dazu gestellt, welche Verträge er mit Pharmafirmen und Pharmaagenturen hat und wie diese Zusammenarbeit konkret aussieht. Er hat nicht geantwortet. Ein Fernsehbericht, den wir über Bankhofers System gemacht haben, wurde von der ARD nicht ausgestrahlt und verschwand in der Schublade. Anscheinend wollte man keine weitere Aufklärung. Übrigens kam keine der Redaktionen, für die er im öffentlich-rechtlichen Fernsehen gearbeitet hat, jemals auf die Idee, seine Medizintipps journalistisch zu überprüfen. Man verzichtete auf die wichtigste Grundregel des Journalismus – die Recherche.

Die Causa Bankhofer wurde schnell vergessen, und so ist er weiterhin gut im Geschäft. Auf seiner Internetseite *www.bankhofer-gesundheitstipps.de* gibt er immer noch Tipps und lässt Produktnamen fallen, in Zeitschriften darf er auch wieder seine Ratschläge verbreiten, und im österreichischen Fernsehen hat er wieder eine eigene Sendung: »Einfach Bankhofer«. Doch es kommt noch besser: Im Kurort Bad Füssingen wurde 2009 das »Professor-Bankhofer-Zentrum« samt einer Akademie für medizinische Kommunikation eröffnet. Sie will sich der Fortbildung von Medizinjournalisten widmen, um die »Qualität medizinischer Berichterstattung in den Medien« zu verbessern. Dafür steht der Name Bankhofer wohl kaum. Und im Dezember 2009 verkündet Bibel-TV, ein christlicher Sender, dass er ein neues Gesundheitsmagazin europaweit ausstrahlen wird. Es werde von Professor Bankhofer moderiert, der »ein großer Gewinn« für das Programm sei. Als christlicher Sender wolle man ein gutes und seriöses Angebot für seine Zuschauer schaffen. Uns fällt dazu nur das Gebot »Du sollst nicht lügen« ein.

Von wegen Kontrolle

Jeder Leser und Zuschauer hat ein Recht auf Schutz vor Pharmafirmen, die ihn manipulieren wollen. Dafür gibt es das Heilmittelwerbegesetz und ein Verbot von Schleichwerbung. Wenn in Zeitschriften oder im Fernsehen heimlich Werbeaussagen als scheinbar unabhängige Berichterstattung verbreitet werden, ist das Schleichwerbung. Information und Werbung müssen deutlich und erkennbar voneinander getrennt sein. Aber wer kontrolliert, dass die Gesetze auch eingehalten und Vergehen bestraft werden?

Für die Überwachung des Heilmittelwerbegesetzes, das keine Werbung für rezeptpflichtige Medikamente beim Laien erlaubt, sind die einzelnen Bundesländer zuständig. Wenn eine Pharmafirma gegen das Gesetz verstößt, müssen sich die Landesbehörden am Sitz des Unternehmens darum kümmern und dagegen vorgehen. Der folgende Fall zeigt, warum das problematisch ist. Der Hersteller Jenapharm in Thüringen betreibt eine Internetseite zum Thema Verhütung: *www.valette.de*. Den Mädchen wird dort eingeredet, dass es bestimmte Pillen gebe, die nicht nur verhüten, sondern auch Haut- und Haarprobleme zum Verschwinden brächten. Gemeint ist die Antibabypille »Valette«, der Name soll sich allein über die Internetadresse einprägen. Beschwerden über diese nicht zulässige Werbung landen beim zuständigen Thüringer Landesamt für Lebensmittelsicherheit und Verbraucherschutz. Nachdem der Behörde dieser Fall gemeldet wurde, passierte nicht viel. Man leitete zwar ein Ordnungswidrigkeitsverfahren gegen die Firma Jenapharm ein, aber am Ende wurde die Sache eingestellt mit der Begründung:

»Im Vergleich sind die Internetseiten der Konkurrenzprodukte ähnlich aufgebaut.« Eine merkwürdige Auffassung: Eine Firma bricht das Werbeverbot, und die Behörde schaut zu, weil andere Firmen auf die gleiche Art dagegen verstoßen?

Die Vertreter der staatlichen Kontrolle wollen es sich oft nicht mit dem Hersteller verderben, der schließlich ein Arbeitgeber in der Region ist. Außerdem ist für die Überwachungsbeamten in solchen Ämtern die Kontrolle von Pharmawerbung nur eine Aufgabe unter vielen. Ihre Abteilungen leiden häufig unter chronischem Personalmangel. Vielen dieser Behörden mangelt es zudem an juristischer und fachlicher Kompetenz, um es mit einem Pharmariesen aufzunehmen. Aus dieser Episode lässt sich erahnen, wie ineffektiv und inkonsequent die Kontrolle von illegaler Pharmawerbung in der Praxis ist.

In Deutschland gibt es neben der staatlichen Kontrolle noch verschiedene Institutionen, die sich auf die Fahne geschrieben haben, Schleichwerbung in der eigenen Branche zu ahnden. Sie werden allerdings erst aktiv, wenn ein Verstoß an sie herangetragen wird. Sie suchen nicht selbst danach.

Ein solcher Verband in der Werbebranche ist der »Deutsche Rat für Public Relations«. Er sprach vor zwei Jahren eine Rüge gegen sieben große Pharmahersteller aus, die bezahlte Werbebotschaften für ihre Arzneimittel in der ARD-Krankenhausserie »In aller Freundschaft« platziert hatten. Die Abwicklung lief über eine Agentur, die gleich für mehrere Firmen an Drehbüchern der Serie mitschrieb.

Eine andere Instanz ist der »Deutsche Presserat«, zuständig für Zeitschriften und Zeitungen. Der Rat setzt darauf, dass Leser eine Beschwerde einreichen. Wenn ein Verstoß vorliegt, spricht der Presserat eine Rüge aus, es geht um das Prinzip des öffentlichen Anprangerns. Wir erkundigen uns beim Presserat, ob das auf die Verlage wirkt? Die Antwort: Bei manchen ja, andere nähmen solche Rügen in Kauf. Wer eine Rüge erhält, wird aufgefordert, sie in seinem Blatt abzudrucken, kann sich dafür aber Zeit lassen, ein halbes Jahr oder länger, bis es keinen mehr interessiert. Einige Verlage verweigern sich einer Vereinbarung sogar ganz, weil es keine rechtliche Verpflichtung dazu gibt. Der Presserat hat bereits Rügen gegen mehrere Programmzeitschriften wegen Schleichwerbung ausgesprochen, weil in Berichten über medizinische Themen jeweils ein bestimmtes Präparat ausdrücklich genannt wurde. Schaut man sich die Liste der Beschwerden aus den letzten Jahren an, wird klar, dass die heimliche Werbung kein Einzelfall ist und die Rügen nicht abschrecken.

Die honorigen Räte sind machtlose Gremien. Für keinen der Verstöße drohen Strafen. Und der Leser, der manipuliert wird, muss das auch noch selbst erkennen.

Die Pharmabranche weiß, dass es in Deutschland nicht wehtut, wenn man erwischt wird. In einem Handbuch zum Pharmamarketing wird in einem Beitrag über Public Relations in der Pharmabranche der Geschäftsführer einer mittelständischen PR-Agentur wie folgt zitiert: »Ein Produktmanager, der im Jahr nicht 100 Abmahnungen kassiert, ist seinen Job nicht wert.«

Der Bundesverband der Verbraucherzentralen, zu dessen Aufgaben der Patientenschutz gehört, versucht, gegen die Praktiken der Pharmaindustrie vorzugehen. Wir treffen uns mit Dietrich Lang, einem Juristen des Verbandes. Auch er ist auf Hinweise von Patienten angewiesen, wenn es um verbotene Pharmawerbung geht. Jährlich sind es nur eine Handvoll Fälle, von der die Verbraucherzentrale erfährt. Sie könnten nicht systematisch danach suchen, dafür habe man nicht genügend Personal und Finanzen, berichtet Jurist Lang. Die Situation sei unbefriedigend: »Wir können zwar Abmahnungen an Pharmafirmen einleiten, aber manchmal dauert es einfach zu lange, bis die überhaupt ausgesprochen werden.« Sehr ärgerlich fand Herr Lang, wie die Firma Pfizer tagelang in großen Tageszeitungen für ihren Cholesterinsenker »Sortis« Anzeigen schaltete. Pfizer wollte damit gegen eine neue Preisregulierung für das Mittel protestieren und Patienten in ihrem Sinne beeinflussen. Bis die Abmahnung endlich vom Bundesverband auf den Weg gebracht wurde, war die Kampagne schon erfolgreich abgeschlossen und die Botschaft »›Sortis‹ ist besser, deshalb ist es teurer« längst beim Patienten platziert.

Die Sanktionen in solchen Fällen, erfahren wir, sind alles andere als abschreckend: »Über Abmahnungen mit einer Strafandrohung von 8000 bis 10000 Euro gehen wir vor. Da lachen die sich bei Pfizer doch schief.« Die Strafen sind so niedrig, weil die Rechtsprechung so ist, »weil die Gerichte sagen, ein höheres Interesse besteht da nicht«. Der Schutz von Patienten scheint hierzulande nicht viel wert zu sein. Vielleicht hat man einfach das Ausmaß und die Folgen der verbotenen Pharmawerbung noch nicht richtig erkannt.

Selbst in Radio und Fernsehen haben die Pharmakonzerne wegen Schleichwerbung nur wenig zu befürchten. Der öffentlich-rechtliche Rundfunk wird zwar von Rundfunkräten kontrolliert. Kritiker halten diese Gremien aber in der Praxis für überfordert, um ARD und ZDF wirklich effektiv auf die Finger schauen zu können.

Der private Rundfunk wird von einer staatlichen Institution überwacht, den Landesmedienanstalten. Meist ist es so, dass ein Verdacht dort gemeldet und diesem dann nachgegangen wird. Zum Teil machen die Landesmedienanstalten selbst Stichproben im privaten Programm. In Sachen »Pharmaschleichwerbung«, erhalten wir die Auskunft, sei bisher noch kein Fall bekannt geworden. Es werde allerdings auch nicht gezielt danach gesucht.

Die PR-Agenturen, die für Pharmakonzerne illegale Werbekampagnen organisieren, sind äußerst einfallsreich. Sie bedienen sich rechtlicher Tricks, damit ihre Kunden keine Abmahnungen kassieren. Herr Wolf von der VitaMedical-Agentur weihte uns in die Tricks der Branche ein. Er erklärte uns, dass wir als Pharmafirma wegen unserer verdeckten Werbekampagne mit einer Abmahnung rechnen müssten, doch die könne man leicht abschmettern. Er gab preis, wie das gelingt, und erzählte von einer Pharmafirma, die Kunde bei der Agentur war und eine Abmahnung per Post erhielt: »Ich habe einfach zurück geschrieben, dass wir schon abgemahnt wurden, und zweimal kann man nicht abmahnen.«

Weil es in Deutschland verschiedene Stellen gibt, die abmahnen können, und keine von der anderen weiß, glaubte man wohl der Agentur.

Es geht noch dreister, lernen wir vom Agenturchef: »Wenn man zu viele Abmahnungen kriegt, muss man einfach selbst einen Abmahnverein gründen. Sie brauchen sieben Leute, damit es ein Verein ist.« Ob das auch funktioniere, wollten wir wissen.

»Na klar. Ein Rechtsanwalt oder Steuerberater gründet einen eingetragenen Verein, und jeden Artikel, den wir vorbereiten, mahnt der Verein sofort ab. Und wenn dann eine offizielle Abmahnung kommt, kann man sagen, man sei schon abgemahnt worden.«

So wird der eigene Abmahnverein benutzt, um die Pharmafirmen vor Sanktionen zu schützen.

Die Kontrolle versagt auf breiter Flur. Fast völlig unbeaufsichtigt lässt sich im Internet direkt beim Patienten werben, obwohl es dort ebenfalls verboten ist. Diejenigen, die sich um Kontrolle bemühen, haben gerade dieses Medium kaum im Blick. Dietrich Lang vom Bundesverband der Verbraucherzentralen sieht hier das größte Problem: »Natürlich rechnen die Firmen mit Erfolg damit, dass wir nicht die dafür notwendigen Kapazitäten haben. Das muss ich eingestehen.«

Wie sehr die Pharmaindustrie auf diese Schwachstelle setzt, zeigt ein Statement aus dem Handbuch für Pharmamarketing: »In der Medizin wird das Internet zum entscheidenden Faktor für die uneingeschränkte Informationsweitergabe. Daher führt dieses Medium mittelfristig einen großen Teil der regulatorischen Einschränkungen ad absurdum. Somit werden nationale Regelwerke langfristig durch das Internet ausgehebelt.«

Was hilft ein Heilmittelwerbegesetz, wenn der Patient direkt über Tausende Seiten im Internet angesprochen wird und die Kontrolleure überfordert sind?

Im Jahr 2009 hat ein Marktforschungsinstitut festgestellt, dass der Arzt als Informationsquelle für den Patienten vom ersten Platz verdrängt wurde. 79 Prozent der befragten Internetnutzer informieren sich über gesundheitliche Themen im Internet, 64 Prozent in Apothekenzeitschriften, und rund 60 Prozent schauen Gesundheitssendungen im Fernsehen oder lesen Berichte in Tageszeitungen und Zeitschriften. Viele nutzen das Internet regelmäßig und zielgerichtet, wenn sie medizinische Fragen haben.

Eine internationale Beratungsfirma empfiehlt deshalb den Pharmakonzernen:

Sie müssten sich darauf konzentrieren, genau zu verstehen, wie die »Zielgruppen« das Internet benutzten. Der Schlüssel liege darin, effiziente Strategien zu entwickeln, um mit den Patienten online eine Verbindung aufzubauen.

3

Das Netz der Pharmaindustrie

Das Internet im Visier

Jeden Morgen gleich nach dem Aufstehen setzt sich Marion Frey an den Computer, der gegenüber ihrem Bett steht, und sucht im Internet nach Informationen über ihre Krankheit Multiple Sklerose. Wenn es etwas Neues geben sollte, einen Durchbruch in der Behandlung, ein neues Medikament, wüsste sie sofort davon.

In Internet-Foren lernt sie andere Betroffene kennen und liest deren Krankheitsgeschichte, sie fühlt sich nicht allein, man tauscht sich über Therapien aus. Jeder will wissen, ob das eine oder andere MS-Medikament vielleicht nicht doch besser ist und die Krankheit länger aufhalten kann. »Einerseits denke ich, es geht sowieso nicht weiter, und andererseits verschlinge ich alles, was ich lese.« Gut sei es nicht, wenn man zu viel lese, aber sie mache es trotzdem. »Wenn ich mich über Nebenwirkungen und Medikamente informiere, ist das, was ich im Internet lese, für mich eigentlich wichtiger und vertrauenswürdiger als das, was mir ein Arzt sagt.«

Ihr Leben ist aus den Fugen geraten, jeden Tag kann eine Lähmung oder dieses schreckliche Taubheitsgefühl wieder auftreten. Es gebe keinen Tag, an dem sie nicht an die Krankheit denke. Marion Frey sucht etwas, an das sie sich halten kann, und das sind für sie Informationen.

Genau das nutzen Pharmakonzerne aus. Chronisch Kranke sind für sie eine lohnende »Zielgruppe«, weil sie über Jahre Medikamente einnehmen müssen. Wenn man bei Google »Multiple Sklerose« eingibt, landet man schnell auf *www.aktiv-mit-ms.de*, einer bunten, übersichtlichen Internetseite, auf der uns eine attraktive MS-Patientin anlächelt. Man findet Informationen über die Krankheit selbst und Tipps für den Alltag, wie man seine Freizeit gestalten sollte oder wie sich MS auf die Partnerschaft auswirkt. Unter »Service« erfährt man alles über rechtliche Angelegenheiten, zum Beispiel »Wie versichern mit MS?«. Aber am meisten interessiert Patienten natürlich der Punkt »Therapie«.

Uns fällt auf, dass ein Medikament besonders hervorgehoben wird, das in Studien angeblich zu »deutlicher Eindämmung der MS-typischen Krankheitsprozesse führte«. Das Mittel verringere die Schübe um ein Drittel. Bei Fragen kann eine kostenlose Hotline angerufen werden. Und wer sich mit anderen Betroffenen austauschen will, dem steht ein Diskussionsforum offen. Wir bemerken, dass sich dort eine Gemeinschaft gebildet hat, die sich regelmäßig schreibt. Man spricht vor allem über ein bestimmtes Medikament namens »Copaxone«. Wer einmal Zuspruch gefunden hat, bleibt dem Forum scheinbar treu. Hinter der Seite steckt ein großer Pharmakonzern, der das MS-Medikament »Copaxone« herstellt. Den Namen der Firma kann man zwar irgendwo auf der Seite finden, aber das werden viele nicht zur Kenntnis nehmen.

Untersuchungen über das Verhalten von Internetnutzern haben gezeigt, dass die meisten Menschen nicht darauf achten, wer eine Seite betreibt. Man schaut nicht nach, wer im Impressum steht, und selbst wenn, misst man dem keine große Bedeutung bei. Der Laie weiß nicht sofort, dass Sanofi-Aventis ein Pharmakonzern ist oder dass sich hinter manchem Betreibernamen eine Pharmaagentur verbirgt. Wer als Patient im Internet Hilfe sucht, konzentriert sich auf die Krankheit.

Die Pharmafirmen versuchen, auch technisch die Suche nach Informationen zu steuern. Sie nennen es »Suchmaschinen optimieren«, damit ihr Internetauftritt auf den ersten Seiten erscheint. Google streitet ab, dass dies möglich sei. Doch ein Computerfachmann aus der Pharmabranche hat uns berichtet, dass Firmen viel investieren, um das Suchergebnis bei Google zu beeinflussen. Er meinte, es gebe zahllose technische Tricks, die hier eingesetzt würden. Ob das stimmt, kann in den Weiten des Netzes keiner überprüfen.

Eine Internetseite, die uns merkwürdig vorkommt, ist *www.leben-mit-ms.de*. Sie wurde in Zeitschriftenartikeln und Patientenbroschüren immer wieder als seriöse Informationsquelle empfohlen. Bei Google taucht sie als Suchergebnis zu Multipler Sklerose auf, aber als »Anzeige« gekennzeichnet. Wie kann das sein?

Auf den ersten Blick sieht die Seite nicht wie Werbung aus. Der Interessierte kann Teil einer »MS-Community« und Mitglied im »RebiCLUB« werden. »Clubfeeling im Netz« wird hier versprochen und behauptet: »Wer gut recherchierte Informationen zu MS sucht oder persönliche Fragen zur Therapie hat«, sei beim »RebiCLUB« richtig. Dort könne man Erfahrungen austauschen oder einen Experten um Rat fragen.

In dem Diskussionsforum geht es dann fast nur um ein Medikament namens »Rebif«. Wir finden Einträge wie: »Letztlich bin ich bei ›Rebif‹ gelandet … Komme jetzt ganz gut klar mit ›Rebif‹.« Oder: »Entschieden habe ich mich für ›Rebif‹ … Gründe: Mein Bauchgefühl, und das sagte mir von Anfang an ›Rebif‹.« Das hört sich so gar nicht nach MS-Patienten an, die sich hier unterhalten.

In dem Forum spielt auch das Thema Nebenwirkungen eine große Rolle. Das Medikament muss mehrmals pro Woche in einen Muskel, zum Beispiel am Oberschenkel, gespritzt werden. Ein Patient schreibt, er leide unter starken Nebenwirkungen von »Rebif«, Schüttelfrost und Kopfschmerzen. Jemand im Forum spielt das gleich darauf herunter und antwortet: »Ich hatte noch nie irgendwelche Nebenwirkungen. Ich kann nur sagen: durchhalten.«

Die Methode, dass negative Berichte über das Medikament sofort entkräftet werden, beobachten wir in dem Diskussionsforum mehrfach. Der Betreiber der Seite ist die Firma Merck Serono, die das Medikament »Rebif« herstellt.

Während unserer Buchrecherche lernen wir die Leiterin der Marketingabteilung eines Pharmakonzerns kennen. Sie verrät uns, dass in diesen Diskussionsforen nicht nur Patienten unterwegs seien, sondern auch Mitarbeiter der Pharmafirmen, die solche Diskussionen steuern.

Wir fragen uns, ob das bei *www.leben-mit-ms.de* der Fall ist? Die Internetseite ist extrem problematisch, ihr einziger Zweck ist offenbar, Patienten auf das Medikament »Rebif« aufmerksam zu machen.

Angeboten wird sogar eine »Patientenakademie« mit Veranstaltungen, die Betroffene besuchen können. Zwei dieser »Patientenakademien« haben wir selbst miterlebt. Am Ende ging es nur darum, Patienten vom Medikament »Rebif« zu überzeugen.

Wir haben auf einer Veranstaltung versucht, mit MS-Betroffenen ins Gespräch zu kommen. Dass wir Journalisten und keine Patienten sind, bekam eine Vertreterin der Firma Merck Serono mit. Sie beobachtete, was wir taten und mit wem wir sprachen. Einige Tage später waren auf der Internetseite *www.leben-mit-ms.de* alle Hinweise auf die »Patientenakademie« verschwunden und keine neuen Termine angegeben. Ist das ein Zufall?

Hinter vielen Internetseiten zur Multiplen Sklerose, die bei der Suche in Google weit vorn auftauchen, stehen Pharmafirmen. Bei *www.ms-gateway.de* ist es der Konzern Bayer Schering, der Patienten auf sein Medikament »Betaferon« hinführen will. Es gibt auf diesen Seiten immer die gleichen Rubriken, eine Hotline und von jeder Firma eine Patientenzeitschrift, die man kostenlos abonnieren kann.

Wir verstehen langsam, welche psychologisch raffinierte Strategie Pharmafirmen bei den MS-Internetseiten mit all ihren Angeboten verfolgen. Sie arbeiten nach dem Prinzip »Mut machen«. Der Hilfesuchende stößt überall auf Sätze wie: »Jeden Tag mit einem Lächeln beginnen«. Oder: »Wieder positiv denken«. Daneben werden Fotos mit strahlenden, äußerst attraktiven MS-Patienten abgebildet, die völlig gesund aussehen. In den Patientenzeitschriften benutzen die Firmen persönliche Geschichten von Betroffenen, um den Leser zu beeinflussen. Auf der Titelseite eines MS-Magazins lesen wir von Susanne, 43 Jahre alt: »Man kann Dinge bewegen.« Sie strahlt den Leser an, und keiner mit dieser unheilbaren Krankheit würde das Heft jetzt aus der Hand legen.

In Wirklichkeit geht es den Firmen um die immer wieder platzierte Message: »Therapietreue«. Es wird so getan, als sei die Krankheit dank spezieller MS-Medikamente gut beherrschbar. Die Mittel seien, wie zum Beispiel das von Bayer Schering, »gut verträglich«, »sicher« und »verlangsamen die Krankheit«. Mit ihren Hotlines, Foren und Ratschlägen versuchen die Hersteller vor allem zu verhindern, dass die Patienten die Medikamente absetzen. Gerade bei der Therapie mit sogenannten Interferon-Medikamenten wollen viele Patienten abbrechen, weil es ihnen aufgrund der Nebenwirkungen oft extrem schlecht geht. Hinter der vermeintlichen Vermittlung von Hilfe steckt also ein finanzielles Interesse.

Auch das Patientenmagazin von Bayer Schering dient offenbar dazu, den Patienten an ihr Mittel zu binden. In der Dezemberausgabe von 2009 lesen wir einen Bericht über »Betaferon«, das »am längsten am Markt ist und mit dem man über die umfangreichste Erfahrung verfügt«. Doch inzwischen ist das Patent für das Medikament abgelaufen, und andere Firmen dürfen jetzt mit günstigen Kopien auf den Markt kommen. Da scheint es besonders wichtig, die Patientenbindung an »Betaferon« zu stärken, damit die Umsätze nicht einbrechen.

Einige Firmen wie Bayer Schering stellen bereits Videobeiträge ins Internet, die bei der Google-Suche auftauchen. Der Pharmakonzern betreibt ein eigenes »Bayer TV«, einen Internetkanal, der über YouTube jedem zugänglich ist. Darüber gelangen wir zum Video »MS verstehen«. Es handelt von einer amerikanischen Starfotografin, die Patienten fotografiert hat, um zu demonstrieren, »dass man auch mit MS ein normales Leben führen kann, wenn man die passende Therapie erhält«. In dem Video wird ein einziger Wirkstoff vorgestellt, mit der Bemerkung, dass es eine Tochterfirma von Schering war, die das Mittel als Erstes auf den Markt brachte, als »neue Errungenschaft der Biotechnologie«. In dem gesamten Video fällt kein einziger Satz zum Thema Nebenwirkungen. Im Gegenteil, die Patienten sind alle glücklich und schwärmen von der Therapie, eine Frau aus Holland appelliert: »Der Rat, den ich Menschen geben kann: Beginnen Sie so früh wie möglich mit der Therapie. Sie wird Ihre Lebensqualität verbessern.«

Die Marketingstrategen der Konzerne wissen, dass viele Menschen für Videos weitaus empfänglicher sind als für trockene Texte, besonders junge Leute. Wir entdecken, dass über »Bayer TV« immer wieder neue Medikamente präsentiert werden. Die Videos werden von Tausenden aufgerufen. Viele Firmen nutzen zunehmend diese Werbenische, weil sie effektiv und kostengünstig ist.

Wir erfahren, dass Marion Frey im Krankenhaus war, und besuchen sie nach ihrer Rückkehr. Sie hatte wieder einen akuten Krankheitsschub. Der Rücken und der ganze Brustkorb waren gelähmt, wie eingeschlafen. »Das fühlt sich schrecklich an, als würde man keine Luft kriegen«, erzählt sie. Im Krankenhaus hatte sie eine Bettnachbarin, die auch an Multipler Sklerose erkrankt ist. Sie muss schon das gelähmte Bein nachziehen und hat Spastiken, ihr Gesicht ist durch die Zuckungen ganz verzerrt. Aber diese Frau habe jeden Tag geschminkt im Bett gesessen, um sich – wie sie sagte – noch einen Rest Würde zu erhalten. Sie hat in acht Jahren schon alle Medikamente durchprobiert. »Da wurde mir schlecht, als ich das gehört habe.«

Für Marion Frey waren das schlimme Tage. Der schlechte Zustand der Frau hat bei ihr Ängste geweckt. Ihre Krankenkasse hat ihr jetzt nahegelegt, doch in Rente zu gehen, damit sie ihr kein Krankengeld mehr zahlen muss. »Ich bin noch nicht 40 und schon Rentner. Dann kann ich ja bald den Löffel abgeben.« Sie sieht heute müde aus, ihre braunen Augen sind matt, sie hat keine Farbe im Gesicht. Aber ihre langen schwarzen Haare glänzen.

Noch vor einigen Monaten hat sie »Betaferon« gespritzt, das

Mittel von Bayer Schering. Sie hatte jedes Mal Horror vor der Spritze, weil danach immer diese schlimme Übelkeit kam und sie sich so krank fühlte, dass sie kaum laufen konnte. Sie schob das Spritzen immer hinaus, noch eine halbe Stunde, und noch eine, bis ihr Mann sagte: »Mach es endlich, dann hast du es hinter dir.« Jeden zweiten Tag musste sie eine neue Einstichstelle für die Spritze auswählen, das hinterließ Spuren, blaue Flecken am Bauch, am Arm oder Bein. Ganz schlimm findet Marion Frey, dass an den Oberschenkeln irgendwann richtige Dellen nach dem Spritzen auftreten. Die Einstichstellen verhärten, das Fettgewebe geht kaputt. »Ich habe im Internet eine Betroffene gesehen, die sich im Bikini fotografieren ließ, und sie hatte überall diese Dellen, das sieht völlig entstellt aus – schlimmer als Cellulite.«

Aber auch die anderen Nebenwirkungen seien sehr heftig. Die ganze Zeit sei ihr übel gewesen, sie konnte kaum etwas essen. »Meine Leberwerte haben sich von Woche zu Woche verschlechtert, und die Ärzte haben das am Anfang nicht wirklich ernst genommen.«

Dann kam heraus, dass sie einen Leberschaden durch das Medikament erlitten hatte. Sie musste es sofort absetzen.

Trotzdem gibt sie die Hoffnung nicht auf. Im Internet hat sie eine MS-Seite, der sie besonders vertraut: *www.ms-life.de*. Jeden Tag schaut sie dort nach. Sie ahnt nicht, dass hinter dieser Seite ebenfalls eine Pharmafirma steckt. Das Internetportal wird von einer Agentur betreut, die sich laut Selbstdarstellung ganz auf »die Marketingstrategie« ihrer Kunden, darunter Pharmafirmen, einstellt.

Auf der Seite springt einem die Überschrift »Immer auf dem neuesten Stand« entgegen, mit »aktuellen Nachrichten« aus der Gesundheit. Als Dauerschleife laufen Fotos von wieder einmal gut aussehenden, ewig lächelnden MS-Patienten. Eine Lisa, 23, wird mit dem Satz zitiert: »Schön, auch mal etwas Positives zu lesen.« Oder der schöne Robert, 46: »Gut zu wissen, dass man nicht allein ist.« Nach dem, was uns die Pharmaagenturen erzählt haben, gehen wir davon aus, dass es sich vermutlich nicht um echte Patienten handelt, sondern um gekaufte Fotos von irgendwelchen Models.

Auf der Internetseite wird unter Veranstaltungen ein Termin angekündigt, der uns neugierig macht: ein »Patiententag«, bei dem es Vorträge und Diskussionen zur MS-Therapie geben soll.

Der »Patiententag«

Wir fahren zu der Veranstaltung nach Bielefeld – in der Rolle von MS-Patienten. Uns interessiert, was für Informationen man dort erhält. Das Evangelische Krankenhaus ist Gastgeber für den »Patiententag«.

Gleich am Eingang zur Krankenhauskapelle ist ein Informationsstand zu Multipler Sklerose. Teure Rucksäcke, Kugelschreiber, DVDs und Broschüren – die Menschen nehmen alles mit, was auf dem Tisch liegt. Schon nach kurzer Zeit müssen die Mitarbeiter vom Stand Nachschub holen.

Neutrale Informationen finden die Patienten hier allerdings nicht. Es ist ein Werbestand der Firma Biogen Idec, einem Hersteller von MS-Medikamenten. Auf einer bunten Patientenbroschüre steht »Therapie mit ›Tysabri‹«. Darin wird erläutert, wie das Medikament wirkt und dass es »in der Regel gut verträglich« sei.

Die Krankenhauskapelle hat sich gefüllt, mindestens 150 Multiple-Sklerose-Patienten und ihre Angehörigen sind gekommen. Ein Ehepaar erzählt uns, sie hätten hier das Gefühl, nicht allein mit der Krankheit zu sein. Ein Mann im Rollstuhl versucht noch einen Platz zu finden, bei ihm ist die Krankheit schon weit fortgeschritten.

Der Chefarzt der Klinik begrüßt die Anwesenden, hält einen ermüdenden Vortrag über die Krankheit und übergibt dann an seinen Oberarzt, einen Neurologen. Er wirkt vertrauenswürdig, redet aber Fachchinesisch und nimmt keine Rücksicht auf die Zuhörer. Er präsentiert eine Folie nach der anderen mit Studienergebnissen, die für den Laien unverständlich sind. Seine komplizierten Erläuterungen machen es nicht besser.

Aber das alles war nur das Vorspiel zu seinem eigentlichen Vortrag, er will über ein bestimmtes Medikament sprechen: »Tysabri«. Er lobt das Medikament, es würde »signifikant«, so eine Studie, die Krankheitsschübe und damit das Risiko einer Behinderung verringern. Es habe sich ein »dramatisch gutes Ergebnis« gezeigt.

Dann kommt er auf Nebenwirkungen zu sprechen. Nach seiner Erfahrung träten zum Beispiel Kopfschmerzen auf, die schnell wieder zurückgingen. »Manche Patienten merken auch gar nichts und fragen, ob ich ihnen überhaupt ein Medikament gegeben habe.« Der angespannte Oberarzt lächelt zum ersten Mal. Er erwähnt noch eine schwere Nebenwirkung von »Tysabri«, eine gefährliche Virusinfektion im Hirn, kurz PML. Unter der Therapie allein mit »Tysabri« seien solche Fälle bis heute nicht aufgetreten.

Wir bemerken, dass der Arzt in seinem Vortrag etwas verschweigt, eine andere gravierende Nebenwirkung, zu der es sogar eine Warnung gibt. Sie müsste dem Oberarzt bekannt sein, das *Deutsche Ärzteblatt* hat darüber berichtet. »Tysabri« kann schwere Leberschäden mit tödlichem Verlauf verursachen. 28 Fälle wurden allein der amerikanischen Zulassungsbehörde gemeldet. Diese hat den Hersteller aufgefordert, den Beipackzettel entsprechend zu ändern, und außerdem müssen die Ärzte die Patienten auf diese Nebenwirkung hinweisen.

Der Bericht des Oberarztes ist einseitig. Wir haben den Verdacht, dass die ganze Veranstaltung von der Pharmafirma Biogen Idec organisiert ist, die »Tysabri« herstellt.

Das Mikrofon wird jetzt an einen jungen Mann, einen Patienten, übergeben. Er heißt Sven. Er hat Multiple Sklerose und will von seiner Erfahrung mit der Krankheit berichten. Er erzählt, dass er angehender Radiojournalist und Schriftsteller ist. Sven hat eine Hand lässig am Mikro und die andere ständig in der Hosentasche. Er macht einen fast zu coolen Eindruck, finden wir. Aber er verkörpert genau den Mut machenden, gut gelaunten, fitten

MS-Kranken, den wir von den Internetseiten der Pharmafirmen kennen.

Sven sagt, die Diagnose sei ein Schock für ihn gewesen und habe ihn aus der Bahn geworfen. Seine Zukunftspläne seien zerplatzt wie Seifenblasen. Sein Arzt hätte ihm gleich »Tysabri« verschrieben und gesagt, er sei ein »Paradepatient« für das Medikament. Das Gefühl haben wir langsam auch. Sven berichtet, wie gut er sich jetzt fühle und dass er endlich wieder Pläne schmieden könne.

»Ich kann nur ein absolut positives Fazit ziehen, dass ich sowohl physisch als auch psychisch durch das Medikament eine Basis finden konnte.« Er hört gar nicht auf, das Mittel zu loben: »Ich bin absolut dankbar, dass es dieses Präparat gibt, und falls es jemand unter Ihnen bekommen soll, kann ich nur sagen, dass dieses Medikament eine absolut gute Basis ist.«

Als sein Vortrag beendet ist, klatschen die Zuhörer. Sie haben Hoffnung. Sie dürfen ihm Fragen stellen. Eine MS-Patientin will wissen, wie verträglich »Tysabri« ist.

»Sehr gut. Da kann ich absolut nicht meckern. Die Verträglichkeit ist exzellent.« Wieder hat er eine positive Nachricht. Seine Sätze wirken hölzern und einstudiert. Er verwendet zu oft das Wort »absolut« in seinen Aussagen, das macht uns misstrauisch.

In der Mittagspause versuchen wir, an Sven heranzukommen. Er ist umlagert von Betroffenen, die noch mehr über »Tysabri« hören wollen. Als vermeintliche MS-Patienten verwickeln wir ihn in ein Gespräch, und er verrät, dass er demnächst wieder auf so einer Veranstaltung auftritt – »in derselben Rolle«. Er plaudert aus, dass er dafür Geld bekommt. Während er das sagt, steht die Mitarbeiterin vom Pharmastand neben ihm. Sie guckt Sven finster an. Schnell betont er, dass er es gern mache und »nicht des Verdienstes« wegen.

Als wir im Zug nach Hause sitzen, wird uns erst so richtig bewusst, dass dieser »Patiententag« in einer Krankenhauskapelle stattfand, also einem Ort, wo man in schweren Stunden um die Gesundheit betet und nicht erwartet, belogen zu werden.

Die gesamte Veranstaltung war Werbung direkt beim Patienten und damit verboten.

Wir haben die Firma Biogen Idec angeschrieben und sie mit diesem Vorwurf konfrontiert. Die Antwort lautete: »Diese Informationsveranstaltungen werden von den entsprechenden medizinischen Fachkreisen initiiert und durchgeführt. Inhalte sind allgemeine Informationen zur Multiplen Sklerose einschließlich therapeutischer Optionen.« Der Pharmakonzern unterstütze 40 solcher »Patientenveranstaltungen« pro Jahr.

Ende 2009 kommen beunruhigende Meldungen in die Öffentlichkeit. Bei »Tysabri« häufen sich Fälle von einer lebensbedrohlichen Nebenwirkung, es geht um die Viruserkrankung im Gehirn (PML), die das Medikament verursachen kann. 27 Fälle sind es bereits zu diesem Zeitpunkt, die Hälfte davon in Deutschland. Die PML hinterlässt schwere Schäden im Gehirn, einige Patienten sind daran gestorben. Grund dafür ist, dass das Medikament das Immunsystem im Gehirn hemmt. Dadurch können sich Viren leichter vermehren.

Obwohl das Auftreten dieser Nebenwirkung genau beobachtet werden müsste, weigert sich die Firma Biogen Idec, neue Fälle öffentlich zu machen. Ihre Begründung ist, dass sie gesetzlich nicht dazu verpflichtet wäre. 2005 musste das Mittel schon einmal wegen dieser Nebenwirkung für einige Zeit vom Markt genommen werden, doch nach einer Überprüfung wurde es 2006 wieder zugelassen. Jeder neue Fall, der öffentlich wird, könnte den Aktienkurs des Konzerns fallen lassen. Das will man anscheinend verhindern. Übrigens konnte der Konzern 2009 mit »Tysabri« Umsatzerlöse von über einer Milliarde US-Dollar erzielen.

Wir überprüfen, wie gut Patienten tatsächlich über die Nebenwirkungen aufgeklärt werden. Auf der Internetseite *www.ms-life.de*, die auf den Veranstaltungen empfohlen und von Biogen betrieben wird, gibt es einen »Expertenrat«, den man um Hilfe bitten kann, online und kostenlos.

Wir schreiben den Experten: »Hallo, Expertenteam. Gibt es

denn schwere Nebenwirkungen von ›Tysabri‹, die auftreten können?«

Die Antwort kommt prompt: »Sehr geehrte Patientin. Es gibt zwei schwere Nebenwirkungen der ›Tysabri‹-Behandlung.« Zum einen eine allergische Reaktion, zum anderen die Virusinfektion, PML, doch diese sei »sehr, sehr selten«. Kein Wort über die gehäuft aufgetretenen Fälle und Todesopfer, vor allem nicht darüber, dass das Risiko steigt, je länger »Tysabri« eingenommen wird. Und die »Experten« relativieren weiter: »Diesen Punkten gegenüber steht allerdings eine sehr gute Verträglichkeit und hohe Wirksamkeit der ›Tysabri‹-Therapie. Alles Gute!«

Wir haken nach, weil das Expertenteam noch eine andere Nebenwirkung vergessen hat. Wir hätten von Leberschäden gelesen, schreiben wir, was es damit auf sich habe. Wieder kommt schnell eine Antwort: »Sehr geehrte Patientin. Das ist richtig: Leberschäden gehören zu den potenziellen, allerdings sehr seltenen Risiken.«

Wir haben die Firma auf ihre illegalen Praktiken hingewiesen, und trotzdem macht sie mit ihren Werbeveranstaltungen weiter. Im November 2009 haben wir erneut eine davon in Berlin besucht, um zu sehen, ob sich am Programm etwas verändert hat. Wir sind entsetzt über das, was wir dort erleben.

Als Moderatorin für diese Veranstaltungen in ganz Deutschland wurde jetzt Vera Cordes eingekauft. Sie macht das als Nebenjob. Eigentlich ist sie Journalistin und arbeitet für den NDR, einen öffentlich-rechtlichen Sender. Im Fernsehen moderiert sie das NDR-Gesundheitsmagazin »Visite«. Der Pharmakonzern macht sich die Glaubwürdigkeit von Frau Cordes zunutze – ein guter Schachzug. Sie führt durch die Veranstaltung, die in einem Berliner Hotel stattfindet.

Beim Eintreffen bekommen wir von den Pharmamitarbeitern einen großen Beutel mit Material in die Hand gedrückt – alles Werbung für die MS-Medikamente des Herstellers.

Die Professorin einer renommierten Berliner Klinik hält den

Fachvortrag, sie ist sogar führendes Mitglied in der Deutschen Gesellschaft für Multiple Sklerose. Sie hebt genau die beiden MS-Medikamente positiv hervor, die von der Firma Biogen hergestellt werden.

Für »Tysabri« benutzt sie in ihrem Vortrag ständig Superlative: »ein erstes Wundermittel«, »ein genialer Wirkmechanismus, eine echte Designerdroge, um es mal so elegant auszudrücken«.

Sie kommt auf die lebensgefährliche Nebenwirkung PML zu sprechen: »Patienten diskutieren untereinander immer wieder: Wie gefährlich ist die Substanz?« Ihr Fazit soll die Anwesenden überzeugen: »›Tysabri‹ ist die wesentlich wirksamere Therapie. Da muss der Patient entscheiden, ob er den Nutzen nicht doch höher einschätzt als das Risiko, eine PML zu bekommen.«

Die Strategie der Firma ist offensichtlich: In diesen Veranstaltungen sollen Zweifel an »Tysabri« zerstreut und der schlechten Publicity entgegengesteuert werden.

Die Moderatorin Vera Cordes appelliert am Schluss an die Zuhörer: »Wichtig ist, dass Sie sich Informationen dort holen, wo sie konzentriert und fundiert vorhanden sind.« Sie verweist auf das »MS-Servicecenter«, dessen Hotline und Internetseite – alles von Biogen gelenkt.

Wir sind sprachlos: Eine Kollegin aus unseren Reihen, die Pharmawerbung unterstützt, die in dieser Form nicht erlaubt ist? Hat sie als Journalistin vergessen, dass sie neutral informieren muss? Realisiert sie nicht, zu welchem Zweck sie eingekauft wurde?

Wir stellen uns als Angehörige eines Patienten vor, weil sie uns sonst vermutlich nichts sagen würde. Auf das erhöhte Risiko von »Tysabri« angesprochen, meint sie: »Hightech-Medizin hat eben Hightech-Risiken.« Was auch immer das heißen mag. Sie findet, diese Veranstaltungen seien eine gute Sache, sie begleite sie aus Überzeugung. »Ich könnte ja auch irgendwelche Pressekonferenzen für Pharmahersteller moderieren. Aber das mache ich nicht.«

Welche Rolle glaubt Frau Cordes bei dieser verdeckten Werbekampagne des Herstellers zu haben? Eine Pressekonferenz wäre ehrlicher, denken wir. Sie sagt, ihr sei das hier wichtig. »Tysabri« sei »das neueste Produkt, und wenn es angewendet wird, kann es am meisten bewirken«.

Wir fragen sie, ob sie denn als Journalistin die Studien über das Medikament gelesen habe. »Nein, das habe ich nicht.« Sie wirkt überrascht.

Und was hält sie davon, dass der Hersteller sich weigert, Patienten über neue Fälle der Nebenwirkung PML zu informieren? »Ja, Biogen veröffentlicht nicht mehr genau, wann die Fälle aufgetreten sind, weil sie sagen, nur dann, wenn sich das Risiko für die Patienten sichtbar erhöht, also wenn es mehr Fälle als 1:1000 sind, melden wir das wieder.« Eine merkwürdige Argumentation. Denn nach unseren Recherchen wollen die Patienten darüber aufgeklärt werden, wie schnell das Risiko steigt, wo die Fälle gehäuft auftreten und nach wie vielen Infusionen. Sie müssen sich am Ende für oder gegen das Medikament entscheiden. Viele Patienten äußern deshalb ihren Ärger über die Informationspolitik der Firma im Internet. Frau Cordes scheint darüber nichts zu wissen und hört sich eher wie eine Pressesprecherin von Biogen an: »Also, die Nebenwirkungen stehen auch in der Packungsbeilage. Warum soll man die noch mal groß aufführen?« Man kann kaum glauben, dass Frau Cordes eine Gesundheitssendung im Fernsehen moderieren darf.

Wir sind frustriert über unseren Berufsstand und über eine Pharmafirma, die die Verzweiflung der Patienten ausnutzt. Keiner kontrolliert oder hindert sie.

Wir beschließen, eine neue Rolle anzunehmen. Getarnt als Ärzte können wir vielleicht herausfinden, wie die Industrie auch über den Mediziner versucht, an den Patienten heranzukommen.

Unser Tag als Neurologen

Wir fahren zu dem wichtigsten Kongress der deutschen Neurologen nach Nürnberg. Zwischen den Vorträgen halten sich die Ärzte am liebsten in der Ausstellungshalle der Pharmakonzerne auf. Dort springen uns überall riesige Werbebotschaften an, und wir brauchen eine Weile, um uns zu orientieren.

Es ist gerade Mittagszeit, und die Ärzte drängeln sich an den Pharmaständen. Die Firmen haben sich ins Zeug gelegt und Lounges aufgebaut mit schicken Stühlen und Sofas, alles bunt und edel. Man bekommt Tüten mit Werbeprospekten und kleinen Geschenken. Wir sind Neurologen, die sich über Medikamente informieren wollen.

In der Lounge des Pharmakonzerns Pfizer werden wir zu einem Foto-Shooting eingeladen. Man soll sich an einen Stuhl lehnen und einem aggressiven Tiger entgegenstellen, der als Foto an der Wand hängt. Darüber der Spruch: »Greifen Sie an! – ›Aricept‹, das Alzheimer-Medikament von Pfizer«. Der Fotograf gibt die Anweisung, so zu gucken, als gingen wir zum Angriff über. Eine Hostess hilft uns und spielt den Tiger. Wie kann ein Arzt hier nur mitmachen? Aber an der Wand hängen schon Fotos von Neurologen, die das wohl witzig finden. Ein Blitzlicht, und unser Erinnerungsfoto an Pfizer ist gemacht.

Wenn man hier durchgeht und sich die Werbung ansieht, könnte man glauben, es gebe nur drei Krankheiten in der Neurologie: Parkinson, Alzheimer und Multiple Sklerose.

Wir betreten den Stand einer Firma, die für ein Alzheimer-Medikament wirbt – ein großer Umsatzrenner, der aber gerade ein Problem hat. Das renommierte und unabhängige Institut für Qualität und Wirtschaftlichkeit im Gesundheitswesen (IQWIG) hat eine Bewertung dieser Medikamentengruppe durchgeführt. Das Ergebnis war negativ: Es gebe keinen Beleg für einen Nutzen dieses Wirkstoffs bei Alzheimer. Es fehlten belastbare Daten.

Wenn das Institut wie in diesem Fall zu einem negativen Gutachten kommt, kann es sein, dass das Medikament demnächst nicht mehr von den Kassen erstattet wird.

Eine Pharmareferentin spricht uns auf »diese IQWIG-Sache« an. »Für Sie als Arzt ändert sich gar nichts, unser Medikament ist weiterhin erstattungsfähig«, sagt sie und wirkt streng wie eine Lehrerin. Sie drückt uns ein Faltblatt in die Hand, auf dem groß in Rot steht: »Das IQWIG geht rein statistisch vor. Klinische Erfahrung in der Versorgungsrealität wurde nicht betrachtet.« Die hätten da mit irgendwelchen Formeln was errechnet, schimpft die blonde Pharmamitarbeiterin. Das sei aber »Schwachsinn«. Wir sollten uns keine Sorgen machen. Die Kassen würden weiter bezahlen. Der Umsatz mit dem Mittel sei sogar gestiegen. Trotz der negativen Publicity. Die Konkurrenten versuchten jetzt, die Situation auszunutzen und Patienten auf ihre Medikamente zu lenken.

Ob wir ein Quiz mitmachen wollten, fragt sie plötzlich. Wir können nicht ablehnen. Auf dem Zettel sollen wir ankreuzen, mit welcher Dosis das Mittel der Firma verabreicht wird. Weil wir es nicht wissen und auffliegen könnten, geben wir vor, nur Medikamente der Konkurrenz zu verschreiben. Das wirkt. Auf einmal verrät uns die Pharmareferentin die Quizlösung und überreicht uns als Preis eine teure Wetteruhr. Wir bedanken uns und gehen weiter zum nächsten Stand.

Viele Neurologen wollen scheinbar bespaßt werden. Das ist jedenfalls unser Eindruck von diesem Kongress. An jedem Stand finden Gewinnspiele statt, und die Ärzte sind ganz heiß darauf, Geschenke zu erhalten. Die einen spielen virtuelles Bowling, andere schlagen mit der Hand auf leuchtende Punkte an der Wand.

Aber die Firmen sind weniger an den Ärzten interessiert, sondern wollen vielmehr über sie an die Patienten herankommen. Überall überreicht man uns Broschüren und DVDs für den Patienten.

An dem Stand der Firma Merck Serono sehen wir, wie einem Neurologen gerade ein neues Injektionsgerät demonstriert wird. Wir zeigen uns als »Kollegen« ebenfalls interessiert. Der Arzt sagt zur Pharmamitarbeiterin: »Ich greife gern auf Ihren Außendienst zurück.« Er habe eine Schwerpunktpraxis für Multiple Sklerose und keine Zeit, seinen Patienten das mit den Injektionen und anderes zu erklären. Er erwähnt mehrmals den Außendienst der Firma und ist sichtlich davon angetan, seine Patienten nicht selbst betreuen zu müssen. Die Pharmamitarbeiterin korrigiert ihn, es heiße »MS-Betreuer« und nicht Außendienst. Wir horchen auf. Welchen »Außendienst« meint der Arzt?

Wir bekommen eine DVD für unsere Patienten empfohlen. Darauf werde erläutert, wie das mit der Betreuung funktioniere. Wir werden sie uns später ansehen.

Natürlich besuchen wir auch die »Lounge« der Firma Biogen Idec, des Herstellers von »Tysabri«. Wir fragen einen Pressesprecher am Stand, was er zu der Kritik sagt, Biogen veröffentliche Fälle der schweren Nebenwirkung nicht. Er fragt, ob wir Journalisten seien. Als wir aus Versehen bejahen, werden wir von einem Ansprechpartner zum anderen verwiesen, keiner will mit uns reden. Und selbst der Pressesprecher bleibt wortkarg und meint, nur der Geschäftsführer selbst sei befugt, Journalisten zu diesem Thema Auskunft zu geben, der sei aber gerade nicht da. Vielleicht hätten wir uns doch lieber als Ärzte ausgeben sollen.

In den Fängen der »Pharmaschwestern«

Wir stoßen auf eine merkwürdige Sache, als wir uns zu Hause die DVDs anschauen, die wir auf dem Kongress für »unsere Patienten« erhalten haben. Wir sind dem »Außendienst« auf der Spur.

Eine DVD trägt den Titel: »Ich lebe mit MS – nicht die MS mit mir!« Drei MS-Patienten erzählen ihre Geschichte, der Film ist aufwendig gemacht, mit Musik effektvoll untermalt. Die Betroffenen, zum Beispiel Thomas, der Radfahrer, klingen hölzern, als sagten sie eingeübte Sätze auf. Uns fällt auf, dass alle in diesem Film hellgrüne Kleidung tragen, bei einer Frau sind sogar die

Sofakissen grün – eine geschickte Anspielung auf die Farben des Medikaments und der Firma Merck Serono.

In dem Film wird behauptet, dass aktuelle Studien belegten, durch das Medikament »Interferon beta 1 a« werde das Fortschreiten der Behinderung verlangsamt oder aufgehalten. Ob das stimmt, werden wir noch erfahren. Anschließend wird eine »MS-Betreuerin« vorgestellt, die ein »umfassendes Begleitprogramm« zur Therapie empfiehlt. Man habe »speziell geschulte MS-Betreuer, die dauerhaft dem Patienten zur Verfügung stehen, die Fragen beantworten, vor Ort, unkompliziert und zuverlässig«. Auf der DVD sieht man, wie eine »MS-Betreuerin« einer Patientin die Injektion des Medikaments zeigt.

Auf »Patiententagen« bekamen wir schon mehrmals von Pharmamitarbeitern Visitenkarten mit dem Hinweis in die Hand gedrückt, wir könnten als Betroffene den »MS-Schwesternservice« nutzen. Als wir der Geschichte jetzt nachgehen, stellt sich heraus, dass jede Pharmafirma, die ein MS-Medikament auf dem Markt hat, ein Netz dieser »MS-Schwestern« unterhält, die auf die Patienten angesetzt werden. Diese »MS-Betreuerin« kommt zu den Betroffenen nach Hause und macht sich – und der Firma – die persönliche Atmosphäre zunutze. Über die zahlreichen MS-Internetseiten der Firmen und über die behandelnden Ärzte wird dieser Dienst angeboten. Das meinte also der Neurologe mit »Außendienst«, auf den er zurückgreife. Das Ganze dient nur einem Ziel: Jede Pharmafirma versucht, die MS-Patienten so lange wie möglich an ihr Medikament zu binden.

Die »MS-Schwester« ist für den Patienten jederzeit erreichbar, auch an Sonn- und Feiertagen. Sie dringt in das private Umfeld ein und hört sich alle privaten Sorgen und Nöte an. Sie baut eine persönliche Bindung auf. Der MS-Kranke traut sich dann nicht mehr so einfach, das Medikament zu wechseln oder es nicht mehr einzunehmen.

Auch Marion Frey, unsere Patientin, wurde von einer MS-

Schwester betreut. »Die ist ganz nett gewesen, sie hat einem über die Unsicherheit hinweggeholfen. Aber sobald du das Medikament absetzt, sind die auch weg«, berichtet sie. Als ihre Leberwerte wegen des Mittels schlechter wurden, hat sie das der MS-Schwester mitgeteilt. »Sie war gar nicht begeistert und meinte, von dieser Nebenwirkung hätte sie in der Form noch nicht gehört. Sie hat versucht, mich zu beeinflussen, dass es nicht von dem Medikament kommen kann.«

Im Pharmamarketing, so lernen wir, heißt die Taktik »Patient Relationship Management«, also »Patienten-Beziehungsmanagement«.

Auch der Pharmakonzern Novartis verbreitet eine Patienten-Informations-DVD, auf der die »MS-Betreuung« beworben wird, sie heißt »ExtraCare«. 30 Minuten lang wird der unheilbar kranke Mensch, der sich die DVD ansieht, unterschwellig manipuliert. Man sieht eine Gesprächsrunde in einem dunkelgrünen Studio: eine äußerst hübsche MS-Patientin, einen Neurologen, eine »MS-Betreuerin« und einen Moderator. Die Patientin berichtet dramatisch von ihren Symptomen: »Plötzlich fiel mir die Espressotasse aus der Hand.« Sie kommt ins Stocken, als sie von ihren Gefühlen nach der Diagnose spricht. Der Moderator schaut betroffen und lenkt das Gespräch auf die »MS-Betreuerin«. Diese betont, dass es bei der Multiplen Sklerose um eine »langfristige Behandlung« gehe. »In so einer Situation möchte ich dem Patienten Mut machen. Vielen hilft ein offenes Gespräch dann weiter«, sagt die Frau in der blütenweißen Bluse. Das »ExtraCare-Programm« sei kostenlos und biete viele Möglichkeiten, sich zu informieren. Der schnöselig wirkende Moderator guckt erstaunt über so viel Gutes. Die Patientin schaltet sich ein und meint: »Es gibt Themen, mit denen man den Partner nicht belasten möchte ... Da ist es sehr hilfreich und gut, wenn man eine Ansprechpartnerin hat ... auch in Bezug auf Nebenwirkungen durch die Medikamente.« Sie verweist auf die »MS-Betreuerin«. Sie habe zum Beispiel Hautreaktionen nach der Injektion gehabt, die Betreuerin habe ihr dann erklärt, dass die im Laufe der Therapie weniger würden, was dann auch so gewesen sei.

Viele Patienten leiden bei diesen Interferon-Medikamenten unter fürchterlichen Nebenwirkungen nach jeder Spritze. Sie haben Fieber, starke Gelenk- oder Rückenschmerzen und brauchen ständig Schmerzmittel, um es auszuhalten. Betroffene haben uns erzählt, dass sie regelrecht Angst vor dem Spritztag haben, und manche wollen deshalb die Therapie abbrechen. Die Aufgabe der »Pharmaschwestern« liegt darin, genau das zu verhindern und dem unheilbar Kranken einzureden, es werde irgendwann besser. Jede Woche, die ein Medikament weiter genommen wird, bringt dem Hersteller Geld.

Die MS-Betreuerin auf der DVD weist darauf hin, dass sie Adressen von Selbsthilfegruppen und Informationen zum Anspruch auf Pflegegeld weitergeben könne. »Insbesondere ist es mir sehr wichtig, dass gerade von Anfang an eine intensive Betreuung … von Bedeutung ist.« Das ist wohl eher für die Auftraggeber, Firmen wie Novartis, wichtig.

Die Patientin will zum Schluss unbedingt noch etwas sagen. »Ich nehme diese Krankheit als Aufgabe an, aktiv zu bleiben, mich zu informieren, alle Möglichkeiten der modernen Medizin auszuschöpfen.« Sie wolle ein positiver Mensch bleiben. Der Moderator gibt sich total überrascht: »Das ist ja ein super Schlusswort.«

Wie dreist die Pharmafirma ist, bemerken wir durch einen Zufall. Auf der DVD gibt es einen Abspann unter dem Punkt »Über diese DVD«. Wir haben nur aus Versehen darauf geklickt. Wir können kaum glauben, was wir da lesen:

»Alle auf der DVD vorkommenden Personen sind frei erfunden und von Schauspielern dargestellt. Die Biographien dieser Personen sind fiktiv.« Auch im Begleittext zur DVD findet sich nur im Kleingedruckten dieser Hinweis.

Selbst die dramatische Krankengeschichte war nicht echt.

War auch der Neurologe, Dr. Hoffmann, ein Schauspieler? Auf der DVD ist immerhin ein Extra-Interview mit ihm. Er sitzt mit weißem Kittel in seiner Münchner Praxis, in der man auch seine Sprechstundenhilfe sieht. Dr. Hoffmann nennt ausdrücklich »Interferon beta 1 b«, ein Mittel, das auch Novartis herstellt. Er lobt es in den höchsten Tönen, es könne das Fortschreiten der Erkrankung verlangsamen und die Lebensqualität verbessern. Seine Botschaft: »Ich kann also meinen Patienten speziell die Behandlung mit dem ›Interferon beta 1 b‹-Präparat absolut weiterempfehlen.« Wir forschen nach dieser Praxis in München und dem Neurologen und fragen bei der Kassenärztlichen Vereinigung in Bayern nach. Wir erfahren, der Neurologe Hoffmann existiert in Wirklichkeit nicht. Auch die Praxis war nur perfekte Kulisse. Unglaublich, was hier schwerkranken Menschen vorgespielt wird.

Demenz in Sachen Wahrheit

Bei der Recherche bekommen wir zunehmend den Eindruck, dass es die Pharmaindustrie vor allem auf Patienten abgesehen hat, für deren Krankheiten es noch keine oder kaum Heilung gibt. Je schwerer ein Patient erkrankt ist, desto mehr suchen er oder seine Angehörigen nach Informationen und Hilfe.

Ein Beispiel dafür ist die Alzheimer-Krankheit, die mit dem Verlust alltäglicher Fähigkeiten und der Gedächtnisleistung einhergeht. Über eine Million Deutsche sind an Alzheimer erkrankt. Experten gehen von einer steigenden Zahl für die nächsten Jahre aus, warum die Krankheit zunimmt, weiß man nicht. Alzheimer ist nicht heilbar, es gibt bisher nur die Hoffnung, die Krankheit aufhalten zu können.

2008 wurden für etwa 267 Millionen Euro Alzheimer-Medikamente zulasten der gesetzlichen Krankenversicherung verordnet. Demenz ist quasi ein Zukunftsmarkt mit großem Potenzial. Angehörige von Alzheimer-Patienten machen oft die Hölle durch, sie müssen sich 24 Stunden am Tag um den Vater oder die Mutter kümmern, die schleichend die Orientierung im Leben verlieren, und das Gegenüber sieht sie nur als einen Fremden. In dieser Situation ist man als Angehöriger unseriösen Hilfsangeboten ausgeliefert, in jedem Fall Zielgruppe für die Pharmafirmen. Auch zu Alzheimer liefert das Internet viele scheinbar neutrale Informationen. So gelangt man zum Beispiel an *www.alois.de*. Auf diese Seite sind wir bereits in mehreren »Medizin«-Artikeln in Zeitschriften aufmerksam geworden. Es waren jedes Mal Berichte, in denen ein bestimmtes Alzheimer-Medikament explizit erwähnt wurde und am Ende der Hinweis erfolgte, man könne Info-Material anfordern: bei der »Alzheimer-Hilfe« und *www.alois.de*. Dahinter steht der Pharmariese Pfizer. Auf der Internetseite heißt es, alois.de möchte »über Ursachen und Behandlung der Alzheimer-Krankheit informieren« und »Angehörige bei ihrem Umgang mit der Erkrankung unterstützen und entlasten«.

Wir bestellen die Broschüren, die kostenlos angeboten werden, und erhalten kurz darauf mehrere Ratgeber mit dem Titel »Alzheimer. Nicht einfach hinnehmen!«. Absender ist die »Alzheimer-Hilfe«, eine »Initiative der Firmen Eisai und Pfizer« zur Aufklärung über die Erkrankung.

Unter den Broschüren mit Tipps ist eine, die auffällig nur über ein Medikament aufklärt: »Donepezil« (Handelsname »Aricept« von der Firma Pfizer). Mit diesem Medikament könne die »Heimeinweisung häufig um fast zwei Jahre verzögert« werden. Das hört sich bei dieser unheilbaren Krankheit extrem gut an.

Die »Alzheimer-Hilfe« bietet noch eine Info-Hotline an. Wir rufen als Angehörige an, unsere Mutter habe gerade die Diagnose erhalten. Die Dame am Telefon bittet uns, unsere Nummer zu hinterlassen, wir würden zurückgerufen. Zwei Stunden später klingelt das Telefon. Ein Neurologe meldet sich.

Wir berichten ihm, dass unsere Mutter jetzt ein Medikament bekommen soll, das irgendwie mit A anfängt. »Aricept ist das«, sagt er sofort, »das Bestmögliche auf dem Markt.« Man solle ganz früh damit anfangen. »Es gibt sogar schon heute diagnostische Maßnahmen, die allerdings noch nicht in allen Kliniken gemacht werden, durch die man erkennen kann, dass jemand in zehn Jahren Alzheimer kriegen wird.« Als wir diese Aussage später überprüfen, stellt sich heraus: Es existiert noch keine sichere Diagnosemöglichkeit, man ist weit entfernt davon.

Wir fragen, wie das Medikament »Aricept« unserer Mutter hilft.

»Der Patient ist leichter im Umgang, er ist leichter zu pflegen. Sie brauchen sich ambulante Dienste nicht so früh auf den Hals zu laden. Der Patient ist dann weniger Belastung für Sie als Angehörige.« Der Mann redet laut und schnell, wir kommen kaum dazu, unsere Fragen zu stellen, er lässt keine Sekunde Raum.

Was für Nebenwirkungen hat das Mittel? »Das Medikament hat keine Nebenwirkungen und ist gut verträglich«, kontert er prompt. Keine? Wir wundern uns. »Es ist die bisher beste Substanz auf dem Markt.« Diesen Satz bringt er gleich zwei Mal. Gibt es denn Studien, wie lange man das Medikament geben kann?

»Ja, da gibt es Debatten, weil es nicht billig ist. Aber die einhellige Meinung aller Forscher lautet: bis zum Stadium, wo es nicht mehr geht. Also klare Sache, so lange wie möglich, bis sie es nicht mehr schlucken kann.« Klingt gut, meinen wir. »Ich versprech's Ihnen, das ist der Stand der Medizin 2010.« Wir fragen nach anderen Alzheimer-Medikamenten. Nein, danach bräuchten wir uns erst gar nicht zu erkundigen. Wieder ist er sehr forsch. »Wer ›Aricept‹ verträgt – das ist die beste Waffe auf dem Markt. Alles Gute noch.«

Ja, danke, tschüss. Wir legen auf und sind verblüfft. Das war gerade ein reines Werbegespräch. Und das soll eine seriöse Beratung für Angehörige sein?

Wir finden heraus, dass viele Aussagen des Neurologen falsch waren. Alzheimer-Medikamente wie »Aricept« haben nur eine begrenzte Wirkung, und selbst diese ist umstritten. So liefen die meisten Industriestudien nicht länger als ein Jahr, viele sogar noch kürzer. Eine belastbare Aussage über die Wirkung lässt sich nach unabhängigen Experten nur über einen Zeitraum von sechs Monaten treffen – von wegen »nehmen, bis der Patient sie nicht mehr schlucken kann«. Es ist völlig unklar, welche Effekte bei jahrelanger Anwendung des Medikaments eintreten. Was die Nebenwirkungen angeht, hat der Arzt an der Hotline schlicht die Unwahrheit gesagt. Die Patienten leiden unter Übelkeit, Erbrechen und Durchfall, was den Pflegeaufwand für die Angehörigen noch erhöht.

Das Mobil des Vergessens

Die »Alzheimer-Hilfe« der Firma Pfizer kündigt auf ihrer Internetseite noch einen besonderen Dienst an, den man nutzen kann: das sogenannte »Memory Mobil«. Es ist ein Wohnmobil, das durch ganz Deutschland tourt und in dem Sprechstunden zur Demenz stattfinden. Wir informieren uns, wann dieses »Memory Mobil« in unsere Nähe kommt.

Es ist der 21. September, der »Welt-Alzheimer-Tag«, als wir nach Frankfurt an der Oder fahren. Auf dem Marktplatz ist ein Info-Stand zum Thema Alzheimer aufgebaut. Die blauen Broschüren, die dort ausliegen, sind alle von der Firma Pfizer. Auf einem Werbenotizblock prangt der Name des Medikaments »Aricept« von Pfizer, mit dem Spruch »Offensiv gegen Alzheimer«. Nach dem Heilmittelwerbegesetz dürfte so etwas hier nicht verteilt werden. Angemeldet hat den Stand der Arbeiter-Samariter-Bund. Damit ist er der offizielle Veranstalter, nicht die Firma Pfizer. Aber wir treffen am Stand auf zwei Mitarbeiterinnen des Pharmaherstellers, die beraten. Wir erwähnen unsere Mutter, die Alzheimer hat, und möchten wissen, welches Medikament dagegen gut helfe. »Unseres ist natürlich das Beste«, scherzt die blonde Pharmamitarbeiterin.

Wie lange könne das Medikament denn die Krankheit bei unserer Mutter aufhalten?

»Zwei Jahre kann die Heimeinweisung dadurch hinausgezögert

werden«, antwortet sie. Auf die Frage, ob es denn Studien darüber gebe, die das belegen, weicht sie aus. Sie selbst habe bei ihrem Vater festgestellt, dass »Aricept« wirke. Sie zeigt auf einen jungen Mann, einen Psychiater hier vom örtlichen Klinikum, den man nach den medizinischen Details fragen könne. Der Arzt ist eher wortkarg, bestätigt einfach nur, dass die Medikamente gut seien. Er scheint neben sich zu stehen.

Ein älterer Herr geht gerade vorbei, liest »Alzheimer« und nimmt eine Broschüre mit.

Direkt hinter dem Stand steht das »Memory Mobil«. Drinnen kann man einen Gedächtnistest machen, der aussagen soll, ob ein Verdacht auf Demenz besteht. Wir wollen daran teilnehmen und geben vor, Angst wegen der Demenz unserer Mutter zu haben. Die Frau im »Memory Mobil« ist etwas skeptisch, fängt trotzdem mit dem Test an. Die erste Aufgabe: Zehn Begriffe wie »Teller, Hund, Lampe, Brief ...« merken und wiederholen. Das geht. Dann Zahlen wie 4054 ausschreiben. Auch das fällt leicht. Sie notiert lauter Kreuze auf dem Untersuchungsbogen.

Dann sollen wir eine Minute lang Produkte aufsagen, die man im Supermarkt findet. Uns fallen 30 Artikel ein. Bei der nächsten Aufgabe kommen wir in Schwierigkeiten. Man soll Zahlen, die sie nennt, rückwärts aufsagen. Bei der vierstelligen Zahl versagen wir und bei der sechsstelligen Zahl total. Wir können uns die Zahlen nicht schnell genug merken. Wie soll das ein 60-Jähriger können?

Am Ende werden wir aufgefordert, die zehn Begriffe vom Anfang, »Teller, Hund ...«, zu wiederholen. Der Alzheimer-Test, der hochtrabend »DemTect« heißt, ist fertig.

Die Pharmamitarbeiterin legt eine Umrechnungstabelle neben ihre Aufzeichnung und zählt unsere Punkte zusammen. Auf dem Fragebogen sehen wir: 13 bis 18 Punkte – altersgemäße kognitive Leistung, 9 bis 12 Punkte – leichte kognitive Beeinträchtigung, Handlungsempfehlung: nach 6 Monaten erneut testen, weniger als 8 Punkte – Demenzverdacht, weitere diagnostische Abklärung, Therapie einleiten.

Ältere Menschen, so unser Eindruck, können bei diesem Test schnell beim »Demenzverdacht« landen. Uns erscheint es verantwortungslos, dass Pharmareferenten quasi auf der Straße einen Verdacht diagnostizieren. Der Test ist grob und letztlich wenig aussagekräftig. Er schürt Ängste und führt zu vermehrten Arztbesuchen. Aber ist nicht genau das im Interesse der Pharmafirma?

Das Medikament »Aricept« bringt Pfizer pro Jahr allein in Deutschland 83 Millionen Euro Umsatz, Privatrezepte noch nicht mitgezählt.

Was die Pfizer-Mitarbeiterin an diesem Info-Stand behauptet hat, kann man als irreführende Werbung bezeichnen. Sie hat kein Wort darüber verloren, dass es eine unabhängige Nutzenbewertung von »Aricept« gibt, durchgeführt vom Institut für Qualität und Wirtschaftlichkeit im Gesundheitswesen (IQWIG). Die Wissenschaftler fanden keinen einzigen Beleg in Studien, dass Heimeinweisungen durch das Medikament hinausgezögert werden können.

Ein dunkler Tunnel, der nicht endet

Anita Berger hat nicht mehr so oft Besuch. Seit ihr Mann Gerhard an Alzheimer erkrankt ist, sind die beiden sehr viel allein. An diesem Mittwochnachmittag sitzen wir auf dem Sofa in ihrem Wohnzimmer und trinken Kaffee. Es ist sehr warm in der Wohnung, ihr Mann friert leicht. Er sitzt bei uns, ganz aufrecht in einem Sessel. Anita Berger hat eine hellgrüne Strickjacke an, um ihren Hals hat sie einen bunten, flauschigen Schal gebunden. Ihre hellgrauen Haare trägt sie kinnlang. Sie wirkt erschöpft, man sieht es an ihren rot geränderten Augen.

Frau Berger erzählt, dass ihr Mann nichts mehr allein machen kann. Sie muss ihn anziehen, zur Toilette bringen, auf ihn einreden, wenn er sich weigert, die Zähne zu putzen. Sie bekommt zwar Hilfe aufgrund seiner Pflegestufe, aber das betrifft nur einen kleinen Teil von einem 24-Stunden-Tag.

Alles begann vor vier Jahren. Ihr Mann wollte mit dem Auto zu seiner Schwester fahren und fand auf einmal den Weg nicht mehr, er hatte die Orientierung völlig verloren. Auch zu Hause kannte er sich nicht mehr aus. Gerhard Berger, der für seine Ordnungsliebe bekannt war, sortierte in der Küche die Teller und Tassen falsch ein. Es dauerte, bis die richtige Diagnose gestellt wurde: leichte Demenz, Alzheimer. Dann kam eine schwere Gallenentzündung dazu, monatelang musste er in Kliniken behandelt werden. Nach Hause kam er im Rollstuhl.

Seitdem ist nichts mehr, wie es war. Seine Alzheimer-Krankheit hat sich verschlimmert. Sein Kurzzeitgedächtnis ist verschwunden, er hat vergessen, wie der Alltag funktioniert. Er braucht ständig ihre Hilfe. Anita Berger musste lernen, was diese Krankheit bedeutet. »Man fühlt sich total alleingelassen. Mir schwirrte am Anfang der Kopf. Es hat der Leitfaden gefehlt, eine Anlaufstelle. Niemand hat mir erklärt, wie man eine Windel anlegt und all das.« Sie war zunächst völlig überfordert, manchmal ist sie das heute noch.

»Wie kommen Sie damit zurecht?«, fragen wir.

»Ich bin jetzt an einem Punkt, wo ich kaum noch Kraft habe.« Sie fängt an zu weinen. »Ich habe gar keine Zeit mehr für mich, mir gefallen meine Haare nicht, aber ich komme nicht dazu, zum Friseur zu gehen. Ich kaufe neue Kleider, ziehe aber immer nur die alten Sachen an. Was hätte es auch für einen Sinn, die neuen anzuziehen, ich komme ja eh kaum raus.« Sie nimmt sich ein Taschentuch. Sie hat das Gefühl, dass das Leben an ihr vorbeigeht.

Ihr Mann sitzt in diesem Moment neben uns und hört uns sprechen. Er ist regungslos und ganz still, ab und zu nimmt er sich eine Praline, das Papier legt er ordentlich auf dem Teller ab. Er versteht nicht, worüber wir reden, er lebt in einer anderen Welt. Als wir ihn fragen, welche Sendung im Fernsehen er am liebsten mag, schaut er uns an und weiß nicht, was wir von ihm wollen. Wir wiederholen die Frage, aber sie kommt nicht bei ihm an.

Gerhard Berger hat ein schmales Gesicht mit feinen Gesichtszügen. Er war bestimmt einmal ein attraktiver Mann. Er isst sehr wenig, manchmal schläft er von abends acht bis spät in den nächsten Tag. Dann räumt Anita Berger die Wohnung auf und wartet, bis er endlich wach wird. Vor kurzem hat sie ihn gefragt: »Willst du nicht aufstehen?« Er hat gesagt, er könne nicht aufstehen. »Warum?« »Ich habe einen Elefanten auf dem Bauch.«

Er sieht oft Gespenster und sogar Katzen in der Wohnung herumlaufen, die es gar nicht gibt. Das gehört alles zum Krankheitsbild. »Jeder Tag ist anders, ich kann nie sagen, wie er wird, ich kann nichts planen. Das ist schrecklich.« Er hat Phasen, in denen er sich am Freitag ins Bett legt und erst Tage später wieder aufsteht. Jetzt im Winter ist es besonders schlimm. Ihr Mann war seit zwei Monaten nicht mehr draußen, weil man mit dem Rollstuhl nicht auf die Straße kann.

Anfangs wollten Freunde und Bekannte Anita Berger helfen, mit der schwierigen Situation zurechtzukommen. Alle boten an, für sie einkaufen zu gehen, dabei wollte sie selbst endlich mal raus. Bei ihrem Mann bleiben, das wollten die wenigsten, sie hatten Angst vor dieser Krankheit, wussten nicht, wie man sich verhalten soll. Sogar sein eigener Bruder kam nicht zu Besuch, weil er befürchtete, Alzheimer sei ansteckend.

Die Neurologen haben Gerhard Berger ein Alzheimer-Mittel nach dem anderen verschrieben – auch »Aricept« von Pfizer. Von den Medikamenten wurde er aggressiv, gereizt und unruhig, eine typische Nebenwirkung dieser Mittel.

»Er hat mich auf einmal geboxt, das hat er vorher noch nie gemacht«, sagt Anita Berger.

Und die Krankheit hat sich durch die Präparate nicht verbessert. Sie zeigten gar keine Wirkung. »Ich bin enttäuscht von den Medikamenten, muss ich sagen, ich hatte mir mehr erwartet. Die Ärzte haben erklärt, Alzheimer sei nicht heilbar, aber man könne es etwas aufhalten. Ich beobachte das nicht bei meinem Mann.« Ihre Stimme ist brüchig, sie ist verzweifelt. »Wir fliegen zum Mond und geben lieber dafür Geld aus. Man sollte es besser hier unten in die Erforschung von Krankheiten wie Alzheimer stecken.« Was interessiere uns, was auf dem Mond sei, wir lebten doch hier. Wir müssen ihr recht geben.

Habe sie denn über die Medikamente und die richtige Therapie irgendwo Informationen erhalten? Nein, nirgends.

Ein Neurologe hat ihrem Mann das Alzheimer-Medikament »Axura« verschrieben. Dafür musste sie jeden Monat 200 Euro pro Packung aus eigener Tasche zahlen, ein Jahr lang. Der Arzt stellte immer nur ein Privatrezept aus, obwohl ihr Mann Kassenpatient war. Irgendwann meinte jemand zu ihr, da stimme etwas nicht, sie solle doch mal die Krankenkasse fragen. Sie rief dort an und bekam die Auskunft, das Präparat werde natürlich von der Kasse erstattet, schon immer. Wir begreifen, was hier abgelaufen ist. Der Arzt wollte sein Budget für Medikamente schonen; anstatt der Patientin dies mitzuteilen und sie zu einem anderen Kollegen zu schicken, ließ er sie jeden Monat die 200 Euro selbst bezahlen. Eine Frechheit. In ihrer Lage, überfordert mit der neuen Situation, vertraute sie dem Arzt. Und es kommt noch schlimmer: Eine offizielle Bewertung von Experten hat ergeben, dass der Nutzen von »Axura« bei Alzheimer gar nicht belegt ist. Frau Berger hat also für ein scheinbar nutzloses Mittel 2400 Euro bezahlen müssen.

Sie kann ihren Mann immer nur kurz allein lassen, um zum Supermarkt zu gehen. Vergangene Woche ist er hingefallen und mit dem Kopf beinahe auf das steinerne Fensterbrett geschlagen. Nach solchen Stürzen kommt er nicht mehr allein hoch. Ihr Rücken macht die Belastung kaum mehr mit, weil sie ihren Mann häufig abstützen muss.

Seine Frau ist ständig unter Druck. Nur donnerstags gibt es eine Lücke für sie, dann wird ihr Mann abgeholt und verbringt den Tag in einer Klinik. Dort macht man Bewegungstherapie mit ihm oder bastelt. Von dem Tag hat Anita Berger meist nichts. »Dann muss ich zum Arzt gehen, solche Termine kann ich ja nur dann machen. Die Bandscheiben im Nacken sind kaputt und im Rücken auch. Ich habe es noch nicht geschafft, etwas für mich zu tun, nur einmal war ich in der Sauna.« Sie hält ihr Taschentuch an die Augen, um die Tränen aufzuhalten.

Letzte Woche wollten Verwandte sie entlasten und mit ihrem Mann Kaffee trinken, sodass sie mal aus der Wohnung kommt. Während sie weg war, sprang Gerhard Berger unvermittelt auf, ging zum Balkonfenster und riss die Gardinen herunter. Sie fehlte, damit kam er nicht klar. Wenn er sich so verhält, erschrecken die Leute. Beim nächsten Mal werden sie nicht mehr mit ihm allein sein wollen. Zweimal im Monat geht sie zu einer Selbsthilfegruppe in der Nachbarschaft, dort treffen sich Angehörige von Alzheimer-Kranken. »Da merke ich, dass ich nicht die Einzige bin, der es so geht.«

Gerhard Berger sitzt jetzt schon seit über einer Stunde ganz ruhig auf seinem Sessel am Tisch, die Hände hat er im Schoß gefaltet. Teilnahmslos schaut er uns an und nimmt sich eine Schokoladentafel. »Soll ich sie dir aufmachen?«, fragt seine Frau. Er gibt sie ihr. »Bitte stell erst deine Tasse ab.« Ihr Umgangston ist liebevoll. Sie behandelt ihn so, dass er seine Würde behält. Über dem Sofa hängen drei Zugvögel, schmal, aus Holz geschnitzt. Anita Berger würde bestimmt manchmal gern davonfliegen. Nur in wenigen Momenten öffnet sich ein Tunnel, und sie erreicht ihren Mann. Wie wird man damit fertig, wenn sich der Mann schleichend verabschiedet?

»Das ist ganz schlimm. Vor kurzem lag er in seinem Bett, er hat ganz fürchterlich geweint, er hat mich mit seinen Armen umschlungen und gesagt, ich will nicht mehr, ich kann nicht mehr. Das war, als würde er Abschied nehmen.« Sie bricht in Tränen aus. Wir wissen nicht, wie wir sie trösten können.

Hat sie jemals darüber nachgedacht, ihn im Heim unterzubringen? »Diese Frage möchte ich nie beantworten. Wenn er mich wie ein treuer Dackel anschaut, seelisch könnte ich das nicht.« Sie würden dort ohnehin den ganzen Tag zusammensitzen, das könnten sie auch hier in der gemeinsamen Wohnung. Die Versorgung im Heim, das habe sie einmal erlebt, sei unglaublich schlecht. Sie hätten ihm das Tablett mit Essen einfach nur hingestellt, und als sie abends gekommen sei, habe es immer noch da gestanden, die Mahlzeit unberührt und kalt. Dort komme eine Schwester auf 20 Kranke. Sie habe keine Ruhe bei dem Gedanken.

Anita Berger sieht zu ihrem Mann und sagt: »Gerhard, du bleibst hier zu Hause, nicht?«

»Wann? Jetzt? Da muss ich erst nach Hause fahren.«

»Du bist doch gerade zu Hause.«

»Nee.«

»Wo bist du denn?«

»Im Winterurlaub.«

Gerhard Berger und seine Frau waren vor seiner Erkrankung oft zum Skilaufen in den Bergen. Ab und zu kommen alte Erinnerungen wieder, zum Beispiel, wenn er Bildbände von Berlin durchblättert, fallen ihm tausend Details seiner Stadt ein. Früher trug er immer Schlips und Kragen, berichtet seine Frau. Er war immer sehr schick angezogen. Sie würde sich nie trauen, seine Anzüge wegzugeben, er würde es merken, trotz Alzheimer. Und selbst jetzt legt er noch Wert auf sein Äußeres, er ist unzufrieden, wenn seine Haare nicht richtig sitzen. Die feinen grauen Strähnen sind ordentlich zur Seite gekämmt.

»Sie sehen noch so jung aus«, sagen wir zu ihm.

»Kann ich nüscht dafür«, antwortet er mit ernstem Gesichtsausdruck. Für einen Augenblick hat er auf die Außenwelt reagiert, bevor der Tunnel wieder zugeht.

Wir erfahren, dass ihr Mann regelmäßig Physiotherapie bekommt, was ihm hilft. »Ich habe das Gefühl, das tut ihm besser als die ganzen Medikamente, davon hat er mehr«, meint Frau Berger.

Uns fällt dabei ein, dass bisher noch keine einzige Studie gemacht wurde, die alternative Therapien mit den teuren Medikamenten vergleicht. Warum eigentlich nicht?

Nach zwei Stunden verabschieden wir uns. Gerhard Berger wird bald ins Bett gehen. Vielleicht wird er am nächsten Morgen aufstehen. Oder erst am darauffolgenden Tag. Seine Frau versucht für sich selbst einen neuen Weg zu finden. »Es geht mir besser, wenn ich die Krankheit annehme und denke, da musst du durch. Ich habe gemerkt, es geht mir nicht gut, wenn ich dieses Gefühl von Ungerechtigkeit habe.«

Beide kämpfen, jeder auf seine Art, gegen die Krankheit.

Das Grüne Kreuz und seine Geschäfte

Wir finden im Internet eine Organisation, deren Name uns vertrauenswürdig erscheint: Deutsches Grünes Kreuz e.V. (DGK). Sofort denkt man an das Rote Kreuz, an humanitäre, selbstlose Hilfe. Hier erwarten wir unabhängige und verlässliche Gesundheitsinformationen.

Der gemeinnützige Verein Deutsches Grünes Kreuz will sich laut Satzung für »Maßnahmen der Gesundheitsvorsorge und Gesundheitsaufklärung« einsetzen. Man sei »unabhängig« und »keiner kommerziellen Gruppe« verpflichtet. Der Verein informiert im Internet Verbraucher über Gesundheitsthemen. Egal, welche Beschwerden man eingibt, von Schweinegrippe bis Migräne, man landet oft beim Deutschen Grünen Kreuz. Die Aufmachung erweckt den Eindruck von Seriosität, das Grüne Kreuz wirkt wie ein Gütesiegel. Bekannt ist der Verein für seine bundesweiten Präventionskampagnen, vor allem zum Thema Impfen. Doch hinter dem Deutschen Grünen Kreuz stecken offensichtlich auch Geschäftsinteressen. Der Verein wird im Wesentlichen über kommerzielle Tochterfirmen finanziert: über den Verlag Kilian GmbH, der Ratgeber und Kongressberichte vertreibt, über die PR-Agentur »Medialog« und über die DGK Service GmbH, die Produkte wie Vorsorgetests online verkauft.

Das Deutsche Grüne Kreuz macht angeblich neutrale Aufklärungskampagnen.

Wir entdecken auf der Internetseite vom Grünen Kreuz auch etwas zum Thema Alzheimer, einen Ratgeber für Angehörige von

Demenz-Patienten. Uns fällt auf, dass unter dem Kapitel »medikamentöse Behandlung« nur ein Wirkstoff besonders positiv herausgestellt wird: »Galantamin«. Dieses Medikament sei eine »neuere Entwicklung« und würde die geistige Leistungsfähigkeit der Alzheimer-Patienten über einen längeren Zeitraum aufrechterhalten. Aus der Broschüre geht allerdings nicht hervor, wer diese finanziell gesponsert hat. Könnte es der Hersteller von »Galantamin«, der Pharmakonzern Janssen-Cilag, sein? Auf unsere Frage antwortet das Grüne Kreuz knapp: Es liegen »keine Informationen über einen Sponsor vor«. Sagt der Verein die Wahrheit? Wir ermitteln weiter, und zwar beim Pharmakonzern Janssen-Cilag, ob er die Alzheimer-Broschüre finanziert hat. Dort bekommen wir schließlich die Antwort: Ja, man habe dafür Geld gegeben. Wir erfahren, dass der Pharmakonzern schon seit vielen Jahren Sponsor vom Deutschen Grünen Kreuz ist. Janssen-Cilag teilt mit: »Ebenfalls unterstützt haben wir bis 2008 Aufklärungsaktionen im Bereich Chronischer Schmerz … mit begleitender Pressearbeit.« Aber all das wird vom Grünen Kreuz nicht offengelegt.

Dabei wirbt der Verein damit, dass seine Internetseite zertifiziert wurde, weil sie hehre Kriterien wie »Angabe der Finanzierungsquellen« erfülle.

Nicht nur im Internet finden die Gesundheitsinformationen des Vereins viele Leser. Artikel des Grünen Kreuzes werden regelmäßig in Zeitschriften und Magazinen abgedruckt. Der Verein bietet zahlreiche Pressedienste an, auf die Journalisten gern zurückgreifen. Nach eigenen Angaben erreichen die »Mitteilungen« dieses Vereins eine Auflage von insgesamt mehr als einer Milliarde im Jahr. »Hinzu kommen jährlich bis zu 1500 Radiosendungen und etwa 200 TV-Beiträge, die in Zusammenarbeit mit dem DGK produziert werden.«

Bestes Beispiel dafür war der aufwendige Fernsehwerbespot mit der Modedesignerin Jette Joop, der auf vielen TV-Kanälen für die Impfung gegen Gebärmutterhalskrebs warb. Der Name des Impfstoffs wurde nicht erwähnt, aber das war gar nicht nötig, weil es zu diesem Zeitpunkt nur einen einzigen Impfstoff gab – von der Firma Sanofi-Aventis. Sie finanzierte den teuren TV-Spot mit, wurde als Sponsor jedoch nicht genannt.

Das Grüne Kreuz beteiligte sich offenbar an Pharmawerbung, ohne es transparent zu machen. Neutral war die Aufklärung auch deshalb nicht, weil sie die Kritik von vielen Wissenschaftlern an der Impfung ausblendete.

Die Öffentlichkeit vertraut darauf, dass das Deutsche Grüne Kreuz ein Garant für saubere Informationen ist, weil es sich ja um einen gemeinnützigen Verein handelt. Aber unter dem Vorwand »Prävention« wird auf der Internetseite Werbung für zweifelhafte Produkte wie Nahrungsergänzungsmittel und angebliche Anti-Aging-Mittel gemacht.

So vertreibt der Tochterverlag Kilian GmbH ein »Handbuch Anti-Aging und Prävention«, in dem empfohlen wird, Selen zu schlucken. Durch einen hohen Selenspiegel im Körper könne das Auftreten von Prostatakrebs »ganz erheblich« gesenkt werden. Selen, ein Spurenelement, kann als Nahrungsergänzung in Tablettenform eingenommen werden. Diese Empfehlung ist gefährlich, denn in Wirklichkeit lässt sich Prostatakrebs durch Selen nicht vorbeugen, das ergaben wissenschaftliche Studien. Im Gegenteil, eine hohe Selenzufuhr könnte das Risiko erhöhen, an Diabetes zu erkranken.

Ehemalige Mitarbeiter des Deutschen Grünen Kreuzes haben in einem ARD-Magazin den Verdacht der verdeckten Werbung bestätigt, es gäbe keine Trennung zwischen den kommerziellen Tochterfirmen und dem gemeinnützigen Verein. Sie sagten aus, das Grüne Kreuz sei eine PR-Agentur für die Pharmaindustrie. Ein ehemaliger Mitarbeiter schildert: »Alle Inhalte, seien es Presseinformationen oder Broschüren, werden vom jeweiligen Kunden beeinflusst. Schließlich haben die Kunden ja auch dafür bezahlt.« Eine andere Ex-Mitarbeiterin berichtet: »Unabhängige Informationen gab es nicht.«

Das Grüne Kreuz – ein Handlanger von Pharmafirmen? Die Indizien mehren sich. Von einem gemeinnützigen Verein erwartet man, dass er Verbraucher vor genau solchen Machenschaften schützt. Die Geschäftsführung des Deutschen Grünen Kreuzes hat eingeräumt, dass größere Aufklärungskampagnen zum Beispiel über Impfungen von Impfstoffherstellern unterstützt würden. Die Pharmafirmen hätten allerdings keinen Einfluss auf die Kampagnen. Merkwürdig, dass die Sponsoren dann nicht alle offen genannt werden.

4

Die Strategie »Patient im Visier« geht auf

»Ich rate meinen Patienten vom Internet ab«, erzählt Dr. Klaus, eine junge Internistin aus Berlin. »Bitte informieren Sie sich nicht im Internet«, ermahnt sie ihre Patienten, wenn sie mit ihnen die Therapie bespricht. So mancher kommt bereits mit einer Selbstdiagnose in ihre Praxis und denkt, er hätte eine bestimmte Krankheit, weil im Internet bei seinen Symptomen diese Krankheit angegeben wurde. »Manchmal frustriert mich das, weil ich oft lange brauche, um den Patienten von dieser Diagnose wieder abzubringen. Mir wird dann unterstellt, dass ich das Krankheitsbild verkenne«, schildert Dr. Klaus. Am Ende besuchen die Patienten trotzdem noch andere Ärzte, um eine Bestätigung zu erhalten. Sie glauben oft, ihr Arzt wolle ihnen nur Informationen vorenthalten oder kenne diese womöglich selbst nicht.

Die Erfahrung macht auch Allgemeinarzt Dr. Wiesner. Sein Wartezimmer ist überfüllt, als wir ihn besuchen. Er und sein Kollege behandeln bis zu 300 Patienten am Tag. Dr. Wiesner erzählt uns in der Mittagspause, dass zu ihm häufig Patienten kommen, die unbedingt ein bestimmtes Medikament verordnet haben möchten, weil sie davon im Internet oder in anderen Medien erfahren haben. Er erinnert sich an eine Patientin, die von einem Mittel gelesen hatte und von ihm verlangte, ihr genau dieses zu verschreiben. Dr. Wiesner hat versucht, der Patientin zu erklären, dass es aus medizinischen Gründen eine falsche Entscheidung wäre. Das Gespräch dauerte lange, sie hat seinen Rat nicht akzeptiert und ist zu einem anderen Arzt gegangen. Wenige Tage später stand sie demonstrativ an seinem Sprechzimmertresen mit dem Medikament in der Hand. »Für mich bedeutet das erheblich mehr Druck auf das Arzt-Patienten-Verhältnis«, meint Dr. Wiesner. »Ich muss wesentlich mehr Zeit investieren und laufe trotz allem immer Gefahr, dass der Patient enttäuscht die Praxis verlässt. Er ist der Meinung, ich hätte ihm das Medikament nicht verschrieben, weil es neu und teuer ist und er weiterhin sein altes Mittel behalten muss.«

Oft behaupten Patienten, dass sie ihr bisheriges Medikament nicht mehr vertragen und unter Nebenwirkungen leiden. Dr. Wiesner muss dann herausfinden, ob sie wirklich Probleme haben oder nur so tun, weil sie ein anderes, neues Präparat wollen. Die Psyche spiele hierbei eine große Rolle. »Das hat erheblich zugenommen. Je ›informierter‹ ein Patient ist, desto häufiger stellt er solche konkreten Forderungen.«

Bei Krankheiten wie Alzheimer falle es ihm besonders schwer. »Dann kommen die Angehörigen, möchten ein bestimmtes Mittel gegen Alzheimer, das in einer Zeitschrift empfohlen wurde oder weil sich irgendein Experte in den Medien dazu geäußert hat.« Es sei extrem schwierig, den Angehörigen zu vermitteln, dass das Medikament nicht sinnvoll sei. Manchmal ist er versucht, nachzugeben.

Er ist ziemlich sicher, dass viele Kollegen dem Wunsch des Patienten nachkommen und verschreiben, was dieser haben möchte. Der finanzielle Aspekt sei dabei schon ein wichtiger Aspekt. Man will keinen Patienten verlieren, die Praxis muss laufen.

Wir verstehen nicht, warum Ärzte unwirksame, teure Mittel verschreiben, obwohl sie damit auch noch Gefahr laufen, ihr Budget zu überziehen. Dr. Wiesner erlebt das bei so manchem Kollegen. Es fehle jede Rationalität in dieser Hinsicht. Die Ärzte würden wider besseres Wissen handeln.

Die Pharmakonzerne wissen genau, wie erfolgreich ihre neue Strategie ist, den Patienten direkt zu infiltrieren. Das internationale Marktforschungsunternehmen Manhattan Research, spezialisiert auf den Pharmamarkt, stellt regelmäßig fest, dass diese Form der Patientenansprache funktioniert. Die Pharmafirmen haben auch selbst eine großangelegte Befragung unter Ärzten durchgeführt. Das hat uns der Chef einer der Pharmaagenturen verraten. Das Ergebnis war eindeutig: 70 Prozent der Ärzte gaben an, dass ihre Verordnung durch den Patientenwunsch bestimmt ist, sie also vom Patienten beeinflusst werden. Nur 30 Prozent gaben an, es sei ihre eigene Entscheidung, welches Rezept sie ausstellen.

Der Selbsttest – so schnell kann es gehen

Wir beschließen daraufhin, einen Selbsttest als Patienten durchzuführen, und zwar bei Fachärzten für Neurologie und Psychiatrie in Berlin. In ihren Bereich fallen zum Beispiel psychische Erkrankungen wie Depression, gegen die es viele und sehr teure Präparate gibt. Wir suchen uns ein Medikament gegen Depression aus, das wir von den Ärzten verschrieben haben wollen: »Valdoxan«. Das Mittel ist neu auf dem Markt, es wird viel Werbung dafür gemacht. 2006 war die Zulassung noch verweigert worden, weil die Studien keinen ausreichenden antidepressiven Effekt ergaben. 2009 wurde es dann doch zugelassen. Es gibt bisher keine großen Erfahrungen mit dem Medikament. Die Firma wirbt mit »Schnell aus der Depression«, »Verbesserung der Schlafqualität« und »gute Verträglichkeit«.

Wir versetzen uns in eine »depressive Stimmung« und machen Termine bei verschiedenen Neurologen. Beim ersten Arzt klagt einer von uns über Stimmungsschwankungen, er habe seit Wochen das Gefühl, auf nichts mehr Lust zu haben, und leide unter Schlaflosigkeit. Auf einen Zettel in unserer Tasche ist der Name »Valdoxan« gekritzelt. Der Arzt bekommt die Notiz hinübergeschoben mit dem Kommentar: »Ich habe in den Medien von diesem Mittel gelesen. Es soll gut gegen Schlafstörungen helfen, wurde da gesagt.« Der Arzt weiß sofort, um welches Medikament es geht. Es sei noch sehr neu, entgegnet er zögernd. Wir legen nach, die Berichte seien sehr positiv gewesen. Wenige Minuten später willigt der Arzt ein, es zu verschreiben. Das Präparat sei so neu, dass es noch nicht einmal im Computer stehe. Er geht aus dem Raum, kommt zwei Minuten später mit einer Schachtel zurück. Er habe eine Musterpackung des Mittels gefunden, die man gleich haben könne. Der Patient hat seinen Willen durchgesetzt. In drei Wochen soll man dem Arzt berichten, wie es gewirkt hat.

Wir sind erstaunt, wie schnell man als depressiv diagnostiziert wird, obwohl man es nicht ist, und wie schnell man dann etwas verschrieben bekommt. Das ist besorgniserregend für das Gesundheitssystem, weil unnötige Kosten verursacht werden, und für den Patienten, weil die Ärzte noch viel zu wenig über das Mittel wissen. Der erste Facharzt hat nicht viel gefragt, er war leicht zu beeinflussen.

Auch beim zweiten Nervenarzt gibt einer von uns die Symptome Schlaf- und Lustlosigkeit an, man habe ein Buchprojekt und sei völlig erschöpft. Der Neurologe klopft mit dem Hammer auf Knie und Ellbogen. Er diagnostiziert: eindeutig eine schwere Depression. Er will sofort ein Antidepressivum verschreiben. Wir kommen wieder mit dem neuen Mittel »Valdoxan«. Er weiß nicht gleich, was gemeint ist, bis der Zettel mit dem Namen hinübergereicht wird. Das sei nicht geeignet, findet er, man brauche ein richtiges Antidepressivum. Er kann nicht begründen, warum »Valdoxan« nicht richtig sein soll. Er gibt sich überhaupt keine Mühe. Nach ein paar Minuten stellt er das Rezept für »Valdoxan« aus. Der Arzt verhält sich verantwortungslos. Er hat nicht einmal gefragt, wie und wann sich die Stimmungslage geändert hat, ob es ein besonderes Ereignis wie einen Todesfall oder Ähnliches gegeben hat, er wollte gar nichts wissen.

Für die Pharmafirmen ist sein Verhalten perfekt, der Patient verlangt, und der Arzt unterschreibt.

Während unserer Arbeit an diesem Buch erschüttert ein Selbstmord viele Menschen in Deutschland, Nationaltorwart Robert

Enke hatte sich vor einen Zug geworfen. Er litt tatsächlich unter einer schweren Depression. Über Wochen bringen die Medien Artikel über Artikel zum Thema Depression, eine Krankheit, die gesellschaftlich tabuisiert ist. Einerseits ist es sicher gut, dass nach dem tragischen Todesfall so offen über die Erkrankung gesprochen wurde, andererseits ist durch die Berichterstattung die Depression gleich zur Volkskrankheit erklärt worden. Laut *Spiegel* litten rund vier Millionen Deutsche daran. In Europa sei Depression tödlicher als Aids, Drogenmissbrauch und Verkehrsunfälle zusammen.

Noch beunruhigender ist, was in den Medien über die medikamentöse Therapie von Depression verbreitet wurde. Danach sollten bereits leichte und mittelschwere Depressionen mit Medikamenten behandelt werden. Aber der entscheidende Nutzen solcher Therapien ist längst wissenschaftlich widerlegt – das sollten Journalisten wissen, bevor sie den großflächigen Einsatz von Antidepressiva mit dem Risiko von erheblichen Nebenwirkungen propagieren.

Eine große britische Metaanalyse kam zu dem Ergebnis, dass Antidepressiva der neuen Generation bei Patienten mit leichter Depression kaum wirksamer sind als ein Placebo, ein Scheinmedikament. Der Unterschied in der Besserung sei selbst bei mittelschwerer Depression nicht sehr groß. Doch über viele Jahre wurden Antidepressiva von der Pharmaindustrie mit großen Heilsversprechen verkauft, die Milliardenumsätze garantierten.

Zwar verzeichnet die Weltgesundheitsorganisation (WHO) einen neuen Anstieg von Depressionen. Das liegt allerdings daran, dass bei immer mehr Menschen eine Depression diagnostiziert wird. Wir haben selbst erlebt, wie ohne ausreichende Klärung der Krankengeschichte ein Patient den Stempel »schwer depressiv« erhält, der es gar nicht ist. Für die Medien waren die Geschichten über »die Volkskrankheit Depression« ein Garant für hohe Auflagenzahlen, und die Pharmaindustrie reibt sich die Hände, eine bessere Werbung für ihre Produkte hätte sie selbst nicht machen können.

Der direkte Draht – so sieht die Zukunft aus

In den USA wird die Bevölkerung täglich direkt mit Werbung für verschreibungspflichtige Arzneimittel traktiert. Wie sich das auswirkt, beschreibt ein amerikanischer Wissenschaftler in einem Vortrag mit dem Titel »From Healer to Dealer« (Vom Heiler zum Dealer). Der Arzt wird zum »Dealer«, weil sich die Rollen immer mehr in Richtung Arzt – Konsument verschieben. Die direkte Werbung beim Patienten hat seiner Meinung nach beträchtliche Folgen: Sie untergräbt die Unabhängigkeit der Patienten, führt sie in die Irre und ruiniert die Gesundheitssysteme.

Eine andere Untersuchung hat die Situation in Kanada, wo ein Werbeverbot herrscht, mit der in den USA verglichen. Dabei kam heraus: Je mehr der Patient direkter Pharmawerbung ausgesetzt war, desto mehr forderte er die beworbenen Medikamente und bekam 17-mal häufiger ein oder mehrere neue Produkte verschrieben als Patienten, die diese Werbung nicht kannten. Die Mediziner räumten sogar ein, dass sie selbst dann diese Medikamente verordneten, wenn sie Bedenken hatten, ob es die richtige Behandlung ist. Die Analyse zieht den Schluss: Direkte Werbung gefährdet den Patienten, weil er letztlich keine ausreichenden Informationen hat, um die beste Behandlung für sich selbst auswählen zu können. Vor allem bei leichteren Erkrankungen kann durch den Einsatz von Medikamenten mehr Schaden als Nutzen angerichtet werden.

Ein Beispiel für die fatalen Folgen von Direktwerbung ist das Rheumamittel »Vioxx«. In den USA hat der Konzern MSD allein 500 Millionen Dollar für die Werbung beim Patienten eingesetzt. Die Investition lohnte sich, Millionen Menschen erhielten ein Rezept für »Vioxx«, auch in Deutschland. Doch dann traten gehäuft tödliche Herzinfarkte und Schlaganfälle auf, und der Entzündungshemmer geriet in den Verdacht, sie auszulösen. 2004 wurde das Mittel vom Markt genommen. Bis dahin setzte der Pharmakonzern MSD 2,5 Milliarden US-Dollar mit »Vioxx« um.

Unter den zehn umsatzstärksten Medikamenten, die im Jahr

2008/2009 in den USA groß beworben wurden, sind viele, bei denen aufgrund von gefährlichen Nebenwirkungen später eine Sicherheitsüberprüfung durch die Zulassungsbehörde eingeleitet werden musste und ein Warnhinweis erfolgte.

Für die Firmen ist das direkte Marketing beim Patienten der beste Weg, die Umsätze weiter zu steigern. Laut dem Pharmaforschungsinstitut IMS Health bringt ein Dollar, investiert in Direktwerbung beim Patienten, im Schnitt das Doppelte zurück, bei manchen Medikamenten fließen sogar vier Dollar zurück, *return on investment*, wie es so schön heißt.

In einem Pharmaforum im Internet entdecken wir den Beitrag eines Insiders aus der Branche. Er spricht offen aus, wie das Geschäft läuft: »Es geht darum, die Ziele (also die Patienten) in ihrer Sprache anzusprechen über traditionelle und neue Medien. Es geht um neue Wege, die Konsumenten einzuwickeln, damit sie mit anderen Konsumenten über das Medikament reden. Wenn man das Netz größer spannt, kann DTC *(direct to consumer)* extrem machtvoll sein.«

Welche Methoden dabei angewandt werden, lesen wir in einem Handbuch für Pharmamarketing, in dem verschiedene Taktiken aufgeführt werden. Eine davon ist »die Werbung zur Sensibilisierung für Symptome«. Das bedeutet, es werden Krankheitssymptome beschrieben, ohne dass der Name eines Medikaments fällt. Wer glaubt, diese Krankheit zu haben, macht sich dann auf die Suche nach Medikamenten. Eine andere Taktik ist »die Werbung zur Bewusstseinsvertiefung«: Der Name des Medikaments wird genannt, ohne auf das konkrete Anwendungsgebiet einzugehen, weil schon bekannt ist, wie das Mittel eingesetzt wird. Es soll sich nur der Name einprägen. Der Zweck besteht darin, die Marke bereits im Vorfeld der Krankheit und im Umfeld der Kranken zu etablieren.

Wir stoßen auf eine amerikanische Internetseite, auf der Mitarbeiter der Pharmabranche über ihre Strategien diskutieren. Eine Pharmaberaterin gibt Tipps für das Jahr 2010 bezüglich »Direct to consumer«-Werbung: »Gehen Sie zu Ihrem Konsumenten, kreisen

Sie ihn dort ein, wo er sich die Fakten holt, lernt und soziale Kontakte knüpft.« Sie empfiehlt, auf die neuen Kommunikationsformen im Internet zu setzen, die *social media*, also soziale Netzwerke und Plattformen, wie Facebook und Twitter oder auch YouTube, über die Menschen ihre Erfahrungen und Meinungen austauschen. »Diese Plattformen sind perfekt, um Zielgruppen zu verfolgen, die noch vor Jahren unsichtbar waren.« Die Pharmaberaterin sieht darin die Zukunft der direkten Beeinflussung von Patienten, das Pharmamarketing müsse neue Wege beschreiten.

In den USA sind Pharmafirmen bereits in diesem Feld aktiv, laut *Pharma Marketing News* insbesondere Pfizer, Novartis, Bayer und Roche.

Diese neue Taktik schwappt bereits nach Deutschland über. Im Februar 2010 erreicht uns eine E-Mail aus einem internen Pharmakreis, zu dem wir Zugang haben. Darin wird bereits über die *social media* gesprochen, dass sie zunehmend Anhänger gewinnen würden. »Da viele Verbraucher das Verlangen spüren, sich der Menschheit mitzuteilen, schildern sie freimütig ... auch ihre Erfahrungen mit verschreibungspflichtigen Medikamenten – ungeachtet des Heilmittelwerbegesetzes.«

Auch in Deutschland gerät immer mehr der Patient direkt ins Visier des Pharmamarketings. Aus einer internen Marktanalyse unter Pharmakonzernen im Jahr 2010 lässt sich ablesen, welche Pläne die Industrie verfolgt. Die Firmen wollen weiter massiv die Zahl der Pharmavertreter, die den Arzt aufsuchen, reduzieren. Stattdessen sollen die »Patientenbetreuung« und das »Direct to patient«-Marketing weiter ausgebaut werden.

Eine weltweit tätige Beratungsfirma empfiehlt den deutschen Konzernen, diese Strategie konsequent anzugehen. Die Unternehmen sollten eine »Patientendatenbank« erstellen, die Informationen über Kranke sammelt und ein direktes Marketing ermöglicht. Man könne dadurch diejenigen Patienten herausfiltern, bei denen es sich lohne. Dazu heißt es in dem Strategiepapier nüchtern: »Das wesentliche Kriterium ist, dass es sich um eine langwierige, chronische und erklärungsbedürftige Erkrankung handelt. Hier kann die Kommunikation mit dem Patienten … einen messbaren Mehrwert für Ihr Unternehmen generieren.«

In Deutschland werden sogar Seminare angeboten, die Pharmamitarbeitern die neue Strategie »Zielgruppe Patient« nahebringen. Wir haben uns in so ein Seminar als Pharmaberater eingeschlichen. Der Seminarleiter trichtert uns eine zentrale Regel ein: »Ich erreiche den Patienten immer über die Krankheit, nicht über das Produkt.« Das bedeute, dass eine Internetseite den Anschein einer Informationsseite über die Krankheit haben müsse, wenn wir verdeckt ein Mittel bewerben wollten. Der Seminarleiter erklärt uns, das Ziel sei, den Interessierten zu einer Handlung zu motivieren.

Er demonstriert es am Beispiel *www.aktivgegenmigraene.de*. Hier findet man allgemeine Infos über Migräne. Der Patient bekommt den Hinweis auf ein Info-Paket, das er bestellen kann. Dafür muss man einen Fragebogen über seine Migräne ausfüllen. »Damit wir Ihnen Informationen zusenden können, die genau auf Ihre persönliche Situation zugeschnitten sind.« Wir lernen den Trick hinter solchen Aktionen kennen: Die Firmen gelangen so an die Adressen und Daten von Patienten, ein Einfallstor zum »Konsumenten«. Dann kann man ihn immer wieder ansprechen, denn er hat ja vorher die Erlaubnis gegeben. Die Internetseite zur Migräne wird vom Konzern MSD betrieben, der den Namen seines Migränemittels gar nicht nennen muss. Man erfährt von einer verschreibungspflichtigen Medikamentengruppe, den »Triptanen«. Es reicht, wenn der Patient zum Arzt geht und danach verlangt, statt in der Apotheke etwas Rezeptfreies zu kaufen.

Der Seminarleiter gibt uns mit auf den Weg:

»Es ist nur die Frage, wie man die jetzigen Regelungen ausnutzen kann, wie man sie umgehen kann.«

Das »Migräne-Info-Paket«, das per Post eintrifft, ist übrigens ein schöner bunter Karton, mit einem »Migränepass« und einer kühlenden Augenmaske.

In dem Pharmaseminar war noch die Rede von sogenannten

Gesundheitsportalen im Internet, die für Pharmafirmen interessant seien. Mittlerweile bieten viele solcher Portale ihre Dienste an. Sie erwecken den Eindruck, als erhielte man dort neutrale Informationen – wie unter *www.lifeline.de*. Dahinter steht einer der größten Wissenschaftsverlage weltweit, der Springer Medizin Verlag. Man wolle »fundiertes, seriöses, laienverständliches Fachwissen« vermitteln. Die Seite ist schick aufgemacht, sie hat sogar eine Zertifizierung eines hehren Vereins erhalten, der die Qualität von Gesundheitsinformationen im Netz fördert. Angeblich halte *www.lifeline.de* die aufgestellten Transparenzkriterien ein, man nenne die Quelle von Informationen und täusche nicht durch Schleichwerbung.

Die Internetseite hält aber nicht, was sie verspricht. Wir finden zu verschiedenen Krankheiten nur oberflächliche Informationen, deren Qualität zu wünschen übrig lässt. Die angebotenen Artikel stammen aus allen möglichen Quellen, deren Glaubwürdigkeit der Leser gar nicht bewerten kann. Einige sind offensichtlich weder unabhängig noch neutral.

Am rechten Rand der Internetseite entdecken wir einen Bericht über vorzeitigen Samenerguss. Wenn man daraufklickt, erscheint eine eigene »lifeline«-Seite nur zu dem Thema, auf der Werbung für ein bestimmtes Medikament gemacht wird. Die Aufmachung unterscheidet sich nicht von den redaktionellen »lifeline-Seiten«, was in die Irre führt. Zwar gibt es einen Hinweis, dass es Werbung ist, aber man hat sich einen raffinierten Trick einfallen lassen. Als wir den Beitrag anklickten, haben wir zunächst nicht bemerkt, dass darüber »Advertorial« stand. Es steht nicht »Werbung« oder »Anzeige« darüber, was jeder verstünde. Wenn man »Advertorial« nachschlägt, erfährt man: Gemeint ist die redaktionelle Aufmachung einer Werbeanzeige, die den Anschein eines redaktionellen Beitrags erwecken soll. Das ist nichts anderes als Schleichwerbung. Wir finden heraus, dass diese Werbeform bei Anzeigenkunden gerade im Internet immer beliebter wird, weil der Leser dafür in wesentlich höherem Maße aufnahmebereit sei.

Wer eine bestimmte Krankheit hat, gerät auf dem »lifeline«-Portal auch an »Themen-Specials«, zum Beispiel zur Schuppenflechte. Der Leser gelangt an einen Artikel, der nur die Therapie mit dem Medikament »Etanercept« vorstellt. Dazu heißt es: »Neue Studie – gut und anhaltend wirksam.« Die Quelle dieser Information ist eine Pressemitteilung des Pharmakonzerns Wyeth, der das Mittel verkauft. Neutrale Information sieht anders aus.

Besonders interessant wird es, als wir »Mediadaten« anklicken, eine Rubrik, die kaum jemand interessiert, weil es dort um die Reichweite der Internetseite und die Anzeigenpreise für Werbung geht. Ein Blick darauf verrät aber viel über das Gesundheitsportal. Firmen, die Anzeigen schalten wollen, wird mitgeteilt, dass sie über »lifeline« »gezielte Kampagnen nach Themengebiet/Zielgruppe« machen könnten. Dafür werden verschiedene Werbeformen angeboten. Das »Advertorial« zum Beispiel kostet 35 000 Euro. Das »Themen-Special« wird als perfektes Werbeumfeld dargestellt, dadurch könne man »einen positiven Imagetransfer« für Produkte erreichen.

Sogar das Internet-Fernsehen »lifeline-tv« können die Firmen nutzen: »Platzieren Sie Ihre Marketingbotschaften im hochwertigen web-tv-Umfeld.«

Viele dieser Gesundheitsportale haben nur einen Zweck: ein ideales Werbeumfeld für Pharmafirmen zu bieten. Am Beispiel »lifeline« zeigt sich unserer Meinung nach, dass man offenbar nicht einmal einer Zertifizierung trauen kann, die für Qualität stehen soll.

Uns beunruhigt zunehmend, wie subtil die Werbetaktiken funktionieren. Jemand, der nach Hilfe und Informationen sucht, kann nicht mehr alles durchschauen. Die Werbeleute studieren bis ins Detail, wie der Einzelne das Internet benutzt, wohin seine Augen wandern, wie man seine Aufmerksamkeit lenken kann und wo zum Beispiel das Wort »Anzeige« inmitten der bunten Inhalte nicht wahrgenommen wird. Gegen diese Werbepsychologie ist kaum ein Patient gewappnet.

Wir dachten immer, die große Auswahl an Informationen wäre eine Bereicherung für den Kranken, der endlich nicht mehr vom Wissen oder Unwissen des Arztes abhängig ist. Dabei lauert eine noch viel größere Gefahr im Netz.

5

Die Krankheitsmacher

Wir haben ED und HSDD

Haben Sie ab und zu keine Lust auf Sex? Weil Sie zu gestresst, zu müde oder zu traurig sind? Wenn Sie jetzt glauben, das ist normal, dann haben Sie keine Ahnung. Sie haben ein schwerwiegendes Problem. Laut einer Studie ist die »sexuelle Lustlosigkeit das häufigste Problem bei Frauen«. 44 Prozent der Frauen haben berichtet, dass sie unter sexuellen Problemen leiden. Veröffentlicht hat diese Ergebnisse der Pharmakonzern Boehringer Ingelheim, der einen Wirkstoff zur Steigerung der weiblichen Lust auf den Markt bringen will.

Auf der Suche nach Antworten für unser sinkendes Sexverlangen stoßen wir auf die Seite *www.lust-und-menopause.de*. Dort werden Frauen aufgefordert, einen persönlichen Test mit neun Fragen zu beantworten: »Beurteilen Sie Ihr sexuelles Verlangen.« Wir geben an, dass wir manchmal Lust auf Sex haben, es manchmal dauert, bis man erregt ist, und manchmal der Orgasmus funktioniert. Alles in allem für Frauen eigentlich ein normaler, durchschnittlicher Zustand. Wir erhalten die Punktzahl 19 und die Mitteilung, dass wir »ein vermindertes sexuelles Verlangen aufweisen könnten.« Als Rat folgt: »Scheuen Sie sich nicht, einen Termin mit Ihrem Arzt zu vereinbaren.«

Wir erfahren, dass unser Problem auch einen Namen hat, und zwar: Hypoactive Sexual Desire Disorder, HSDD. Das klingt wirklich krank. »Was Sie erleben, ist nicht selten, und Sie sind nicht allein.« Doch es gebe dafür Therapiemöglichkeiten, werden wir beruhigt. Eine »Behandlung mit Testosteron« könne einen wichtigen Kreislauf in Gang bringen.

Diese Aufklärung verdanken wir dem Konzern Procter & Gamble Pharmaceuticals. Wir hätten ohne ihn nicht gewusst, dass wir unter der Krankheit »HSDD« leiden und dringend behandlungsbedürftig sind. Zufällig verkauft der Konzern ein Testosteronpflaster für Frauen.

Über die Internetseite wird uns sogar eine Live-Experten-Sprechstunde angeboten. Gemeinsam mit anderen Frauen können wir einer jungen Gynäkologin, die uns auf dem Foto entgegenstrahlt, online unser Problem schildern.

Wir berichten ihr, dass unser sexuelles Verlangen mit 42 Jahren immer mehr abnehme. Die Frauenärztin antwortet, dass wir klären sollten, ob eine Störung des sexuellen Verlangens bestehe, es könnte HSDD sein. Und sie weist uns auf das Testosteronpflaster hin. Was sie schreibt, hört sich wie ein Werbespruch an: »›Intrinsa‹ ist das erste und einzige Testosteronpflaster für Frauen. Sprechen Sie mit Ihrem Frauenarzt, ob bei Ihnen ein HSDD vorliegt.« Die Formulierung, ›Intrinsa‹ sei »das erste und einzige …«, lässt sie noch ein paarmal auf die Fragen anderer Frauen fallen. Sie erwähnt zwar die gesundheitlichen Risiken, verweist aber immer wieder auf die Vorteile der ›Instrinsa‹-Testosterontherapie.

Das »Lust-Pflaster« hat erhebliche Nebenwirkungen. Es kann Herzprobleme verursachen, Akne auslösen und zu übermäßigem Haarwuchs im Gesicht führen. Völlig unklar sind die Langzeitrisiken durch die Testosteroneinnahme. In Studien hat sich der Verdacht ergeben, dass sich das Brustkrebsrisiko erhöht.

Frauen werden unter Druck gesetzt. Wenn sie nicht ständig Lust hätten, sei das nicht normal. Das redet ihnen die Pharmaindustrie ein. Es lockt ein lukrativer Markt, und einige Firmen suchen stetig nach Arzneien, um Frauen zu behandeln. Ein »Informationszentrum für Sexualität und Gesundheit e.V.« (ISG) wurde eigens ins Leben gerufen. Eine fragwürdige Einrichtung, die bei allen möglichen Störungen der Sexualität vor allem eins propagiert: Medikamente, allen voran die Testosteronbehandlung. Finanziell gefördert wird das Institut von vielen großen Pharmakonzernen.

Auch die Männer sind kränker als bisher bekannt. Das Altern des Mannes ist nicht natürlich, sondern eine Krankheit namens »Aging Male Syndrome«, also die Menopause des Mannes. Laut Pressetext vom Konzern Bayer Schering weisen rund zwei Millionen Männer zwischen 40 und 70 Jahren einen verringerten Testosteronspiegel auf. Das könne zu vielfältigen Beschwerden und ernsthaften Erkrankungen führen.

Eine Internetseite von Bayer Schering klärt über den Testosteronmangel beim Mann auf. »Müde, lustlos, unkonzentriert und gereizt?«, so die Einleitung, von der sich schon mancher Mann angesprochen fühlt. Bei Männern über 40 mache sich die nachlassende Hormonbildung sehr unangenehm bemerkbar. »Das muss nicht sein«, heißt es auf *www.testovital.de*. Die Lösung für den alternden Mann (bereits ab 40) ist ebenfalls eine Testosteronbehandlung. Die könne das psychische und körperliche Wohlbefinden sowie die Lebensqualität steigern. Hier erfährt man, dass es eine »Testosteron-Dreimonatsspritze« gibt. Wer mit dieser Information beim Arzt nachfragt, erhält ein Rezept für »Nebido« von Bayer Schering – einziger Hersteller einer »Dreimonatsspritze«.

Dabei birgt die Einnahme von Hormonen wie Testosteron bei Männern ein großes Risiko. Aus Tierversuchen weiß man, dass es das Wachstum schlummernder Tumore wie beispielsweise Prostatakrebs fördern kann.

Eine Behandlung mit Testosteron hat dagegen nur Sinn bei Männern, die tatsächlich Beschwerden nach einer Hodenentfernung haben oder an einer angeborenen Unterfunktion leiden. Das beträfe allerdings nur wenige Männer und brächte keinen großen Absatz der Medikamente. Und so wurde von der Pharmaindustrie eben das »Aging Male Syndrome« erfunden, mit Millionen Betroffenen, denen man einreden kann, sie bräuchten eine Behandlung.

Pharmafirmen erfinden und verkaufen Krankheiten, die es eigentlich gar nicht gibt. Diese Strategie nennt sich »Disease Mongering«, was so viel wie »Krankheiten erfinden« bedeutet.

Es funktioniert so: Man nimmt eine körperliche Befindlichkeit und behauptet, dass etwas mit ihr nicht stimme, zum Beispiel Unlust. Dann betont man, dass viel Leid verhindert werden könne, wenn man es therapieren würde. Schließlich setzt man in die Welt, dass es ein unterschätztes Problem sei, und übertreibt die Zahl der Betroffenen: mindestens ein Drittel der Bevölkerung. Am Ende wird noch der Nutzen der Behandlung aufgebauscht und die Nebenwirkungen verharmlost. Mit Hilfe von PR-Kampagnen weiß bald jeder von der Krankheit.

In den vergangenen Jahren hat das Erfinden von Krankheiten weiter zugenommen. Aus gesunden Menschen macht die Pharmaindustrie Kranke. Auf einmal sind Arzneien vorhanden, um etwas zu behandeln, das bis dahin ein Ergebnis natürlicher Prozesse oder menschlicher Emotionen war. Normale körperliche oder psychische Zustände werden Beschwerden, die einer Therapie bedürfen. Schüchternheit wird zur Sozialphobie umdeklariert, Trauer zur Depression und Erschöpfung zum »Chronic Fatigue Syndrome«.

Gerade das Sexualleben eignet sich hervorragend für die Krankheitserfinder, weil in Bezug auf Sexualität die gesellschaftlichen Erwartungen sehr hoch sind. Die Pharmakonzerne versuchen geschickt, dem Einzelnen ein Gefühl von Unzulänglichkeit zu suggerieren.

Wie aggressiv und erfolgreich hier vorgegangen wird, zeigt exemplarisch das Thema Potenzprobleme. Mehrere Firmen überziehen die Männerwelt mit Aufklärungskampagnen über die »Erektile Dysfunktion« (ED). Lilly Pharma veranstaltet Aktionstage unter dem Motto »Helden der Liebe«, auf denen Ehepaare über Erektionsstörungen offen sprechen und erzählen, wie befreiend es war, endlich zum Arzt zu gehen. Angeblich dienen diese Aktionen der Aufklärung über ein Problem, das noch tabuisiert wird. In Wirklichkeit werden Männer so verunsichert, dass sie meinen, ein Medikament zu benötigen. Ein Professor, der auf diesen Aktionstagen auftritt und im Dienst von Lilly Pharma steht, spricht von »zehn Millionen« betroffenen Männern. Der Professor zählt selbst die dazu, bei denen es nur sporadisch ein Problem gibt. Die Aufklärungskampagne ist Teil des Pharmamarketings von Lilly, die mit ihrer Potenzpille um Marktanteile kämpft.

Pfizer setzt auf die gleiche Methode. Auf *www.mann-info.de.* heißt es, das Problem »trifft mehr, als man denkt«. Allein in Deutschland seien fünf Millionen Männer davon betroffen, und nur jeder Fünfte erhalte eine Behandlung. Um den Kreis noch zu erweitern, kommt der Hinweis, dass Erektionsstörungen nicht nur ein Problem älterer Männer seien. Dank einer »medizinischen Entdeckung« habe eine »sexuelle Revolution« stattgefunden. Es ist eine Anspielung auf »Viagra«. Auch wenn es nicht genannt wird, kommt man von selbst darauf, weil es die erste Potenzpille auf dem Markt war. Auf der Internetseite werden wir zum Selbsttest aufgefordert, um herauszufinden, ob wir an dieser »erektilen Dysfunktion« leiden, ohne es zu wissen. »Wie schätzen Sie Ihre Zuversicht ein, eine Erektion zu bekommen und aufrechterhalten zu können?« Unsere Antwort: »Hoch.« »Wie schwierig war es … die Erektion bis zum Ende des Geschlechtsverkehrs aufrechtzuerhalten?« »Nicht schwierig.« Und so weiter.

Wir kreuzen bei jeder Frage an, dass wir unseren Mann stehen, ohne zu übertreiben. Trotzdem bekommen wir eine schlechte Diagnose: »Bei Ihnen liegen Anzeichen für eine Erektionsstörung vor. Ihr Arzt kann Ihnen Behandlungsmöglichkeiten vorschlagen, die Ihnen helfen können.«

Der Test – so steht darunter – sei als Diagnoseinstrument anerkannt. Von wem?, fragen wir uns. Der Firma Pfizer?

Noch stärker sinkt das Selbstvertrauen, als es zur Frage des Härtegrades geht. Nur wer auf der »Erektions-Härte-Skala« den Härtegrad 4 erreicht, »Penis ist komplett hart und komplett steif«, hat eine »optimale Erektionshärte«. Zustand 4 sei aber alles andere als selbstverständlich, auch alltäglicher Stress könne schon zu Erektionsstörungen führen. Aber »die Anzahl der Erektionen vom

Härtegrad 4« könnte durch »entsprechende Medikation« (also »Viagra«) gesteigert werden.

Wir ertappen uns dabei, wie der Zweifel wächst, ob der natürliche Härtegrad ausreicht, und wie der Wunsch nach perfektem Härtegrad, perfektem Sex zunimmt. Bei uns hätte die Strategie funktioniert.

Pfizer veröffentlicht 2009 eine Pressemitteilung über eine europaweite Umfrage zu Sexualität und Lebensqualität, samt »Erection Hardness Map«. Auf dieser Erektionslandkarte von Europa steht Deutschland schlecht da: 40 Prozent der Männer würden angeblich gern ihr Sexualleben mit einer härteren Erektion verbessern, das erhöhe gleichfalls die sexuelle Befriedigung der Partnerin. »Viagra« wird zum »Lifestyle-Medikament« – wenn es im Bett mal nicht so gut läuft. Nebenwirkungen wie Herzprobleme oder Sehstörungen sind unwichtig, Hauptsache der richtige Härtegrad.

Auf der Pfizer-Seite können Männer sich gleich noch in Stimmung bringen und kostenlos erotische Bildschirmschoner herunterladen, zum Beispiel eine nackte Frau mit Peperoni-Kette um den Hals. »Viagra« verschafft Pfizer jedes Jahr einen Umsatz von etwa 1,8 Milliarden US-Dollar.

Wir finden außerdem eine »Wartezimmerzeitung«, die der Pharmakonzern produziert. Beim Durchblättern stoßen wir in einem Artikel auf die nächste erfundene Krankheit, die man uns anhängen will: eine »überaktive Blase«. Dort steht: Die überaktive Blase sei »die häufigste Form der Blasenschwäche«. Drastisch wird der ständige Harndrang beschrieben, der kaum mehr ein alltägliches Leben möglich mache. Aber diese Krankheit werde immer noch »tabuisiert«: »Dabei ist die überaktive Blase mit mehr als acht Millionen Betroffenen in Deutschland eine Volkskrankheit.« Erwähnt wird, dass es zur Behandlung Medikamente gebe, wobei nur eins detailliert umschrieben wird. Wir haben ausprobiert, was Urologen antworten, wenn man als Patient mit dieser Beschreibung kommt. Sie nannten sofort das Pfizer-Medikament.

Hier werden Beschwerden, von denen eine kleine Patientengruppe betroffen ist, auf einmal zum Volksleiden erklärt. Auf der Internetseite, die angegeben ist, *www.ueberaktive-blase.de*, können wir wieder einen Test machen, der zeigen soll, wie es um unsere Blase steht. Wir geben an, nachts gar nicht oft auf die Toilette zu müssen und tagsüber öfter mal – wie jeder, wenn er viel trinkt. Dagegen haben wir keinen unkontrollierten Harndrang und keinen unfreiwilligen Harnverlust. Aber mit unseren neun Punkten haben wir die Hürde nicht geschafft und »leiden möglicherweise an einer überaktiven Blase«. Dazu der Rat: »Es gibt Möglichkeiten, diese Krankheit zu behandeln.«

Aus unserer ganz normalen Blase wurde im Handumdrehen eine, mit der etwas nicht stimmt. Ein Lehrbeispiel für »Disease Mongering«.

Eine Masche begegnet uns bei diesen Kampagnen der Pharmafirmen immer wieder: »Tipps für das Arztgespräch« oder »Wie kann ich darüber sprechen«. Dabei werden Arztgespräche regelrecht durchgespielt, die Fragen des Arztes vorweggenommen und vorgegeben, was der Patient fragen soll. »Beginnen Sie das Gespräch mit folgenden Fragen«, heißt es zum Thema sexuelle Unlust der Frau. Eine Frage soll lauten: »Wie kann ich die Krankheitserscheinungen behandeln?« Und wenn der Arzt nicht willig ist, »Ihnen die notwendige Unterstützung nicht geben kann, lassen Sie sich an einen Spezialisten überweisen«.

Dem Patienten (der keiner ist) wird suggeriert, er wüsste besser Bescheid als der Arzt, den er erst auf eine vermeintliche Krankheit aufmerksam machen muss. Das ist Manipulation.

Besonders interessant sind für die Industrie Erkrankungen, deren Symptome so diffus sind, dass es alles sein könnte. Fibromyalgie ist eine Krankheit. Das behauptet jedenfalls die Firma Pfizer in amerikanischen Werbespots für das Medikament »Lyrica«. Einige Ärzte und Patienten-Selbsthilfegruppen halten das Mittel für einen unglaublichen Fortschritt, andere Experten sagen, die Krankheit gebe es überhaupt nicht. Das Medikament werde von Millionen genommen, ohne dass sie es bräuchten. Außerdem halten Kritiker schon die Diagnose für schädlich, weil sich die Patienten dadurch auf den nicht genauer bestimmbaren Schmerz fixieren, statt ihn zu tolerieren. Die Nebenwirkungen von »Lyrica« können dagegen mit starker Gewichtszunahme, Schwindel und Ödemen gravierend sein.

Unter Fibromyalgie versteht man einen Faser-Muskelschmerz, der überall im Körper auftreten kann. Wie bei jeder Krankheit gibt es eine Initiative für Betroffene, die »Deutsche Fibromyalgie-Vereinigung«. Sie beschwert sich, dass die Betroffenen, vor allem Frauen, als eingebildete Kranke behandelt werden, das Leiden nicht anerkannt wird. Nur Pfizer scheint das zu tun. Auf dem »Deutschen Fibromyalgie-Tag 2009« referierte ein Mitarbeiter von Pfizer über das Thema der Schmerzentstehung und medikamentösen Behandlung. Pfizer gehört zu den Sponsoren der Fibromyalgie-Vereinigung.

Das Medikament »Lyrica« ist in Deutschland gleich für mehrere Erkrankungen zugelassen: gegen Epilepsie, Angststörungen und Phantomschmerzen. Hiesige Kritiker nennen es ein »Arzneimittel, irrlichternd auf der Suche nach seinem Anwendungsgebiet«.

Die diffusen Beschwerden der Fibromyalgie lassen sich deshalb gut nutzen. Es existiert kein Test, um das Leiden eindeutig festzustellen.

Ein amerikanischer Professor gab zu bedenken, je mehr Menschen mit diesen Symptomen in den medizinischen Betrieb gerieten, desto kränker würden sie. Und der Direktor der nationalen Rheuma-Datenbank in Amerika, Dr. Frederick Wolfe, beschreibt den angeblichen Krankheitszustand als eine Mischung aus allem, eine körperliche Reaktion auf Stress, Depression, wirtschaftlicher und sozialer Angst. »Erst dachten einige von uns, wir hätten eine Krankheit identifiziert«, so Wolfe, »aber die Leute krank zu machen, ihnen eine Krankheit zu geben, war falsch.«

Zwei große Pharmafirmen sind noch auf den Fibromyalgie-Zug

aufgesprungen und versuchen, Arzneien, die eigentlich gegen Depressionen zugelassen sind, ins Spiel zu bringen.

Diese Taktik des Pharmamarketings, »Arznei auf der Suche nach einer Krankheit«, ist weit verbreitet. Man hat beispielsweise ein Medikament, zugelassen als Antidepressivum, das aber irgendwie umstritten oder nicht erfolgreich ist. Also sucht man nach neuen Einsatzgebieten, um den potenziellen Markt zu erweitern. Meistens klappt das auch. Gerade für die Antidepressiva suchen die Pharmafirmen verzweifelt nach neuen Krankheiten. Eine bestimmte Gruppe von Antidepressiva wird mittlerweile für acht verschiedene psychiatrische Zustände vermarktet – gegen Sozialphobie, Zwangsstörung, prämenstruelles Syndrom und so weiter.

Das Erfinden von Krankheiten ist ein mittlerweile gut funktionierendes Geschäft. Auf einmal haben nicht nur Kinder das Aufmerksamkeits-Defizit-Syndrom (ADHS), sondern angeblich auch immer mehr Erwachsene, die dieselben Medikamente brauchen – am besten gleich als Familienpackung. Zwar gibt es keine gesicherten Erkenntnisse darüber, dafür aber eine Broschüre des Pharmakonzerns Lilly, die über mögliche Symptome aufklärt: häufiger Arbeitsplatzwechsel, Partnerschaften von kurzer Dauer, ineffizienter Arbeitsstil, sich verzetteln und Termine vergessen. Bei einem Freund von uns wurde die Krankheit diagnostiziert, weil er Schwierigkeiten hatte, seine Doktorarbeit zu schreiben. Er bekam haufenweise »Ritalin« verschrieben. Dabei hatte er Stress in der Beziehung und hing zu viel vorm Computer herum. Die Tabletten zeigten keinerlei Wirkung, er wurde noch antriebsloser und depressiv. Am Ende trennte er sich von seiner Freundin, und plötzlich war er wieder motiviert.

Die Pharmaindustrie ist äußerst kreativ im Ausweiten von Krankheitsbildern. Krankheiten, die man noch nicht hat, werden zu »Prä-Erkrankungen«. Beschwerdefrei wird schon zum Problem, noch kein Diabetes bedeutet, ein Patient mit »Prä-Diabetes« zu sein. Erhöhtes Cholesterin ist kein Risikofaktor mehr, sondern Ausdruck einer Krankheit.

Bei unseren Recherchen berichtete uns eine Krankenschwester, dass der LDL-Cholesterinwert von Patienten in ihrer Klinik regelmäßig auf unter 100 gesenkt würde. »Da muss ich sagen: Hilfe, der arme Patient!« Ihr Eindruck war, dass manche Patienten unter dieser Therapie Gedächtnisstörungen hätten. Doch als »moderne« Lehre wird verbreitet, je niedriger der Cholesterinwert, desto besser. Diese Praxis ist aber extrem umstritten. Die Behauptung, man könne dadurch das Risiko für Herzinfarkte und Schlaganfälle weiter verringern, wurde bis heute nicht bewiesen. Cholesterin ist nämlich nur ein Risikofaktor unter mehreren. Die Cholesterinlegende steigert seit langem eher die Umsätze der Pharmaindustrie. Dabei haben die Cholesterinsenker teils schwere Nebenwirkungen. »Manchmal hat man schon den Eindruck, dass die Ärzte die Mittel auf Teufel komm raus verordnen, ob notwendig oder nicht«, so das Fazit der Krankenschwester.

Eine »Krankmach-Kampagne«

Wir besuchen den alljährlichen »Welt-Osteoporose-Tag« in Berlin. Uns interessiert diese Krankheit, von der unsere Eltern seit Jahren sprechen, als sei es ein Übel, das auf sie zwangsläufig zukomme.

Schon um neun Uhr morgens herrscht hektisches Treiben in der »Urania«, einer traditionsreichen Bildungsstätte, die dem Bürger Wissenschaft vermitteln will. Gruppen von Rentnern strömen an diesem Samstag durch die Eingangstür zum »Patientenkongress«. Viele von ihnen sind Mitglieder in Selbsthilfegruppen für Osteoporose, angereist aus ganz Deutschland.

Die Krankheit Osteoporose wird auch als Knochenschwund bezeichnet. Manchmal sieht man ältere Menschen, die extrem gebeugt gehen und nur noch nach unten schauen können, einen »Witwenbuckel« haben. Osteoporose führt dazu, dass die Knochen porös werden. Als Folge davon ist man anfällig für Brüche, zum Beispiel an Wirbelsäule, Hüft- oder Handgelenk.

Wir wollen uns kundig machen, ob wir selbst irgendwann potenziell betroffen sind. Mit mehreren älteren Herrschaften eilen wir die Treppe hinauf zu einem Workshop. Als wir den dunklen Raum betreten, sitzen dort bereits 50 Leute und hängen an den Lippen eines Professors, der über die Behandlung von Osteoporose mit Medikamenten spricht. Er ist Chirurg an einer Uniklinik. Seine direkte, lebendige Art kommt an.

Wir hören, dass insbesondere Frauen nach den Wechseljahren von dieser Erkrankung betroffen sind und ihre Knochen brechen können. Sieben bis acht Millionen Menschen würden an dieser Krankheit leiden. »Das ist beschämend für ein Land wie Deutschland«, findet der Professor und regt sich darüber auf, dass diese acht Millionen nicht adäquat behandelt würden, obwohl es die Medikamente dafür gebe. Er hält es »für ethisch nicht vertretbar«, dass Patientinnen keine Behandlung bekämen, obwohl sie in den nächsten zehn Jahren das Risiko hätten, einen Bruch zu erleiden. Ein Ehepaar neben uns stimmt ihm murmelnd zu. Als der Doktor ein Bild von einem faserigen Klumpen zeigt und fragt, was das ist, rufen mindestens fünf ältere Damen synchron: »Ein Osteoklast.« Die Zuhörer in diesem Raum, Altersdurchschnitt 70, wissen Bescheid.

Der Professor, der fast wie ein Animateur im Medizinbetrieb wirkt, erklärt eine Stunde lang, wie verschiedene Arzneimittel gegen die Krankheit wirken. Er lobt die neuen Präparate und schimpft immer wieder über das Gesundheitssystem, das diese Medikamente nicht als Mittel der ersten Wahl erstatte. Warum schimpft er nicht auf die Firmen, die viel zu hohe Preise verlangen? Er spricht noch ein ganz neues Medikament an: »Die Substanz steht kurz vor der Markteinführung, dazu gibt es relativ gute Daten.« Alle hören gespannt zu.

Ob das Medikament schon einen Namen habe, will jemand wissen. Nein, es werde wahrscheinlich im April in Deutschland eingeführt. »Das ist dann sehr teuer?«, fragt eine Dame besorgt. Der Professor meint, das wisse er nicht. Natürlich weiß er, dass es teuer wird, weil die Firmen immer mit Höchstpreisen in den Markt gehen. Eine andere Frau ist besser informiert und berichtet, sie habe im Internet gelesen, es heiße »Denosumab« und werde von der Firma Amgen hergestellt. »Genau«, räumt der Professor daraufhin ein, und er kenne die Forscher ziemlich gut. Ach ja?

Der Professor hat untertrieben. Er ist bei den großen Pharmafirmen sehr gefragt in Sachen Osteoporose, und seine Zusammenarbeit mit ihnen ist rege. Er berät sie, hält für sie Vorträge und hat schon viele Studien zu Osteoporose-Medikamenten mit ihren Geldern durchgeführt. Das hat er den älteren Zuhörern leider nicht offengelegt, und sie haben es auch nicht im Internet lesen können, weil sie nicht wissen, wie man danach sucht. Übrigens wurde in Amerika die Zulassung von Denosumab bisher abgelehnt, man fordert noch weitere Daten. In Europa hat das Mittel hingegen einen positiven Bescheid erhalten. Häufige Nebenwirkungen sind Haut- und Atemwegsinfektionen und Grauer Star am Auge.

Mehrere Pharmafirmen versuchen seit einiger Zeit, eine »Prä-Osteoporose« zu erfinden, also die Behandlung mit Medikamenten zur Prophylaxe auszuweiten, selbst wenn kein erhöhtes Risiko für Osteoporose besteht. Das eröffnet einen viel größeren Markt, nämlich weltweit mehr als 50 Prozent der Frauen nach den Wechseljahren. Ein breiter Einsatz ist fragwürdig und umstritten, weil in Wirklichkeit nur wenige Frauen, ein bis drei Prozent, das Risiko haben, später einen klinisch relevanten Knochenbruch zu erleiden, einen, der behandelt werden muss. Es gibt also nur eine kleine Risikogruppe. Für viele andere ist der Einsatz von Medikamenten nicht gerechtfertigt, vor allem angesichts vieler Nebenwirkungen der Präparate.

Doch der Tenor auf dem Kongress ist ein anderer. Kaum haben wir den kleinen Raum verlassen, drängen alle in den großen Hauptsaal, wo in wenigen Minuten die Eröffnungsveranstaltung beginnt. Mehrere hundert Menschen wollen dabei sein, fast alle sind Mitglieder im Bundesverband »Selbsthilfe für Osteoporose«. Die Reden, die gehalten werden, haben eine Botschaft: Die Osteoporose sei eine »unterschätzte Volkskrankheit«. Es wird geschimpft auf die Krankenkassen und auf die Politik, die Osteoporose nicht ernst nähmen, weil es ja »nur« ältere Menschen und Frauen betreffe. »Wir brauchen informierte Patienten. Wir brauchen die medikamentöse Behandlung«, lauten die Kampfslogans.

Sogar eine Vertreterin der »International Osteoporosis Foundation« (IOF) ist extra angereist. Ziel solcher Veranstaltungen sei, sagt sie, »politische Lobbyarbeit für die Erkrankung zu betreiben«, der Kongress sei ein »wichtiger PR-Event mit großer Publikumswirkung«. »Call for action«, wirft sie den Zuhörern entgegen.

Wir haben uns diese IOF-Organisation vorher genauer angesehen und werden das Gefühl nicht los, dass sie nur eine Aufgabe hat: immer mehr Menschen zu Osteoporose-Kranken zu erklären, selbst wenn sie es vielleicht nicht sind. Die IOF finanziert sich vor allem aus Geldern der Pharmaindustrie.

Auf dem Patientenkongress dreht sich fast alles um Medikamente und deren frühestmöglichen Einsatz. In der Mittagspause sitzen wir mit drei älteren Frauen aus Brandenburg am Tisch. Sie gehören zu einer Selbsthilfegruppe.

Eine von ihnen berichtet, bei ihr fing es damit an, dass sie überall Schmerzen hatte. Dann wurde Osteoporose diagnostiziert, und bis jetzt hat sie schon alle möglichen Medikamente ausprobiert. Aber die musste sie wegen der Nebenwirkungen immer wieder absetzen. »Mein Magen hat nicht mitgespielt.« Jetzt hat der Arzt ihr etwas verschrieben, dessen Namen sie nicht einmal weiß.

Die drei Frauen ärgern sich, dass neue Präparate entwickelt werden, die helfen und trotzdem von den Krankenkassen nicht bezahlt werden. »Was gut ist, kriegen wir nicht«, wettert eine von ihnen, deren Augenbrauen nur gemalte Striche sind. Sie können nicht wirklich beurteilen, ob ein Mittel gut ist oder nicht, aber sie hören den ganzen Tag auf dem Kongress, dass ihnen das neue vorenthalten wird.

»Aber was ist mit den Firmen, die so hohe Preise verlangen?«, fragen wir zurück. Sie gucken nachdenklich, weil sie sich bisher ja nur über das böse Gesundheitssystem aufgeregt haben. »Na, die Firmen müssten schon mit dem Preis runtergehen«, antwortet eine Rentnerin, es klingt nicht überzeugt.

Wir fragen, ob eine von ihnen denn schon einen Osteoporose-Bruch erlitten habe. Nein, keine, auch in ihrer ganzen Selbsthilfegruppe gebe es keine schlimmen Fälle, also einen »Bruch ohne Gewalteinwirkung«, wie es heißt.

Die Frauen haben Angst vor der Erkrankung, und diese Angst wird auf der Veranstaltung geschürt. Die Allianz aus Selbsthilfegruppen, Ärzten und Pharmafirmen malt das düstere Bild einer Volkskrankheit, die Millionen Frauen erwischt. Auch wir sind schon nach einigen Stunden quasi infiziert und sehen unsere Knochen in 20 Jahren brechen.

Auf der großen Veranstaltungsbühne findet nachmittags eine Preisverleihung statt, auf die alle gewartet haben. Selbsthilfegruppen, die besonders engagiert sind, sollen ausgezeichnet werden. Es gibt zu unserem Erstaunen über 300 Osteoporose-Selbsthilfegruppen in Deutschland. Ein Ehepaar neben uns ist aufgeregt, ob ihre Gruppe eine Auszeichnung in diesem Jahr erhält.

Eine 70-Jährige freut sich über den Bronze-Preis und erzählt, wie viel Zuspruch sie erhält. Die Leute sagen ihr: »Das finde ich toll, was du da machst.« Das sei der Antrieb für sie. »Wenn man selbst was tut, kommt man auch voran«, ruft sie mit gebrochener Stimme in den Saal. Alle klatschen, viele fühlen sich bestärkt in ihrem gemeinsamen Kampf. Auf uns wirken die Teilnehmer wie eine eingeschworene Osteoporose-Gemeinschaft.

Langsam begreifen wir, dass nicht ungefährlich ist, was hier unterschwellig geschieht. Die älteren Menschen fühlen sich gebraucht und zugehörig zu einer Gruppe. Sie tun etwas Gutes, denken sie, weil sie sich für die Therapie einer Krankheit einsetzen, die angeblich nicht anerkannt wird. All das schafft Bindung und Sinn im Leben, wo es oft keinen mehr gibt. Sie können ihren

Frust über das Altwerden und das Gesundheitssystem, das sie angeblich immer benachteiligt, auf die Osteoporose übertragen. Sie merken nicht, dass es zum Selbstzweck wird. Genau das macht die Selbsthilfegruppen zu einem steuerbaren Instrument für die Pharmaindustrie. Am Ende kämpfen die Betroffenen für die Interessen der Medikamentenhersteller, ohne es zu erkennen.

Im Foyer der »Urania« haben mehrere Firmen ihre Info-Stände aufgestellt. Der Andrang ist groß, man will mehr über die einzelnen Medikamente erfahren. Wir verfolgen ein spannendes Gespräch am Stand des Pharmariesen Novartis. Eine schlanke ältere Frau ist beunruhigt, sie habe gehört, dass das Mittel »Aclasta« Herzrhythmusstörungen auslöse, das sei in einer Studie festgestellt worden. Die Novartis-Mitarbeiterin antwortet unfreundlich und meint, nein, sie verwechsle das mit »Vorhofflimmern«. Es seien zwar Fälle dieser Nebenwirkung aufgetreten, aber von den Behörden alles überprüft und Entwarnung gegeben worden. Sie fertigt die Rentnerin ab mit dem Satz: »Meine Oma kriegt das Mittel auch.«

Zu uns gewandt, meint sie, genervt von den vielen Fragen nach Nebenwirkungen: »Klar, man kann ›Aclasta‹ nehmen und einen Unfall haben.« Sie behauptet, Konkurrenten von Novartis gingen mit diesen Geschichten über Risiken hausieren. »Allein durch die Wortwahl der Patienten weiß ich schon, von wem das kommt, wer das gestreut hat.«

Die Fakten sagen jedoch etwas anderes, denn das lebensbedrohliche Vorhofflimmern gilt als häufige Nebenwirkung – laut Arzneimittelkommission der deutschen Ärzteschaft.

Ein rüstiger älterer Herr hat sein Notizbüchlein in der Hand und malt Kurven, während er von der Novartis-Mitarbeiterin noch mehr wissen will. »Wir haben saubere Studien«, sagt sie. Das Mittel sei an so vielen Patienten getestet worden, die Nebenwirkungen seien nicht so schlimm, eher wie bei Kindern, die geimpft werden, man fühle sich drei Tage schlecht. »Also grippeähnlich?«, fragen wir. Das verwende sie nicht gern, weil es zu lebensbedrohlich klinge. »Ist es denn besonders teuer?«, haken wir nach. »Es liegt gut im Preis«, erwidert sie etwas verbissen und fügt zynisch hinzu, »die Welt scheint aber noch nicht bereit für ein Medikament, das hilft.«

Am Stand hängt ein großes Plakat mit glücklichen Frauen in den Wechseljahren, dazu der eigenartige Text:

»Danke, Novartis! Danke für die moderne Therapie, Danke für ein unbeschwertes Leben und Danke für den Hinweis, früh genug mit unserem Arzt zu sprechen. Machen Sie Osteoporose zum Thema, damit es keines mehr ist.«

Ein Satz von Novartis fehlt auf dem Plakat: »Danke, dass Sie uns tolle Umsätze bescheren.«

An einem Nachbarstand sitzen zwei Pharmamitarbeiter, die eher grimmig reagieren, als wir hören wollen, ob ihr Produkt »Protelos« von den Kassen bezahlt wird. Es habe Ärger mit dem »Gemeinsamen Bundesausschuss« gegeben. Das oberste Gremium aus Krankenkassen, Ärzten und Kliniken entscheide ja heutzutage, was erstattet werde und was nicht. Und dieser »Bundesausschuss« sehe das Medikament nicht als Mittel der ersten Wahl, wettert der Pharmareferent. Dabei sei es wissenschaftlich gesehen erste Klasse. »Wir würden gern mehr Umsatz machen«, räumt er unverhohlen ein. Es habe einen offenen Protestbrief zu dieser Entscheidung gegeben. »Man muss die Politik beeinflussen. Das probieren wir auch«, spricht er weiter, weil er nicht weiß, dass wir Journalisten sind. Ein paar Hersteller seien schon aktiv gegen den »Gemeinsamen Bundesausschuss«.

Mehr kriegen wir nicht heraus. Was wir aber wissen: Die Arzneimittelkommission der deutschen Ärzteschaft hat gerade veröffentlicht, dass »Protelos« keinen zusätzlichen Nutzen im Vergleich zu älteren Osteoporose-Mitteln haben soll. Die Nebenwirkungen sind dagegen alles andere als harmlos, zum Beispiel Krampfanfälle, Bewusstseins- und Gedächtnisstörungen.

Auf diesem Kongress mangelt es an vernünftiger und neutraler Aufklärung. Nirgendwo finden wir Informationen über eine neue, anerkannte Studie aus Kalifornien, deren Ergebnisse bereits veröffentlicht sind. Die Wissenschaftler untersuchten eine schwere Nebenwirkung von »Bisphosphonaten«, die am häufigsten und über sehr viele Jahre leichtfertig zur Prävention gegen Osteoporose geschluckt werden. Patienten, die diese Mittel lange einnehmen, können schwere Komplikationen nach Zahnbehandlungen erleiden. Es kommt zu Wundheilungsstörungen, Teile des Kiefers sterben ab, verfaulen. So eine Kiefernekrose kann für den Betroffenen ein Horror sein, weil er den halben Kiefer verliert, für immer entstellt ist und kaum mehr essen kann. Viele Zahnärzte weigern sich deshalb, Patienten zu behandeln, die diese »Bisphosphonate« einnehmen. Unabhängige Experten weisen schon seit längerem darauf hin, dass das Risiko für diese Nebenwirkung höher ist als 1:100000, aber die entsprechenden Mittel wurden weiter zur Prophylaxe breit verordnet. Die neue Studie aus den USA bestätigt jetzt: Das Risiko liegt noch deutlich höher, sogar bei 1:952. Von knapp 1000 Patienten läuft also einer Gefahr, eine Kiefernekrose zu bekommen. In Amerika klagen derzeit Betroffene vor Gericht gegen den Pharmakonzern MSD, mit dem Vorwurf, er habe früh von dem Risiko gewusst und keine Warnung herausgegeben. Auf diesem Welt-Osteoporose-Tag suchen wir vergeblich nach Informationen zu diesem Risiko und der neuen Studie. Schließlich nehmen viele der Frauen hier über Jahre »Bisphosphonate«.

Auf dem Kongress besuchen wir noch eine Diskussionsrunde, moderiert von der ehemaligen ZDF-Moderatorin Nina Ruge. Zuerst fragt sie in den Saal, ob Medienvertreter anwesend seien. »Einfach mal Hand heben, damit wir wissen, ob wir überhaupt gehört werden. Kein einziger Medienvertreter?« Wir rutschen tiefer in unsere Sessel, wollen inkognito bleiben. Frau Ruge ist sichtlich enttäuscht, dass sie nur Rentner vor sich sitzen hat. Auf dem Podium wird darüber diskutiert, wie man Politiker überzeugen könnte, die Osteoporose endlich als Volkskrankheit anzuerkennen, statt sie angeblich zu tabuisieren. Mehrmals fällt der Satz, die Osteoporose sei »sexy« geworden, eine »junge« Krankheit. Was daran sexy sein soll, verstehen wir nicht.

Gleichzeitig findet in einem kleinen Saal nebenan eine kollektive Sprechstunde mit einem Arzt statt. Zehn Frauen sitzen direkt vor ihm und haben tausend Fragen, sie sind gereizt, jede will zum Zuge kommen. »Welches Medikament hilft am besten?« Das könne man nicht sagen, antwortet er. Die Fragen sind endlos, der sympathische Arzt mit runder Brille, der ein wenig wie Alfred Biolek aussieht, versucht, die Anwesenden zu beruhigen. Eine Frau nimmt seit einem Jahr eines der teuren Medikamente und berichtet enttäuscht: »Da hat sich überhaupt nichts verbessert.« Der Arzt meint, das Mittel sei auch nicht die richtige Wahl für sie. Je länger wir zuhören, desto entsetzter sind wir. Offenbar verschreiben Ärzte in großem Stil Präparate gegen Osteoporose, ohne die Frauen ausreichend zu beraten. Und auf diesem Kongress bombardiert man sie auch noch mit verschiedenen Empfehlungen, von Firmen und Ärzten. Die Frauen wirken völlig gestresst, obwohl sie vielleicht niemals von der Osteoporose heimgesucht werden, sondern möglicherweise von den Nebenwirkungen der Medikamente.

Was viele vor lauter Pharmawerbung vergessen: Die beste Vorbeugung gegen die Krankheit ist Vitamin D durch Sonnenlicht, ausreichend Kalzium und vor allem viel Bewegung. Alles nebenwirkungsfrei.

Bevor wir den Kongress verlassen, wollen wir unbedingt noch den »Age Explorer« testen. Das ist ein roter Anzug, in den man schlüpft, der voller Ballastgewichte ist und an einen Raumfahrtanzug erinnert. Wir bekommen noch Bandagen um alle Gelenke, um sie zu versteifen. Dann einen Helm mit einem zerkratzten Visier und Ohrschützer, damit wir schlechter hören. Wir sollen am eigenen Leib spüren, wie es sich anfühlt, 70 Jahre alt zu sein. Mit dieser Montur müssen wir die Treppe zügig hoch und runter gehen, was sich als schwierig entpuppt. Alles zieht nach unten, der ganze Körper ist unbeweglich, tut weh, selbst beim Farbentest rasseln wir durch, verwechseln Blau mit Grün. Wir dürfen endlich aus diesem Anzug, und spontan rutscht uns heraus, dass wir, wenn sich das so anfühlt, nie alt werden wollen. Die umstehenden älteren Herrschaften beruhigen uns, nein, so schlimm werde das schon nicht.

Als wir einer Freundin zu Hause von unserem Patientenkongress erzählen, fällt ihr ein, dass der Orthopäde, zu dem sie vor kurzem wegen ihres Knies gegangen ist, sie zur Knochendichtemessung schicken wollte. Er redete ihr ein, man müsse vorher schon wissen, ob die Osteoporose irgendwann ausbreche. Sie hat abgelehnt und sich geärgert. Gerade Frauen in ihrem Alter könne man leicht verunsichern und ihnen Angst machen, sagt sie. Die Verantwortung für die eigene Gesundheit nur anderen zu überlassen, das sei ihr zu einfach. »Ich mache viel Sport, lebe gesund, das muss reichen, und meine Mutter ist 86 Jahre alt, ohne Osteoporose.«

6

Der Angriff auf das Werbeverbot

Der »mündige« Patient

Im Laufe der Recherche zu diesem Buch machen wir uns immer mehr Sorgen. Wir hätten nicht gedacht, wie sehr der Patient schon jetzt ins Marketingnetz der Konzerne geraten ist, vielfach unterschwellig und subtil manipuliert wird. Doch der Pharmaindustrie reicht das nicht. Das bisher rigide Werbeverbot in Deutschland und anderen EU-Staaten ist ihr ein Dorn im Auge, sie versucht, dagegen Stimmung zu machen.

So äußerte sich die Inhaberin einer der größten Pharmaagenturen, Angela Liedler, dazu in einer Pressemitteilung, die mit der Überschrift versehen ist: »Mündige Patienten unerwünscht? Ein Plädoyer für Pharmawerbung«. Die Argumentation, die dann folgt, ist völlig absurd. Liedler findet: »Der Konsument und Patient hat ein Recht auf Werbung. Und ein Recht auf freie Meinungsbildung.« Der Bürger sei durchaus in der Lage, zwischen marktschreierischer Reklame und informativer Werbung zu unterscheiden.

Wir wüssten zu gern, wo hier ein Unterschied liegen soll. Für den »Konsumenten« – wie sie ihn nennt – ist das keine Wahl, weil es Werbung bleibt. Angela Liedler spricht vom »bevormundeten Patienten«. Sie lamentiert, dass Pharmakonzerne bei Behandlungsmöglichkeiten »Ross und Reiter« nicht direkt nennen dürften, also die Namen der Medikamente. Dafür hat sie allerdings eine Lösung: »Im Zeitalter der Globalisierung setzen die Pharmaverantwortlichen darauf, dass mündige Patienten oder deren Angehörige von selbst auf die Idee kommen, im Internet nach Informationen über Medikamente zu suchen, die hierzulande nicht beworben werden dürfen.«

Die Losung vom »mündigen Patienten« wird von den Befürwortern einer Liberalisierung der Pharmawerbung verbreitet. Man müsse sich einem »gewandelten Verbraucherbild« anpassen, der Patient werde zum »Manager« seiner Gesundheit. Er solle an der Entscheidung über die Therapie beteiligt werden, so die Befürworter. Vom »mündigen Patienten« verspricht man sich bessere ärztliche Entscheidungen und weniger Fehlversorgung.

Der Medizinrechtler Benedict Buchner von der Universität Bremen wendet sich dagegen: Es gebe diesen mündigen Patienten nicht. Es sei realitätsfern, zu glauben, dass Patienten im Behandlungsalltag immer in der Lage seien, Entscheidungen rational und eigenverantwortlich zu treffen. Seiner Meinung nach wird das Leitbild vom »mündigen Patienten« missbraucht, um eine Aufhebung des Werbeverbots für verschreibungspflichtige Arzneimittel zu erreichen. Das Vorgehen laufe auf eine Absenkung des Patientenschutzes hinaus.

Der Medizinrechtler bringt als Beispiel den Patienten, der sich für oder gegen eine risikoreiche Operation entscheiden muss. Es hänge alles von der »Verpackung« ab. Im Falle einer positiv verpackten Information – Überlebensrate 70 Prozent – entscheiden sich mehr Patienten für die OP als bei der negativ verpackten Information, die Sterbewahrscheinlichkeit liegt bei 30 Prozent. »Im Endeffekt entscheidet also allein die Art und Weise der Präsentation bestimmter Informationen darüber, wie sich Patienten in einer konkreten Situation verhalten werden«, sagt Buchner.

Dass Menschen grundsätzlich schwer mit Wahrscheinlichkeiten umgehen können, ist empirisch belegt. Bei Arzneimittelinformationen geht es aber fast immer um Wahrscheinlichkeiten – die Wahrscheinlichkeit von Nebenwirkungen, die Wahrscheinlichkeit von Heilungschancen oder die Wahrscheinlichkeit, keinen Rückfall zu bekommen. Dazu kommen noch viele weitere Hürden, die eine rationale Entscheidung beeinträchtigen, beispielsweise dass wir zu viele Informationen erhalten. Und dass wir viele davon nur selektiv wahrnehmen, weil wir von Emotionen beeinflusst sind, gerade wenn wir eine schwere oder unheilbare Krankheit haben.

Dem gegenüber stünden professionelle Pharmaunternehmen, so der Medizinrechtler, die all diese Irrationalitäten kennen und diese bei ihren Absatzbemühungen gezielt ausnützen könnten. Unternehmen hätten zudem gar keinen Anreiz, vollständig und richtig über ihre Medikamente zu informieren. Denn Arzneimittel sind nach Buchner »typische Vertrauensgüter«. Der Patient könne vieles im Nachhinein gar nicht überprüfen.

Der »mündige Patient« ist letztlich ein Ideal- und Wunschbild, das in der Arztpraxis nicht existiert, nur in der Welt der Pharmaindustrie als Mittel zum Zweck.

Die Pharmaindustrie und ihr Plan in der EU

Wir fliegen nach Brüssel, dorthin, wo mittlerweile die wichtigen politischen Entscheidungen getroffen werden. Denn das geschieht nicht mehr in den jeweiligen Ländern. Das weiß auch die Pharmaindustrie. Im Europäischen Parlament wird 2009 heftig über das Werbeverbot für verschreibungspflichtige Arzneimittel diskutiert.

Wir verabreden uns mit dem Europa-Abgeordneten Thomas Ulmer. Der CDU-Mann ist ein alter Hase in der Brüsseler Maschinerie und sitzt im Gesundheitsausschuss. Wenn man das riesige Parlamentsgebäude betritt und die vielen Abgeordneten aus 27 Staaten erlebt, weiß man wieder, warum Entscheidungen oft lange dauern und die Gesetze so kompliziert sind.

Als wir das Büro von Thomas Ulmer betreten, sind wir überrascht, wie wenig Platz er und seine Mitarbeiter haben. Wir dachten, Europa-Abgeordnete residieren luxuriöser. Ulmer ist der Typ Politiker, von dem es nicht viele gibt, hemdsärmelig und direkt. Er hat einen schwarzen Vollbart und trägt ein einfaches Sakko. Neben seinem Job als Parlamentarier praktiziert er noch als Arzt in seiner Praxis zu Hause im Badischen. »Morgen fahre ich heim, und dann mache ich wieder einen Tag Sprechstunde«, sagt er und freut sich sichtlich darauf. Er braucht den Kontakt zu den Patienten, zu ihren Problemen und damit zur Welt da draußen, erzählt er. Ulmer hat die Bodenhaftung behalten, was in Brüssel von Vorteil ist, weil viele versuchen, seine Entscheidungen zu beeinflussen.

Wie viele Pharmalobbyisten bei ihm so jede Woche über den Flur huschen, wollen wir wissen. »Ach, die sind hier regelmäßig unterwegs, bis zu fünf in der Woche, die erzählen Ihnen alle das Gleiche.«

Seit über einem Jahr findet in Brüssel ein besonderer Angriff der Lobbyisten statt, den hierzulande nur wenige mitbekommen. Das Werbeverbot für verschreibungspflichtige Arzneimittel soll gelockert werden. Die Pharmaindustrie probiert einen Vorstoß in dieser Sache. Die EU-Kommission hat dazu einen Vorschlag gemacht, Hauptakteur in diesem Spiel ist Günter Verheugen, zu diesem Zeitpunkt zuständig für Industriepolitik in der EU-Kommission.

In den Verlautbarungen steht natürlich nicht direkt, worum es eigentlich geht. »Die EU-Kommission anerkennt das Recht von Patienten auf Zugang zu Informationen über Arzneimittel«, so die hochtrabende Formulierung. Es gehe um Vorschläge bezüglich der »Bereitstellung von hochwertigen, leicht zugänglichen Informationen«. Man wolle einheitliche Regelungen für ganz Europa. Das hört sich für den Laien erst einmal gut an.

Wir schauen uns den Vorschlag einmal genauer an und staunen nicht schlecht, was danach alles erlaubt sein soll. Die Pharmafirmen dürften im Internet und in »gesundheitsbezogenen Publikationen«, also zum Beispiel in Zeitschriften, Informationen über ihre Produkte verbreiten. Übersetzt heißt das, sie dürften direkt an den Patienten herangehen. Besonders interessant ist, dass den Pharmafirmen erlaubt werden soll, die Ergebnisse von »Anwendungsbeobachtungen« zu veröffentlichen. Das sind Fragebögen, die der Arzt ausfüllt und angibt, wie sein Patient ein neues Medikament verträgt und wie es bei ihm wirkt. Er erhält für jeden Fragebogen vom Hersteller des Mittels ein Honorar. Diese »Anwendungsbeobachtungen« sind ein reines Marketinginstrument der Industrie. Je mehr Patienten der Arzt auf dieses Medikament einstellt, desto mehr ausgefüllte Fragebögen, desto mehr Geld bekommt er von der Pharmafirma. Der wissenschaftliche Wert ist in der Regel gleich null.

»Die Dinger können Sie wegschmeißen, weil sie keine brauchbaren, objektiven Daten liefern«, schimpft Thomas Ulmer. Er ist gegen den Vorschlag der EU-Kommission. Der Abgeordnete ist überzeugt davon, dass damit das Werbeverbot aufgeweicht werden soll. »Ich will ein unabhängiges Portal im Internet und saubere Informationen, die vorher geprüft wurden und mit einem Siegel versehen sind.« Ulmer lehnt sich weit in seinem Sessel zurück. Das Portal könnte von einer Zulassungsbehörde europaweit betrieben werden. Die Pharmafirmen dürften gern Informationen zu diesem Portal beisteuern, aber die würden genau kontrolliert.

Den Pharmafirmen eigene Seiten zu genehmigen, davon hält er nichts. »Der Vorschlag von der EU-Kommission würde eine Tür aufmachen, die Sie nicht mehr zukriegen«, befürchtet er und kippt mit dem Sessel wieder zu uns nach vorn. Der Aufwand, alles zu kontrollieren, was die Firmen treiben, wäre viel zu groß, zumal diese darin geübt seien, Werbung als Information zu verkaufen.

Ulmer schildert, wie die Pharmalobbyisten vorgehen, um ihn zu überzeugen. Meistens rufen große Beratungsfirmen in seinem Büro an und bitten um einen Termin. Diese Firmen haben »Public-Affairs-Spezialisten«, deren Aufgabe es ist, Öffentlichkeit für Themen herzustellen. Sie bauen Netzwerke in die EU-Institutionen und in die deutsche Regierung auf, haben genaue Kenntnis darüber, wer was entscheidet und welcher Politiker dabei wichtig ist. Ihre Auftraggeber, die Pharmakonzerne, können schlecht selbst anrufen. »Die Beratungsfirmen sind die Türöffner, die machen überall Termine, in der EU-Kommission, im Parlament, und bringen dann im Schlepptau die Pharmaleute mit.« Ulmer kennt das Spiel. Es sind immer dieselben Argumente: von der »Informationsgesellschaft«, in der alles offen und zugänglich sein müsse, wie in den USA, wo alles im Internet stehe.

Manche dieser Lobbyisten bringen auch gleich Handfestes mit, um ein Gesetz in die richtige Richtung zu lenken. »Die lange genug hier sind, die Cleveren, haben die fertig formulierten Änderungsanträge mit dabei, am besten auf einer CD, da bräuchte ich bloß noch meinen Namen draufschreiben und das dann ins Europäische Parlament einbringen.« Ulmer lacht laut auf und streicht an seinem Vollbart entlang.

Er berichtet, dass die ehemalige Gesundheitsministerin Andrea Fischer die Seite gewechselt habe. Uns ist sie in Brüssel selbst schon als Lobbyistin über den Weg gelaufen. Seit ihrem Ausstieg aus der Politik arbeitet sie für eine dieser großen Beratungsfirmen und spielt den Türöffner auch für Pharmafirmen, ihr Titel als ehemalige Gesundheitsministerin hilft natürlich ungemein.

So standhaft wie Ulmer sind nicht viele. Einige Europa-Abgeordnete, vor allem aus neuen Mitgliedstaaten, lassen sich vom Auftritt der Lobbyisten beeindrucken oder erleichtern sich ihre Arbeit durch sie. Wenn man sich bei einem Thema nicht gut auskennt, sind vorformulierte Anträge verlockend und zeitsparend. Ulmer wird bei seiner Position bleiben, er will eine unabhängige Internetplattform über Krankheiten und Medikamente, mehr ist mit ihm nicht zu machen.

Ein nobler Empfang

Wie die Brüsseler Lobbymaschinerie funktioniert, erleben wir bereits drei Stunden später. Wir haben eine Einladung zu einem »Parlamentarischen Abend«, den der Bundesverband der Pharmazeutischen Industrie (BPI) veranstaltet. Der Termin hat sich in der

Branche herumgesprochen, die Einladung kam über die Pressestelle des Pharmaverbands. Man versucht, Journalisten auf die eigene Seite zu ziehen.

Wir werfen uns in Anzug und Kostüm und sind beeindruckt von dem noblen Ambiente, das wir betreten. Mehrere kleine Salons mit edlem Stuck an den Decken gruppieren sich um einen Festsaal aus dem 19. Jahrhundert mit Parkett und riesigen Kronleuchtern. Wer in Brüssel Geld hat, lädt in diese Räume ein, wie die Pharmaindustrie heute zur Diskussionsrunde zum Thema »Das Pharmapaket – ein neuer Rahmen für Patientensicherheit und Patienteninformation«.

Wir sind etwas aufgeregt, weil wir einen Plan haben. Einer von uns tritt offen als Journalist auf, der andere als Pharmaberater, als einer von ihnen. Das funktioniert, weil uns noch niemand hier kennt. Mal sehen, was jeder von uns herausbekommt. Wir müssen auf jeden Fall darauf achten, dass wir keine Blicke austauschen, wir kennen uns nicht.

Klassische Musik stimmt im Festsaal auf den Abend ein, der Champagner fließt. Wir haben die lange Gästeliste am Eingang unauffällig gescannt. Viele Vertreter von deutschen Ministerien sind hier, EU-Abgeordnete, der Deutsche Apothekerverband und auch der Bund Deutscher Zeitschriftenverleger. In Sachen Pharmawerbung ist anscheinend eine unheilige Allianz zwischen großen Verlagen und der Pharmaindustrie im Gange. Die Zeitschriftenverleger betreiben ebenfalls massiv Lobbyarbeit für eine Lockerung des Werbeverbots, weil die Pharmabranche ein zahlungskräftiger Anzeigenkunde ist.

Nach den ersten Gläsern hält der Vorstandsvorsitzende des Bundesverbandes der Pharmazeutischen Industrie seine Rede auf Englisch, das grottenschlecht ist. Die Entscheidung, ein Büro in Brüssel zu eröffnen, sei wichtig gewesen, weil die EU-Gesetzgebung den nationalen Pharmamarkt dominiere. »Wir wollten unsere 260 Mitgliedsfirmen näher an die Entscheidungsprozesse heranbringen«, führt der Verbandschef aus. Der deutsche Pharmamarkt sei immerhin der größte in ganz Europa. Zwei erfolgreiche Jahre in Brüssel lägen hinter ihnen.

Er kommt auf ein Hauptanliegen des Verbandes zu sprechen: »Der BPI betont, wie wichtig der informierte Patient ist.«

Der Vorstandsvorsitzende behauptet nun ernsthaft, dass die Informationen im Internet deshalb oft irreführend seien, weil »einer Partei in dem Spiel, die Entwicklung und Marketing macht, nicht erlaubt wird, an diesem Informationsprozess für verschreibungspflichtige Arzneimittel teilzunehmen«. Welches Spiel meint er? Die Gesundheit der Menschen – ein Spiel? Irreführend sind in der Regel genau die Seiten, die von der Industrie betrieben werden.

Nach seinem Vortrag beginnt die Diskussionsrunde. Ein EU-Abgeordneter der CDU, Peter Liese, findet den Vorschlag zur »Patienteninformation« nicht perfekt, aber er verspricht, dass es in der Debatte keinen Verzug mehr geben werde. Er wolle nicht blockieren, nur ändern. Wenn das sein CDU-Kollege Ulmer hören würde! Schon 2002, so erfahren wir, hat es einen Versuch der Pharmaindustrie gegeben, das Werbeverbot auf EU-Ebene anzugreifen. Liese erzählt auf dem Podium, dass er damals zu einer Konferenz in Bratislava eingeladen war, und gegenüber vom Hotel habe ein riesiges Plakat gehangen: ein Paar im Bett und eine kleine blaue Pille. »Ich finde, das ist nicht nur Information, es ist produktbezogene Information. Es war eine klare Message: Wenn du ›Viagra‹ nimmst, hast du keine Probleme mehr.« Er habe dann die Leute von Pfizer gefragt, ob das die unabhängige Information sei, die sie in Europa legalisiert haben wollten. Man müsse nach seiner Auffassung über bestimmte strittige Punkte des »Pharmapakets« noch diskutieren.

Dann berichtet er von einem Gespräch, das er mit der Chefin vom Verband forschender Arzneimittelhersteller geführt hat: »Sie hat mir gesagt, ihre amerikanischen Mitgliedsunternehmen würden gern aggressivere Werbung in Europa machen.« Gemeint sind Pharmariesen wie Pfizer und Co.

Ein Stuhl auf dem Podium ist noch leer. Es ist der des Abgeordneten Jorgo Chatzimarkakis, er gehört zur deutschen FDP-Fraktion im Europäischen Parlament. Seinetwegen sind wir eigentlich gekommen. Uns wurde zugetragen, er sei die treibende Kraft für die Pharmaindustrie. Als die Veranstaltung schon zur Hälfte vorüber ist, taucht er auf. Er nickt den Vertretern der Industrie freundlich zu. Selten haben wir einen so arroganten Politiker erlebt. Er entschuldigt sich nicht einmal für seine Verspätung, sondern fängt sofort an, den CDU-Mann Liese zu beschimpfen, als »Mullah« und Hardliner. Er regt sich über den kritischen Ausschuss auf, in dem Liese sitzt. Dann spielt er die persönliche Karte, die immer gut ankommt: »Meine Mutter kann die Beipackzettel ihrer sieben Medikamente nicht lesen. Sie vermeidet es, weil sie von Juristen für Juristen geschrieben sind«, poltert er. Nur darum ginge es, die »Hauptmessage in verständlicher Form an den Patienten zu übermitteln«. Sein Blick ist stechend, einschüchternd. »Ich bin happy mit dem Vorschlag der EU-Kommission.« Er wendet sich zum Publikum, darunter Politiker, und sagt mit ernster Miene: »Ich sitze hier und repräsentiere auch Ihre Mutter, Ihren Vater, Ihre Kinder.« Auch den Industrieleuten im Saal macht er Hoffnung, dass ihre Interessen berücksichtigt werden.

Nach der Diskussion verteilen sich die etwa 150 Gäste in den edlen Salons. Es geht weiter mit Champagner und delikaten Häppchen. Wir nehmen uns lieber ein Wasser. Einer von uns beiden, der den Pharmaberater spielt, sucht nach dem FDP-Mann. Chatzimarkakis ist klein, trägt einen teuren Anzug und sieht mit seinem kantigen Gesicht dem französischen Präsidenten Sarkozy ähnlich. Der Pharmaberater von uns erzählt ihm, dass die Konzerne, für die er arbeiten würde, wissen möchten, ob er den Vorschlag zur »Patienteninformation« noch durchbringen könne. »Ja, aber nicht sofort«, antwortet er. »Wann?« Nächstes Jahr, glaubt er, wenn Spanien die neue Ratspräsidentschaft übernehme. Er fliege nächste Woche nach Madrid, da werde er den Gesundheitsminister darauf ansprechen. Also sei er in der Sache unterwegs? »Ja, ja, total, keine Sorge.« Er bricht das Gespräch ab, weil noch andere mit ihm reden wollen.

Auch ein mittelständischer Pharmaunternehmer redet offen, weil er denkt, ein Pharmaberater stünde vor ihm. Ob es sich für seine Firma und die Branche lohnen würde, wenn man den Patienten direkter anspreche? »Klar. Das ist immer viel bedeutender, wenn Sie direkt den Kunden ansprechen können und ihn von Ihrem Medikament überzeugen«, meint der Unternehmer. »Mit Sicherheit bewirken wir damit eine Nachfrage, die zu mehr Absatz führt. Davon bin ich überzeugt. Der Patient lechzt ja nach Informationen. Warum informiert er sich denn im Internet? Wenn das von der EU erlaubt wird, dann wird das mit Sicherheit für die Pharmaagenturen ein ganz interessantes Geschäft.«

Der Journalistin von uns beiden wird das Gegenteil aufgetischt. Der Chef vom Bundesverband der pharmazeutischen Industrie reagiert unfreundlich auf die Fragen. Eine Änderung in dieser Angelegenheit sei wichtig, im Internet wisse man nie, auf welche Informationen man stoße, da gebe es viele unzuverlässige Quellen. »Wer kennt die Produkte besser als der Hersteller?«, erwidert er schnippisch. Es gehe ja nur um »sachliche Informationen«. »Jeder Autohersteller darf schließlich werben, technische Daten herausgeben, nur die Pharmaindustrie nicht.« Mehr will er dazu nicht sagen.

Ein hinkender Vergleich – beim Auto kann man selbst überprüfen, ob die Versprechen stimmen, beim Arzneimittel nicht, und es kann einen das Leben kosten, wenn das Medikament ein Risiko hat, das verschwiegen wird.

Ein Pressesprecher des Verbandes ist nach einigen Gläsern Bier gesprächiger. Wir fragen ihn, warum die Pharmafirmen in Amerika zum Beispiel unerlaubte Werbung machten, obwohl sie wie jetzt im Fall Pfizer damit rechnen müssten, dass hohe Strafzahlungen von etwa 2,3 Milliarden Dollar fällig seien? Lohne sich das vom Umsatz her noch? »Klar«, sagt er, »die verdienen noch eine Milliarde zusätzlich.« Er wird deutlicher: Die Firmen legten zurück, was an Strafe zu erwarten sei, sie kalkulierten das vorher mit ein. Während die Werbung dann laufe und bis die Behörden schließlich aufmerksam würden, den Fall prüften und die Prozesse anliefen, machten die Firmen mit dem Medikament noch eine Milliarde Umsatz, die dann trotz Strafe übrig bleibe.

An unserem Tisch entwickelt sich ein äußerst interessantes Gespräch über Lobbying. Ein ruhiger Herr lässt durchblicken, dass er Pharmafirmen wissenschaftlich berate. Er habe schon der Tabakindustrie empfohlen, wie sie in Brüssel vorgehen sollte. Der Mann trägt für Pharmafirmen zusammen, mit welchen Fakten sie argumentieren sollten, welche Punkte zum Beispiel Patientenorganisationen anbrächten, die man für die eigene Strategie benutzen könne. Das »Dossier« oder »Hand-out«, das er verfasse, drücke er den Lobbyisten der Firmen in die Hand. Sie gingen damit bei den Abgeordneten »hausieren«. Alle Seiten versuchten zu lobbyieren, wirft ein anderer in die Runde, aber wer es am besten dem Abgeordneten verkaufen könne, setze sich eben durch. Wir bringen an, dass es ja Lobbyisten gibt, die sogar an Gesetzen mitschreiben. »Ja, von denen sind einige heute hier«, antwortet einer, die Männer lachen.

Immer wieder ist am Tisch die Rede von »Big Pharma«, den Pharmariesen. Ein Unternehmer verrät, dass die Großen gar keine Ideen mehr hätten, keine Innovationen bei den Arzneien entwickeln würden. Die Neuheiten kämen vielmehr von kleineren Firmen. »Die Konzerne schicken zahllose Scouts hinaus, die alle Labore und Universitäten abklappern, um zu sehen, an was da geforscht wird. Die steigen erst ein, wenn sie glauben, das hat Potenzial«, erzählt einer. Wir fragen, warum die Firmen dann immer jammern, dass ihre Forschungs- und Entwicklungskosten so hoch wären, 800 Millionen US-Dollar, würde immer beteuert?

»Weil sie damit das Geld meinen, das sie den kleinen Firmen zahlen, die eine Arznei entwickelt haben. Sie kaufen es einfach ab, das ist teuer.« Wieder lachen alle herzhaft. Sie halten die Journalistin am Tisch für total naiv.

Bevor wir gehen, bitten wir den umtriebigen FDP-Abgeordneten noch um ein Interview am nächsten Tag. Er sagt, sein Büro werde sich melden, ob das möglich sei. Viel Lust darauf haben wir nicht, weil er so gereizt wirkt. Am nächsten Morgen erhalten wir einen Anruf, der Termin klappt. Sein Referent holt uns am Eingang des Europäischen Parlaments ab und bringt uns zu ihm.

Wir finden Jorgo Chatzimarkakis auf der Medienetage, er steht vor einer Kamera und liest einen Text ab, es geht um unser Thema »Patienteninformation«. Das sei für eine Diskussionsveranstaltung des »European Life Science Circle«, klärt uns der Referent auf. Wer der Organisator dieses europäischen Zirkels sei, fragen wir. »Jedes Jahr ein anderer, in diesem Jahr ist es der Pharmakonzern Roche.«

Der Kreis trifft sich mehrmals im Jahr, hochrangige Vertreter der EU-Kommission, der Pharmabranche und von Patientenverbänden sind darin vertreten. Womit sich der »European Life Science Circle« beschäftigt, ist interessant. Auf der einen Seite ist von Wachstum und Wettbewerbsfähigkeit die Rede, davon, »unnötige Hemmnisse und Hürden abzuschaffen« – für die Pharmaindustrie, versteht sich. Auf der anderen Seite stellt man sich als Anwalt des Patienten dar.

Nachdem Jorgo Chatzimarkakis sein Video aufgenommen hat, in dem er dramatisch gestikuliert, um jedem Satz Gewicht zu verleihen, begrüßt er uns, wieder mit diesem stechenden Blick. Wir setzen uns auf einen Kaffee hin. Als wir das Diktiergerät einschalten, nimmt Chatzimakarkis sogleich eine bedeutungsvolle Haltung ein. Schon bei der ersten Frage, inwiefern der Vorschlag »mehr Information von der Pharmaindustrie« dem Patienten nutzen soll, maßregelt er uns. »Sie haben die Frage ein bisschen falsch gestellt.« Er beugt sich nah herüber, was wie ein Einschüchterungsversuch wirkt. Es gehe nicht um Informationen der Pharmaindustrie allein, ihn interessiere in erster Linie der Patient. »Es geht darum, den Beipackzettel zu erweitern, wir nennen das Beipackzettel Plus. Er muss sexy sein, sodass der Patient ihn gern zur Hand nimmt.«

Was hat man von einem sexy Beipackzettel, wenn man das Medikament nehmen muss und nur wissen will, auf welche Nebenwirkungen man gefasst sein sollte? Er reduziert den Vorschlag geschickt auf den Beipackzettel. Da ist wenig Widerspruch zu erwarten. Dabei soll die Tür noch sehr viel weiter aufgestoßen werden. Als wir ihn direkt danach fragen, wird er pampig. »Da steht nichts von Industrie, das wird immer hineininterpretiert. Deswegen bin ich auch ein bisschen irritiert, um nicht zu sagen, erbost über die ständige Reduzierung des Themas auf: Industrie will mehr Informationen an den Patienten bringen.« Chatzimakarkis wirkt künstlich erbost. »Wenn es so wäre, würde ich mich vetohaft dagegen wehren, denn das Parlament ist nicht dazu da, die Interessen der Industrie voranzutreiben.«

Das also ist die Version, die er sich für die Presse zurechtgelegt hat. Im Interview wirft er sich weiter ins Zeug. Man müsse den Patienten »empowern«. Auf die Frage, was das bedeute, muss er selber überlegen. »Empowern, äh, mündig gemacht werden. Wir brauchen mündige Patienten, die mündig damit umgehen.« Auch er setzt dieses Allzweckargument ein. Die Verantwortung soll an den Patienten abgedrückt werden. Jetzt kommt Chatzimakarkis in Fahrt. »Empowern heißt, man muss jedem die Möglichkeit geben, sich selbst drum zu kümmern, und der Patient sollte nicht denken, der Arzt hat mir das und das gesagt, und das befolge ich jetzt blind.« Soll er lieber den Interessen der Pharmaindustrie folgen? Auf alle Gegenargumente kontert er, er kenne sie schon.

Wir werden konkret: Ob er für eine Liberalisierung des Werbeverbots sei? »Stopp, stopp. Ein No-Go! Das Wort ist nie gefallen«, plärrt er, dass man erschrickt. »Der Vorschlag sieht vor, dass es Vorabkontrollen geben soll.«

Wir fragen, wie die Kontrolle überhaupt funktionieren könne, bei der Fülle von Internetseiten und Angeboten, die Firmen dann verbreiten. Die Behörden hätten doch jetzt schon kein Personal für ihre Aufgaben. »Ja, ja, ja«, antwortet er herablassend. Er plädiere natürlich dafür, dass die Behörden mehr Geld bekommen müssten. Wie unrealistisch das ist, weiß er selbst – und die Pharmafirmen wissen das auch.

Eine Arbeitsgruppe, zu der er gehörte, hätte lange an dem Vorschlag gearbeitet und acht Qualitätskriterien aufgestellt, »wobei wir die Expertise von 27 Ländern eingebracht haben«. Diese Kriterien lauten zum Beispiel: Die Informationen müssen objektiv, verständlich und aktuell sein, auf Fakten basieren und Erwartungen der Patienten berücksichtigen. Warum man für solch selbstverständliche Anforderungen so viele Jahre und so viel Expertise braucht, ist uns ein Rätsel. Vor allem sind die Kriterien so allgemein formuliert, dass es im Einzelfall immer eine Frage der Auslegung sein wird.

Als wir dem FDP-Abgeordneten vorschlagen, es sollten doch besser unabhängige Institutionen gefördert werden, die ja existieren und wirklich objektiv informieren könnten, geht er gar nicht darauf ein.

Wir lassen nicht locker: Was ist mit den Kosten, die dadurch entstehen, dass noch mehr neue, teure Medikamente aufgrund von Werbung verordnet werden? »Ja, ich weiß. Alles, was Sie sagen, kommt von denen, die das verhindern wollen. Alles bullshit.«

Aber wie bekomme man seiner Meinung nach die explodierenden Arzneimittelausgaben in Deutschland in den Griff? »Wenn Sie innovative Produkte anwenden, mag das die Kosten vorübergehend hochtreiben, langfristig senkt es sie.«

Schön wär's. Die Krankenkassen konnten diesen Effekt bisher nicht feststellen.

Wir gewinnen in Brüssel den Eindruck, dass so mancher EU-Abgeordneter vergisst, dass er vom deutschen Steuerzahler dorthin geschickt wird und dessen Interessen zu vertreten hat.

Für die Pharmaindustrie stehen die Zeichen gut, sich in Brüssel mit ihrem Angriff auf das Werbeverbot durchzusetzen. Es wird sowieso nicht ihr letzter Versuch bleiben.

Die hehren Patientenverbände

In Brüssel haben wir erfahren, dass es mittlerweile noch eine weitere Lobby gibt, die das Geschäft der Pharmaindustrie dort unterstützt: mächtige Patientenorganisationen auf EU-Ebene. Sie sitzen bei wichtigen Diskussionen mit am Tisch, springen der Industrie oft kritiklos bei und sind in vielen Fällen alles andere als unabhängig.

Wir bekommen den Tipp, uns eine dieser EU-Organisationen mal genauer anzusehen. Ihr Name ist Europa Donna. Nach Eigendarstellung repräsentiert sie die Interessen von Millionen europäischer Frauen in Sachen Brustkrebs und engagiert sich für eine optimale Behandlung der Krankheit.

Wir haben ein Treffen mit der SPD-Politikerin Karin Jöns, die uns erzählen will, was sie in dieser Organisation Abenteuerliches erlebt hat, wie sie am Telefon andeutete.

Karin Jöns betritt dynamisch das Café am Bremer Rathausplatz, wo wir verabredet sind. Wir erkennen sie sofort, sie trägt die rötlich braunen Haare sehr kurz, und die kantige Brille ist fast schon ihr Markenzeichen. Es dauert nur wenige Minuten, dann sind wir bei der Sache. Die 57-Jährige ist uns auf Anhieb sympathisch. Jöns war 15 Jahre als SPD-Abgeordnete im Europäischen Parlament, ihr Schwerpunkt war Sozialpolitik.

Mitten in einem Wahlkampf erhielt sie die Diagnose Brustkrebs. Sie war geschockt, ergriff aber die Initiative, erkundigte sich, an welchen Kliniken die Spezialisten für Brustkrebs sitzen. Sie fand damals einen Arzt, der ihre Brust nicht verstümmeln wollte, sondern brusterhaltend operierte. Zu diesem Zeitpunkt war das noch völlig unüblich. Nach dieser Erfahrung wollte sie auch andere Frauen davor bewahren, durch die Operation entstellt zu werden. Sie wollte dafür sorgen, dass es einheitliche Leitlinien zur Behandlung von Brustkrebs gibt.

Karin Jöns redet ohne Punkt und Komma, zum Glück haben wir ein Aufnahmegerät mitgebracht. Irgendwann ist sie auf die

Organisation Europa Donna gestoßen, die sich dem Kampf gegen Brustkrebs widmet. Europa Donna konnte eine EU-Politikerin gut als Aushängeschild gebrauchen. Karen Jöns wurde schließlich Präsidentin von Europa Donna Deutschland und baute den Ableger der Organisation erfolgreich auf. Als Parlamentarierin boxte sie in der EU einen Brustkrebsbericht samt Vorgaben für Leitlinien durch, wie Brustkrebszentren qualitätsgesichert zu arbeiten haben. Als sie von diesem Bericht erzählt, strahlt sie über das ganze Gesicht. Gemeinsam mit Europa Donna hatte sie obendrein eine Arbeitsgruppe zum Thema Brustkrebs im Europäischen Parlament eingerichtet. Alles schien auf einem guten Weg zu sein.

Doch 2006 kam eine Diskussion über den Einfluss der Pharmaindustrie auf. »Europa Donna hat mir jahrelang erzählt, sie würden zu 30 Prozent von Pharmafirmen finanziert, nicht mehr. Und keine Maßnahme sei allein von der Pharmaindustrie gesponsert«, schildert Jöns. Sie habe das geglaubt und sich um die Finanzen des europäischen Dachverbandes nicht gekümmert. Bei ihrem Ableger in Deutschland, das betont sie mehrmals, hätte sie »keinen einzigen Cent Pharmageld drin gehabt«, das könne sie belegen.

Ganz anders sah es bei der Dachorganisation aus. Als Jöns endlich den ersten Geschäftsbericht erhielt, war sie schockiert. »Mir wurde ganz anders. Ich stellte fest, dass 86 Prozent des Haushalts von Europa Donna aus Pharmageldern bestand, in einem Jahr waren es sogar über 90 Prozent.«

Sie zeigt uns den Bericht: Im Jahr 2006 hatte die Organisation von mehreren großen Pharmafirmen Summen erhalten, die fast die gesamten Einnahmen ausmachten: etwa von Roche rund 49000 Euro, von GlaxoSmithKline 54000, von Schering 50000 und von einem Verein »V.Z.W.-B.C.W.G« sogar 400000 Euro. Dieser Verein kam der EU-Abgeordneten Jöns seltsam vor, und sie wollte Aufklärung von der Geschäftsführung Europa Donna. Aber keiner war bereit, etwas über den Verein zu sagen. Sie und ihre Mitarbeiter hätten alles versucht, um herauszubekommen, wer dahintersteckte. Ohne Erfolg. »Nun kommt der Hammer«, rutscht ihr immer dann heraus, wenn es spannend wird. Der Geschäftsbericht 2007 sah nicht besser aus, noch mehr Pharmakonzerne tauchten als Sponsoren auf, wie Novartis mit 125 000 Euro, einer unglaublich hohen Summe.

Jöns fiel außerdem auf, dass bei Veranstaltungen von Europa Donna immer wieder Werbung für Medikamente ausgelegt wurde, etwa für Hormontherapien. Daraufhin geriet die energische Abgeordnete mit Europa Donna aneinander. »Dort rastete man aus«, erzählt Jöns. Sie forderte von der Organisation eine Erklärung zum Pharmasponsoring, aber die Geschäftsleitung war dazu nicht bereit und wies die Vorwürfe zurück. Jöns zog die Konsequenz daraus. Als Vorsitzende der Arbeitsgruppe Brustkrebs im Parlament führte sie einen Beschluss herbei, die Zusammenarbeit mit Europa Donna zu beenden. Sie ging mit einer Pressemitteilung an die Öffentlichkeit. Ihren Ausstieg begründete sie – mit »der jetzt bekannt gewordenen Tatsache, dass Europa Donna dermaßen pharmazeutisch abhängig ist«. Der deutsche Verein löste sich schließlich auf, weil man sich von den Praktiken der Dachorganisation distanzierte.

Karin Jöns hat erst im Nachhinein verstanden, was die Rolle von Europa Donna ist. Die Organisation besteht aus 41 Foren weltweit. »Das Forum in Kasachstan zum Beispiel besteht aus einer Präsidentin und vielleicht noch fünf Frauen. Der Dachverband Europa Donna zahlt alles. Die Frauen glauben, sie kämpften völlig unabhängig gegen Brustkrebs. Dabei werden sie nur benutzt.« Die jährlichen Treffen in teuren Hotels seien Luxusreisen, die diese Frauen sich sonst nie leisten könnten. Genau über diese Foren verschaffe sich die Pharmaindustrie letztlich ein Entree in den entsprechenden Ländern. »Ich weiß auch aus anderen Bereichen, wie heftig die Pharmaindustrie im Europäischen Parlament ›lobbyiert‹ hat, zum Beispiel mit Professoren aus den neuen Mitgliedstaaten der EU, die Vorträge gehalten haben, um auf die schlechte Versorgungssituation in ihren Ländern aufmerksam zu machen.

Sie referierten, wie wichtig es sei, dass auch sie den Zugang zu neuen Medikamenten bekämen. Auf den Vortragsfolien war meist das Logo einer Pharmafirma«, erinnert sie sich. »New Access to drugs«, neuer Zugang zu Medikamenten, sei der Slogan gewesen. Karin Jöns ist heute der Meinung, dass Europa Donna vor allem den Zweck hat, neue Absatzmärkte besonders in osteuropäischen Ländern zu öffnen.

Als sie die Zusammenarbeit mit der Organisation aufkündigte, hat sie eine neue Sponsorkultur angemahnt und einen Brief an alle Foren von Europa Donna geschickt. Sie bekam so gut wie keine Reaktion. Die Direktorin der Dachorganisation rechtfertigt sich öffentlich damit, dass man ohne dieses Pharmasponsoring nicht so viele Projekte realisieren könne, weil die EU-Kommission nicht genügend finanzielle Mittel bereitstelle. »Wie sollen wir also an Geld kommen?«, argumentiert sie. Doch Karin Jöns ist überzeugt davon, dass man es auch ohne Pharmageld schaffen kann, so wie sie es beim deutschen Ableger gemacht hat. »Es ist nicht einfach, aber möglich«, so ihr Credo. »Die Pharmafirmen benutzen zwar die Patientenorganisationen, aber diese lassen sich auch benutzen und kaufen.«

Aufgefallen ist der kämpferischen Abgeordneten, dass die großen EU-Patientenorganisationen zum Beispiel keine Aktionen gegen die hohen Medikamentenpreise der Hersteller machen oder diese kritisieren. Und sie engagieren sich nie für sinnvolle Behandlungsalternativen ohne Medikamente. Sie fordern immer nur schnellen Zugang zu neuen Arzneien – ganz im Interesse der Industrie.

Karin Jöns verabschiedet sich mit wehendem Mantel und wünscht uns viel Erfolg bei unserer Recherche gegen diesen Sumpf.

Wir suchen weiter nach Beweisen. Wir finden ein Projekt auf europäischer Ebene, das Europa Donna gemeinsam mit dem Konzern Novartis organisiert, das »GAEA-Projekt«. Es wird behauptet, eine Umfrage unter europäischen Frauen hätte ergeben, dass Brustkrebspatientinnen wichtige lebensrettende Informationen nicht erhalten würden. Viele Betroffene wüssten nicht, wie man das Rückfallrisiko reduziere, nämlich durch eine bestimmte ergänzende Therapie mit »Aromatasehemmern«.

Zufällig vertreibt Novartis ein Medikament dieser Wirkstoffgruppe, und zufällig ist Novartis einer der Hauptsponsoren von Europa Donna. Den Patientinnen wird eingeredet, ein anderes, älteres Brustkrebsmittel sei schlechter als die »Aromatasehemmer«, das stimmt nach wissenschaftlichen Erkenntnissen aber nicht. Erwähnt wird ebenfalls nicht: Die vorgeschlagene fünfjährige Therapie mit einem solchen Medikament ist teuer, weil Novartis für 100 Tabletten derzeit um die 600 Euro verlangt.

Viele andere EU-Patientenorganisationen, die wir noch überprüfen, werden größtenteils aus Geldern der Pharmaindustrie finanziert. Deshalb beziehen sie fast nie Stellung gegen sie. Das Fatale daran ist, dass Patientenorganisationen bei der europäischen Gesetzgebung eine immer wichtigere Rolle spielen. Viele dieser Verbände haben auch Ableger in Deutschland. Politiker hören auf sie, weil sie denken, man müsste die Perspektive der Patienten berücksichtigen. Dass diese Patientenorganisationen weitestgehend ein Sprachrohr der Pharmasponsoren und keine eigene kritische Stimme sind, wird nicht wahrgenommen. Man lässt sich dadurch blenden, dass die meisten Patientenverbände inzwischen ihre Sponsorensummen mehr oder weniger offenlegen. Diese Transparenz ist allerdings nur eine vermeintliche. Warum, zeigt folgende Begegnung.

Wir haben in einem Pharmaseminar eine Frau kennengelernt, die eine interessante Funktion in einem großen Pharmakonzern innehat: »Senior Managerin Patientenvertretung«. Die Aufgabe ihrer Abteilung ist die Kontaktpflege zu Patientenorganisationen. Man wolle etwas über die Bedürfnisse der Patienten erfahren, erklärt sie uns. Mit den Vereinen mache man gemeinsame Veranstaltungen, etwa zum Thema »Unterversorgung bei Alzheimer«. Gerade hier liegt das Problem: Den Patientenorganisationen wird eingeredet, es gebe eine Unterversorgung mit Alzheimer-Medikamenten, die man nicht hinnehmen dürfe. Sie werden für Kampagnen eingespannt. In Wirklichkeit gibt es diese Unterversorgung nicht, vielmehr werden in Deutschland fast zu viele Alzheimer-Mittel mit zweifelhaftem Nutzen eingesetzt. Ob die medikamentöse Behandlung in vielen Fällen überhaupt der richtige Weg ist, wird an keiner Stelle hinterfragt. Dabei wäre genau das im Interesse der Patienten. Die Senior Managerin betont, dass die finanzielle Unterstützung vollkommen transparent sei, aber einige Minuten später räumt sie ein, dass natürlich der Umsatz der Firma bei dieser Sache eine Rolle spiele.

7

Die Pharmaindustrie redet vom Fortschritt

Imagepflege auf der Straße

Die Pharmaindustrie beklagt sich bei jeder Gelegenheit über ihr schlechtes Image. Als Journalist bekommt man regelmäßig vorgeworfen, man verbreite über die Industrie negative Klischees, die nicht stimmten. Früher hat die Pharmaindustrie das schlechte Image nicht gestört, der Patient war nicht so wichtig, und die Krankenkassen haben bezahlt, ohne zu murren. Aber jetzt muss sich die Industrie etwas einfallen lassen, um den Patienten zum Verbündeten zu machen – gegen Politik und Krankenkassen. Seit einiger Zeit fährt die Industrie eine PR-Kampagne in eigener Sache. In Leipzig hat uns der Verband der forschenden Arzneimittelhersteller, der VfA, zu einer besonderen Eröffnung eingeladen.

Lächelnd stehen die Pressesprecherin des Pharmaverbandes und der Wirtschaftsbürgermeister von Leipzig vor den Fotografen und vor einer Röhre, die mit rot glänzendem Stoff verhüllt ist. Der Vorhang fällt, und die »Pipeline für Ihre Gesundheit« wird eingeweiht. Blitzlichtgewitter. Das neun Meter lange Gebilde ist eine begehbare Röhre für die Bürger und soll die Pharmaforschung in Deutschland symbolisieren.

»Jeden Tag machen unsere Forscher 13 Millionen Euro locker, um in neue Arzneimittel zu investieren. Wir wollen informieren, wie wichtig Forschung ist. Denn mit unserer Arbeit sind wir ein echter Stabilisator für die Wirtschaft«, verkündet die Pressesprecherin Susan Knoll.

Der Bürgermeister Uwe Albrecht kommt nun an die Reihe und findet die Inhalte dieser »Pipeline der Gesundheit« sehr gut. »An wen kann man am Ende die Hoffnung knüpfen, dass einem geholfen wird? Doch nur an diejenigen, die sich mit Forschung und Wissenschaft beschäftigen.« Wirtschaftlich gesehen, schwelgt er, »passiert hier richtig viel Wertschöpfung für den Standort Deutschland«.

Wir fragen Uwe Albrecht nach seiner Rede, wie viele Arbeitsplätze die Pharmaunternehmen in der Forschung in Deutschland haben. »65 000«, antwortet er. Fünf Minuten später fragt er die Pressesprecherin des Pharmaverbandes: »Ich habe gerade 65 000 gesagt, wie viele sind es denn?« Ihre Antwort: »17 000.«

Susan Knoll ist nicht leicht aus der Ruhe zu bringen. Die Frau in dem braunen Hosenanzug ist ein Profi. Ihr Make-up ist dick aufgetragen, es wirkt maskenhaft. Ihre weißen Zähne blitzen, wenn sie lächelt. Der Verband forschender Arzneimittelhersteller vertritt die weltweit größten Pharmakonzerne in der Branche. Der VfA lebt von seinem Image als mächtige Lobby in Deutschland.

Wir betreten die Röhre. Gleich zu Beginn liest man »Forschung ist die beste Medizin« und »Entdecken Sie die Welt innovativer Pharmaforschung«. Vor den aufgestellten Monitoren stehen schon einige Bürger. An der ersten Station legt ein älterer Herr seine Hand auf einen »Rheuma-Simulator«. Eine Stimme ertönt: »Wie fühlt sich der medizinische Fortschritt bei rheumatoider Arthritis an? Legen Sie Ihre Hand auf die Steuerung.« Man soll mit den Fingern Tasten betätigen und damit schwarze Punkte treffen, die auf die Finger zukommen. Dazu hallen schreckliche Klaviertöne durch die Pipeline. Wir probieren das Gerät aus. Am Anfang fällt das Drücken schwer. Das soll simulieren, wie es sich anfühlt, Rheuma zu haben – im Jahr 1900, wo es noch keine Rheuma-Medikamente gab. Man sieht eine dicke, entzündete Hand. Dann geht es immer leichter, bis auf dem Monitor die Jahreszahl 2050 auftaucht. Da drückt es sich am einfachsten, denn dann wird rheumatische Arthritis, so klärt ein Text auf, »dank innovativer

Therapien vermutlich kein Problem mehr sein«. Uns tut die Hand vom Drücken weh.

An der nächsten Säule kann der Bürger den »Methusalem-Check« machen unter dem Motto: »Wollen Sie einen Blick in Ihre Zukunft werfen? Wir forschen, damit Sie gesund älter werden.« Eine Rentnerin versucht gerade ihr Glück. Der Monitor soll zeigen, wie sie im Jahr 2050 aussehen wird. Sie muss erst auf den Knopf drücken, um ein Foto zu machen, dann Augen und Mund mit einem Pfeil markieren, was mühsam ist. Wir helfen ihr. Die Zeitreise startet mit einem Knopfdruck. »Oh Gott, das sieht ja aus! Was hab ich denn da für Falten?« Die Rentnerin guckt in ihr zukünftiges Gesicht, das an einen geschrumpften Alien erinnert. Was ihr das nun sagen soll? Sie zuckt mit den Schultern. Als danach ein älterer Herr in sein faltiges Antlitz blickt, sagt er nur trocken: »So sehe ich doch jetzt schon aus.«

An einer Station geht es um Diagnosen. »Wir ermitteln jetzt zwei Erkrankungen, die in Ihrer Altersgruppe häufig diagnostiziert werden«, schallt es aus dem Lautsprecher.

Eine ältere Frau gibt ihr Alter und ihre Körpergröße ein, und wieder wird ein Foto gemacht. Kurz darauf teilt ihr eine Stimme die Diagnose mit: In ihrer Altersgruppe sei das Risiko, an Osteoporose oder Parkinson zu erkranken, sehr hoch. Die Frau dreht sich zu uns um und fragt: »›Könnte‹ heißt das doch und nicht, dass ich das habe, oder?« Sie ist verunsichert. Wir beruhigen sie, dass es nur allgemeine Aussagen sind, die für sie nicht zutreffen müssen. Zu beiden Erkrankungen wird ein kleiner Film gezeigt. Er erläutert zum Beispiel, was bei Parkinson im Körper passiert. Er endet mit dem Satz: »Jedoch helfen innovative Wirkstoffe, die Symptome zu kontrollieren …«

Wir fragen die ältere Dame, wie sie sich über neue Arzneimittel informiert. »Über die Medien«, antwortet sie. Wenn sie etwas in einer Zeitschrift über ein neues Medikament für eine ihrer Krankheiten lese, glaube sie das auch.

Wir machen selbst den Diagnosetest: »In Ihrer Altersgruppe ist das Risiko, an Lymphdrüsenkrebs und Brustkrebs zu erkranken, sehr hoch.« Na, vielen Dank, jetzt sind wir auch beunruhigt. Zum Brustkrebs sagt die freundliche Stimme: »Doch hier helfen innovative Medikamente.« Und zum Lymphdrüsenkrebs bekommen wir mit auf den Weg: »Der Pharmaforschung ist es gelungen, einen neuartigen Wirkstoff zu entwickeln … Das hat die Heilungschancen für viele Patienten deutlich verbessert.«

Die Taktik dieser Station scheint zu sein, erst Panik auszulösen, um dann mit dem Versprechen »innovative Medikamente« punkten zu können. Das Wort »innovativ« wird in dieser Röhre sehr oft benutzt, und am Ende hat man den Eindruck, die Pharmaindustrie ist nur um unser Wohl besorgt.

Zu Beginn hatte die Pressesprecherin die Kampagne mit der Pipeline als »Imagebildung« für die Pharmakonzerne bezeichnet. Bei einigen Besuchern hat die Aktion die gewünschte PR-Wirkung. Ein Mann findet: »Man kann sich hier gut informieren.« Wenn sein Arzt ein neues Medikament empfiehlt, vertraut er darauf. Ein Ehepaar hält ebenfalls sehr viel von neuen Medikamenten, wenn sie helfen.

Neben der Diagnosestation befindet sich das »lustige« Tumorspiel mit Joystick. Auf dem Bildschirm sieht man ein rotes, waberndes Teil und daneben den Text: »Ein bösartiger Tumor wurde entdeckt. Dank unserer Forschungserfolge steht Ihnen ein neues Medikament zur Verfügung. Setzen Sie es ein.«

Mit einer gelben Wand – dem neuen Medikament – soll man blaue Hormone davon abhalten, zum Tumor zu wandern. Mit dem Joystick sucht man herum, wo ein Hormon lauert. Wenn eines kommt, soll man auf den »Feuerknopf« drücken, um es mit der gelben Wand zu blocken. Wir suchen nach den bösen Hormonen, die den Tumor wachsen lassen, und, Mist, wir schaffen es nicht, schnell genug zu sein. Das hätte 50 Punkte gebracht. Und auch beim nächsten Hormon sind wir zu langsam, das Medikament abzufeuern. Am Ende des Spiels ist unser Tumor laut Anzeige um 95 Prozent gewachsen. Auf dem Monitor erscheint: »Leider ist es

Ihnen nicht gelungen, das Wachstum des Tumors zu stoppen. Trotzdem gibt es Grund zur Hoffnung, denn in der Arzneimittelforschung wird täglich daran gearbeitet, Krebs in der Realität zu besiegen.«

Das Eigenlob trieft nur so aus den Monitoren. Wir sehen, wie sich eine ältere Dame mit dem Joystick quält und das Spiel nicht versteht. Sie sagt, dass sie selbst ein Krebsmedikament erhält. Das sei aber unglaublich teuer.

Ein Rentner in der Pipeline schimpft ebenfalls über die Medikamentenkosten. »Das sind ja Phantasiepreise, die Pharmafirmen für die Medikamente verlangen«, sagt er. »Wenn ich ›Aspirin‹ kaufe, dann nie in Deutschland, lieber in der Türkei. Es ist um ein Vielfaches billiger.«

Die Pressesprecherin reagiert genervt auf unsere Frage nach den hohen Preisen. »Ich glaube, wir tun gut daran, nicht permanent darauf herumzureiten, dass die Arzneimittelkosten steigen, sondern wir werden uns daran gewöhnen müssen, dass sie steigen sollen, damit wir bei guter Lebensqualität lange gesund bleiben.« Sie lächelt angestrengt.

An einigen Stationen in der Pipeline sind inzwischen Monitore ausgefallen. Ratlose Bürger drücken auf den Touchpads herum. Ein älteres Ehepaar ist frustriert und bittet uns um Hilfe. Der große Pharmaverband hat keine eigenen Hilfskräfte eingesetzt. Wir kommen mit dem Ehepaar darüber ins Gespräch, ob sie den Pharmafirmen glauben, dass sie so viel forschen. »Denen geht es erst einmal um's Geld. Aber wir sind ja auf sie angewiesen.« Auch sie informieren sich vor allem über die Medien. »Ärzte wissen oft selbst nicht so genau Bescheid, finde ich, gerade wenn ein Medikament neu ist.« Sie störe, dass es so viele Mittel mit dem gleichen Wirkstoff gebe, die einen teuer, die anderen billig. Beide sind überzeugt, dass die Kosten im Gesundheitssystem aus dem Ruder laufen.

Die letzte Station bietet ein »Impfspiel« an. In einem Büro sieht man lauter blaue und rote Männchen, die herumlaufen. Die Roten sind krank, die Blauen noch gesund. Es herrscht eine Grippeepidemie. Ein Fingertipp auf das Spritzensymbol und auf ein blaues Männchen, und der Mensch ist geimpft. So verhindern wir, dass die Blauen von den Roten angesteckt werden. Ein Tipp auf das Symbol Medikament und auf ein rotes Männchen, und schon ist es geheilt. So einfach geht das in der Pharmawelt.

Noch 13 Sekunden, dann haben wir fast alle geimpft oder geheilt, also blau gemacht. Der Monitor gratuliert uns: »Dank Ihres schnellen und überlegten Handelns konnte eine Grippeepidemie verhindert werden. In der Realität arbeiten die forschenden Pharmaunternehmen ständig an Impfstoffen. ... Denn Forschung ist die beste Medizin.«

Ein junger Mann im gestreiften Hemd spielt ohne Probleme an den Geräten. Er vertraut in die Forschung der Pharmahersteller und ist der Meinung, es sei am Ende doch nur die Frage, wie der Fortschritt in Zukunft verteilt werde, also wer die neuen, teuren Medikamente bekomme und wer nicht. Anscheinend glaubt er nicht daran, dass medizinischer Fortschritt für jeden erschwinglich sein wird.

Wir wollen von der Pressesprecherin des Pharmaverbandes wissen, wie viel ihres Umsatzes die Firmen in Forschung und wie viel in Marketing und Pharmareferenten stecken. Pharmakritiker sagen, es werde doppelt so viel für Marketing wie für die Forschung ausgegeben. Ob das stimme? Die Frage gefällt Frau Knoll nicht. Es sei schwer zu sagen, »was Forschung ist und was Marketing«.

Aber der Verband werde bestimmt Zahlen von seinen Mitgliedsunternehmen dazu eingeholt haben? »Wir haben keine Zahlen darüber. Es gibt keine Erhebung.« Ein Arzneimittel sei »ein hocherklärungsbedürftiges Produkt«.

Wir lassen nicht locker. Das sei doch eigentlich nicht schwer zu erheben, weil die Firmen sicher genau wüssten, wie viel sie für was ausgeben, sonst wären sie ja schlecht geführte Unternehmen?

Frau Knoll wirft uns wieder ein angestrengtes Lächeln entgegen und beendet das Thema: »Natürlich gehört auch Marketing für Arzneimittelhersteller zum G'schäft dazu.« Frau Knoll will kokett sein, und »G'schäft« klingt irgendwie harmloser.

Wie viel die Pharmakonzerne tatsächlich in die Forschung investieren, ist ihr bestgehütetes Geheimnis. Aber es gibt seriöse Schätzungen aufgrund von Unternehmensdaten. Sie zeigen, dass die Konzerne nur circa 15 Prozent ihres Gesamtumsatzes für Forschung und Entwicklung von Arzneien aufwenden. Der überwiegende Teil, 30 bis 40 Prozent, fließt in Marketing und Werbung. Bei den Milliardenumsätzen der Pharmakonzerne ist das eine recht einseitige Bilanz.

Wir schreiben daraufhin die großen Konzerne mit der Bitte an, ihre Mitarbeiterzahl in den einzelnen Bereichen, konkret für Deutschland, anzugeben. Die Antworten überraschen uns: Beim Pharmariesen MSD sind nur 40 Mitarbeiter in Forschung und Entwicklung tätig, dagegen 1140 in Marketing und Vertrieb. Das heißt, die Firma beschäftigt fast nur Pharmavertreter in Deutschland. Bei Pfizer ist erstaunlich, dass der Konzern insgesamt nur 3800 Arbeitsplätze in Deutschland geschaffen hat. Und von diesen sind allein 1400 Pharmavertreter. Keine Auskunft erhalten wir darüber, wie viele Arbeitsplätze die Firma in der Forschung hat. Man könne das nicht »aufsplitten«, wird uns mitgeteilt.

Gerade solche Konzerne benutzen oft die Argumente »Forschung« und »viele Arbeitsplätze« als politische Druckmittel.

Auch die Angaben vom Pharmaverband VfA, dass die Entwicklung eines Arzneimittels 800 Millionen Dollar koste, sind zweifelhaft. Die Zahl wird immer wieder benutzt, obwohl es keinen Beleg dafür gibt. Nach Berechnungen der Harvard-Professorin Marcia Angell betragen die Entwicklungs- und Forschungskosten eines Medikaments nur etwa 100 Millionen US-Dollar, also sehr viel weniger. Zwei kanadische Forscher haben ermittelt, dass die Pharmaindustrie in den USA im Jahr 2004 allein für Werbung 57 Milliarden Dollar ausgegeben hat.

Kaum bekannt ist auch, dass so einige Substanzen in öffentlichen Instituten an Universitäten entdeckt werden. Ein Beispiel ist die Entwicklung des ersten Aids-Medikaments, dass an der Yale-Universität mit öffentlichen Geldern erforscht wurde. Erst danach stieg ein Pharmaunternehmen ein und sicherte sich die Lizenz. Auch ein sehr neues Krebsmedikament gegen Leukämie wurde in einer akademischen Einrichtung entwickelt, finanziert mit öffentlichen Geldern. Diese Vorarbeit leisten die Pharmakonzerne oft nicht selbst.

Das Spiel mit der Hoffnung

Die Pharmaindustrie hat in den letzten Jahren offenbar ihr Interesse an bestimmten chronischen Krankheiten verloren. Bei Herz-Kreislauf-Erkrankungen wie Bluthochdruck lässt sich kaum mehr Umsatz machen, weil es viele Mittel und viel Konkurrenz gibt. Der Fokus der Firmen liegt derzeit auf Krankheiten wie Alzheimer und Krebs. Man könnte meinen, dass diese Entwicklung dem Patienten zugutekommt. Ob das wirklich so ist, wollen wir herausfinden. Krebs macht vielen Menschen Angst. Wir haben beide in unseren Familien erlebt, wie eine Krebserkrankung die Betroffenen und ihre Nächsten aus der Bahn werfen kann. Während der Recherche erhalten wir einen Hinweis von einem renommierten Krebsspezialisten. Es gebe Patientenveranstaltungen zum Thema Lungenkrebs, die wir einmal besuchen sollten. Sie hießen »Der zweite Atem«.

An einem trüben Samstag im November machen wir uns mit dem Zug auf den Weg nach Oldenburg. Dort soll so eine Veranstaltung stattfinden, der angegebene Ort ist nicht weit vom Bahnhof entfernt.

Kaum haben wir das Foyer betreten, stehen wir vor einem Info-Stand zum Thema Lungenkrebs. Es liegen DVDs und Broschüren aus. »Das können Sie sich mitnehmen, alles kostenlos«, sagt die Dame dahinter. Eine ältere Frau greift zu.

Es ist Inge, 66 Jahre alt, eine resolute Frau mit kurzen braunen Haaren und Brille. Zwar ist der Saal noch ganz leer, aber Inge sichert sich schon einen Platz weiter hinten, damit sie unbemerkt gehen kann, wenn es ihr nicht gefällt.

Inge hatte Brustkrebs, und jetzt wurde auch noch Lungenkrebs festgestellt. ›Wurde‹ ist nicht ganz richtig. Sie hat ihn selbst diagnostiziert. Ihr ging es nicht gut, sie hustete immer so komisch. Ihr Hausarzt sagte, es sei alles in Ordnung. Inge bestand darauf, zum Lungenfacharzt zu gehen. Der machte ein Röntgenbild und meinte auch, alles sei in Ordnung. Inge verlangte, das Röntgenbild zu sehen. Der Arzt fauchte sie an: »Sie glauben wohl, dass Sie es besser wissen.« Inge ließ sich nicht beirren, guckte auf das Bild und fragte, was der Punkt da sei. Der Arzt war sprachlos. Es folgten eine Biopsie und die Diagnose: bösartiger Lungenkrebs. Zum Glück früh erkannt – von Inge. Sie lässt sich immer Kopien von ihren Befunden machen und geht sie dann mit dem medizinischen Wörterbuch durch, erklärt sich selbst die Diagnosen.

Von dieser Veranstaltung »Der zweite Atem« hat sie aus der Zeitung erfahren. »Ich habe gedacht, dass man etwas Neues hören kann, wie man sich bei Lungenkrebs verhalten soll, im Winter oder so.« Es dürfe freilich kein großes Schwätzen sein, das möge sie nicht. Inge will einfach vorbereitet sein. »Kann ja immer wieder ausbrechen bei mir, kann mir keiner vorhersagen, ob nicht.« Und dann wüsste sie, ob es etwas dagegen gibt, neue Medikamente vielleicht.

Ob sie bei neuen Arzneien kritisch sei?

»Nee, dann würde ich zu meinem Arzt gehen und hören, was er sagt. Die wollen ja von Neuem gar nichts wissen, aber da lass ich mich nicht kleinkriegen und würde schauen, dass ich das Medikament kriege.«

Inge misstraut allen Ärzten. Sie hat keine Ahnung, in welches Netz sie an diesem Samstag geraten ist.

Am Info-Stand liegen gleich neben der Lungenkrebsbroschüre die Autogrammkarten von Dieter Kürten. Irgendwie makaber.

Kürten ist ehemaliger Sportreporter des ZDF, er hat lange das »Sportstudio« moderiert. Jetzt ist er das Aushängeschild der Aktion »Zweiter Atem – Leben mit Lungenkrebs«.

Der große Saal füllt sich, viele haben die große Anzeige in der Zeitung mit dem Foto von Dieter Kürten gesehen.

Wir setzen uns in die zweite Reihe, neben Horst und seine Ehefrau. Horst, ein großer, breitschultriger Mann, sieht mitgenommen aus, er wirkt verletzlich, seine Haare haben keine Farbe mehr. Er macht gerade eine Chemotherapie. Horst ist erst 61 Jahre, er war immer Raucher. Vor einem Jahr fand man bei ihm Lungenkrebs. Er hat bei einer klinischen Studie eines großen Pharmakonzerns mitgemacht, erzählt er uns. »Das hat mich entsetzt, was ich da erlebt habe. Mein Tumor ist ziemlich schnell gewachsen, dann haben sie mich gleich wieder aus der Studie geschmissen. Ich habe den Grund nicht verstanden, keiner wollte mir etwas sagen.«

Gehörte er vielleicht zur Patientengruppe, die einen neuen Wirkstoff erhalten hat, der den Tumor statt zum Schrumpfen zum Wachsen brachte? Den Patienten wird nicht mitgeteilt, wer das neue Mittel erhält und wer etwas anderes, um die Ergebnisse nicht zu beeinflussen.

Einmal traten bei Horst schwere Nebenwirkungen auf, seine Schleimhäute entzündeten sich schlimm, er musste als Notfall in die Klinik. Seine Stimme klingt extrem heiser und überschlägt sich schnell, das Sprechen strengt an. Wir fragen, wer das hier veranstaltet? »Na, der ›Zweite Atem‹, die Lungenkrebszentrale oder so.« Mehr wüssten sie auch nicht.

Das haben wir vermutet. Schwerkranke Menschen achten nicht darauf, wer sie zu einer Patientenveranstaltung einlädt. Sie lesen, Dieter Kürten, der bekannte Sportjournalist, wird da sein und viele Ärzte aus der Umgebung. Auf mehr achten sie nicht.

Alle warten angespannt, die Atmosphäre ist gedrückt. Man sitzt wie im Theater, mit einer großen Bühne, die jetzt der Ex-Sportreporter Kürten betritt. Er trägt einen feinen Anzug und hellbraune Schuhe. Sein Gesicht ist braun gebrannt, was bei dem strahlend weißen Haar noch stärker auffällt. Er ist gut gelaunt und macht Witze. Kürten betont, dass man vorn an den Ständen Infos »abgreifen« könne. Dort werde auch ein Film verschenkt, der »ganz toll« sei und den man unbedingt mitnehmen solle, »kostet nix«.

Kürten findet, man müsse Roche Pharma »ein Kompliment machen«, weil ohne dieses Unternehmen solche Veranstaltungen nicht möglich wären, die heutige sei bereits die 37. Man toure durch ganz Deutschland. Er sagt, dass die Pharmaindustrie öfter mal einen abkriege, Vorwürfen ausgesetzt sei. »Andererseits sollte man auch mal Danke sagen und dieses Lob unterbringen, ohne ihre Unterstützung könnten wir das nicht machen.«

Kürten kündigt einen Posaunisten an, der von hinten den Mittelgang entlangschreitet und ein Lied spielt. Es klingt schrill, Blasmusik für Kranke, die schlecht Luft kriegen.

Kürten moderiert locker und flott, als wäre er beim »Sportstudio«. Er erklärt, dass rund 46 000 Menschen jährlich an Lungenkrebs erkranken. Wir erfahren etwas über die Symptome von Lungenkrebs, der oft nur zufällig gefunden wird, über die Ursache Rauchen und über Diagnosemethoden. Zu all diesen Themen holt sich Kürten an sein Stehpult verschiedene Ärzte aus der Region zum Gespräch. Dazwischen werden Filmausschnitte gezeigt. Kürten sagt Sätze wie: »Warum haben Betroffene so miese Prognosen?« In dem Moment sehen wir zu Horst, er starrt auf den Boden. Wie muss er sich fühlen, wenn er so etwas hört?

Ein Chirurg berichtet, wie man operiert, danach werden die klassischen Therapien wie Chemotherapie vorgestellt. Kürten holt eine Patientin aus Oldenburg auf die Bühne, eine attraktive Frau von 32 Jahren, die Lungenkrebs hat. »Geht es Ihnen gut?«, fragt Kürten. »Ja, das kann man nicht anders sagen.« Sie ist wortkarg und sehr lässig. »Sie waren sehr krank?« »Tja, das kommt drauf an.« Sie berichtet von ihrem Tumor in der Lunge, der Metastasen im Hirn, an den Knochen und jetzt an der Leber streute. Aber das lasse sich alles gut behandeln. Sie sei schnell wieder auf den Beinen gewesen. »Was war das Scheußlichste für Sie in der Zeit?« Das könne sie gar nicht genau sagen, dabei lacht sie laut. Man müsse einfach nur wollen und aufstehen.

Neben uns sitzt Barbara, eine gut gekleidete 70-Jährige. Sie murmelt, dass eine 32-Jährige das gut behaupten könne. Die kranken Menschen um uns herum sind alle viel älter, bei ihnen geht es nicht um Wollen, sondern um das Nicht-mehr-Können.

Kürten leitet zum Thema neue Medikamente über, die kurz in einem Film vorstellt werden. Eine angenehme Stimme erläutert: »Seit einigen Jahren gibt es moderne, zielgerichtete Therapien, die bei fortgeschrittenem Lungenkrebs eingesetzt werden. Eine Möglichkeit stellt die Behandlung mit sogenannten Wachstumshemmern dar.« Deren Wirkweise wird mit aufwendiger Animation präsentiert. Die speziellen Medikamente würden gezielt Krebszellen angreifen und könnten das Tumorwachstum bremsen. Daneben gebe es noch eine andere Therapie mit »Angiogenesehemmern«, auch eine neue Medikamentengruppe. »Das Tumorwachstum wird dadurch verlangsamt oder sogar ganz gestoppt«, heißt es.

Der Saal wird wieder hell. Kürten leitet geschickt über: »Wie wir gesehen haben, gibt es seit einigen Jahren diese sogenannten intelligenten Medikamente, die den Tumor noch gezielter bekämpfen.« Neben ihm steht Professor Griesinger, Chefarzt einer Oldenburger Klinik. Er berichtet, dass die junge Patientin, die zuvor auf der Bühne war, eines dieser Präparate bekommen habe. »Ich denke, sie ist ein Beispiel, wie gut man so ein Mittel tolerieren kann und wie fit man danach ist.« Er beschreibt die beiden Medikamente ausführlich und lässt die Handelsnamen fallen: »Tarceva« und »Avastin«. Der Pharmakonzern Roche stellt sie her. Nur wenige der anwesenden Krebskranken werden das wissen. Bei ihnen schüren Kürten und der Professor gerade massiv die Hoffnung, dass ihr fortgeschrittener Lungenkrebs mit diesen Mitteln in Schach gehalten werden könnte.

Kürten fragt den Professor: »Warum werden die modernen Medikamente nicht im frühen Stadium eingesetzt? Man könnte doch früher beginnen?« Der Chefarzt erwidert, dass derzeit Studien dazu laufen. »Wir brauchen Daten, um besonders teure Präparate einsetzen zu können. Wir brauchen klinische Studien. Daran nehmen wir am Hospital auch ganz aktiv teil.« Professor Griesinger erweckt den Eindruck, die Mittel sollten breiter eingesetzt werden. Er behauptet, dass »Tarceva« bei allen Patienten wirke, bei manchen besonders gut. Wir nehmen uns vor, dem nachzugehen.

Kürten lenkt das Gespräch auf die Kosten: »Die Medikamente sind teuer, oder? Werden sie von den Kassen bezahlt?« Der Professor bejaht. Er wolle aber auf einen Punkt besonders hinweisen. »Nirgends ist die Gesundheitsversorgung so gut wie in Deutschland. Wir haben paradiesische Zustände, gerade in der Onkologie, wo es drauf ankommt, den Patienten frühzeitig auch teure Medikamente zur Verfügung zu stellen. Was zugelassen ist in Europa, wird von den Krankenkassen bezahlt.«

In anderen Ländern sei das nicht so, schimpft er. »Gehen Sie mal nach Frankreich oder England.« Da gebe es erst mal einen jahrelangen Prozess, wo staatliche Behörden prüften, ob ein Medikament wirklich bezahlt werden solle, ob der Nutzen groß genug sei. Wir wissen, dass das nicht stimmt. Der Professor schwärmt weiter: In Deutschland dagegen würden die Medikamente zugelassen und gleich bezahlt.

Kürten ist zufrieden: »Das hört sich gut an.« Professor Griesinger macht weitere Versprechungen. Noch ein ganz neues Mittel werde in den nächsten Wochen in Deutschland verfügbar sein.

Neben uns schreibt Barbara mit, welche Arzneimittel es gibt. Sie erzählt von ihrem lungenkrebskranken Mann, der nach der Chemotherapie so kaputt, so erschöpft sei und nichts mehr selbst machen könne. »Seit Wochen bin ich ganz allein mit ihm, ich kann nicht mehr.« Barbara fängt an zu weinen. Sie ist sehr blass. Wir können das gut nachempfinden, weil wir Ähnliches selbst als Angehörige durchgestanden haben. Barbara will, dass ihr Mann »eine Reha« bekommt. Darüber wollte sie hier etwas erfahren.

Bei der Vorstellung der neuen Medikamente fällt uns auf, dass kein einziges Mal gesagt wird, wie der Nutzen für den Patienten konkret aussieht. Wie viel Lebenszeit gewinnt er am Ende mit dieser Behandlung? In der Broschüre steht nur: »Hoffnung auf therapeutische Erfolge«. Aber wie sehen die Erfolge in puncto Überleben und gewonnene Lebenszeit wirklich aus?

Kürten fordert nun alle auf, mit einem Trainer Atemübungen durchzuführen. Er macht selbst mit. Wir stehen auch auf, heben den rechten Arm und atmen tief aus, um unsere aufsteigende Wut über diese Inszenierung zu kontrollieren.

Kürten stellt noch eine Betroffene vor, Frau Baysal, die eine Selbsthilfegruppe in Berlin zu Lungenkrebs leitet und viele weitere aufbauen will, sogar in Oldenburg.

Zum Schluss weist er darauf hin, dass es eine Internetseite mit vielen Informationen gebe, *www.lungenkrebszentrale.de*, und wiederholt, dass man alles mitnehmen sollte, was an den Info-Ständen ausgelegt sei. Er ermahnt die Anwesenden, vor allem die Fragebögen auszufüllen, wie ihnen die Veranstaltung gefallen habe. Die Bögen werden sicherlich von der Marketingabteilung von Roche ausgewertet, ob sich der finanzielle Aufwand lohnt, der hier betrieben wird.

Wir wollen noch mit Dieter Kürten sprechen. Er gibt fleißig Autogramme. Irgendwann outen wir uns als Journalisten. Wie sei er als Sportreporter zur Aktion »Der zweite Atem« gekommen? Er habe diesen Film, den es hier als DVD gibt, moderiert, und dann habe ihn eine PR-Agentur gefragt, ob er nicht Lust habe, solche Patientenveranstaltungen zu machen. Wer finanziere diese Aktion? »Sie ist ausschließlich von Roche finanziert, die haben einen Etat und beauftragen damit eine PR-Agentur«, antwortet er. »Die wollen natürlich, dass so ein Thema eine Öffentlichkeit erreicht und man normal über Lungenkrebs spricht.« Wir kommen darauf, ob genügend über Krebs aufgeklärt wird. »Füllen die Pharmafirmen hier eine Lücke aus?«, fragen wir. »Richtig.« Heute sei es leider nicht so gut besucht gewesen. »Vor vier Wochen waren wir in Ulm, da waren 200 Leute.« Später stellen wir fest, dass bei den 37 Veranstaltungen fast immer dieselben Akteure dabei waren. Der Posaunist und Frau Baysal von der Selbsthilfegruppe sind oft dabei, nur die Ärzte sind jeweils aus der Gegend. Wir erinnern uns an unsere eigene erfundene Pharmafirma. Da wurde uns von den PR-Agenturen für unser neues Alzheimer-Medikament eine »Aufklärungskampagne« nach diesem Schema als verdeckte Medikamentenwerbung angeboten, mit dieser Art Besetzungsliste und mit einem prominenten Gesicht als Moderator.

»Belastet Sie das nicht auf Dauer, sich immer mit Lungenkrebs zu beschäftigen?«, fragen wir Kürten. »Nö.« Warum nenne er die neuen Mittel eigentlich »intelligente Medikamente«? Er stockt und ringt um eine Antwort: »Weil sie wie intelligente Medikamente wirken«, »weil die so viel können« und »weil sie so wirken, als würde man bestrahlen«. Er hat sich anscheinend nicht die Mühe gemacht – obwohl er sich als Journalist bezeichnet – über die sogenannten intelligenten Krebsmedikamente zu recherchieren und unabhängige Informationen einzuholen. Der Ex-Sportreporter weiß genau, welche Rolle er bei diesen Veranstaltungen hat und für wen er Werbung macht. Ansonsten wäre er naiv.

Im ersten Stock wartet schon ein großes Buffet auf die Patienten und ihre Angehörigen. Wir lernen Wolfgang kennen, einen gebildeten Mann, Mitte 60. Er hat Lungenkrebs, der eigentlich weg war und jetzt erneut aufgetaucht ist. Wie fand er die Veranstaltung? »Super, weil der informative Teil sehr viel intensiver war als in der Klinik. Dort hatten die keine Zeit, einem alles vernünftig zu erklären«, berichtet er. Vorhin sei er zu dem Arzt gegangen, der auf der Bühne stand, er sei im Krankenhaus für ihn zuständig gewesen. Er habe zu ihm gesagt: »Eigentlich ist es schade, dass ich mir die Informationen auf so einer Veranstaltung holen muss und nicht bei Ihnen in der Klinik bekommen habe.« Der Arzt habe ihn betreten angeguckt. Wolfgang weiß nicht, dass der Doktor für seinen Auftritt heute vielleicht Geld bekommt.

Wir suchen das Gespräch mit dem Chefarzt, Professor Griesinger, der die neuen Krebsmedikamente so gelobt hat. Wir wollen wissen, ob er schon Studien für die Firma Roche gemacht habe.

»Ja, für ›Avastin‹.« Das war ein Medikament, das bei der Veranstaltung hervorgehoben wurde.

Wir sprechen etwas an, das in den letzten Stunden nicht mitgeteilt wurde: »Was bringt ›Avastin‹ dem Patienten wirklich an Lebensverlängerung?« Professor Griesinger schaut mürrisch. »Zwei Monate, in der US-Studie«, antwortet er karg. »Wurde die Lebensqualität mit untersucht, wie es dem Patient in den zwei Monaten erging?« »Nein.« Wir konfrontieren ihn damit, dass die Patienten sich aber mehr davon erhoffen, so, wie vorhin die Therapie präsentiert wurde. Zwei Monate seien da nicht viel. »Zwei Monate sind schon sehr viel«, reagiert er gereizt.

Für den Patienten können die zwei Monate dagegen voller Nebenwirkungen sein. »Avastin« kann Bluthochdruck, Lungenblutungen und lebensgefährliche Blutgerinnsel auslösen.

Wenige Minuten später beginnt ein Patientenworkshop zu »Therapie und Nebenwirkungen«, geleitet von Professor Griesinger. Er sieht, dass wir unter den Teilnehmern sind, und sagt, er hätte einen Vortrag, den er halten könne, aber die Patienten sollten doch besser Fragen stellen. Wir vermuten, dass es ein genormter Vortrag ist, den die PR-Agentur für jede der 37 Veranstaltungen vorbereitet hat. Später schreiben wir der Agentur, dass wir als Lungenkrebsbetroffene gern den Vortrag gehört hätten, ob sie ihn uns per E-Mail schicken könnten. Es klappt, der Vortrag, den wir lesen, ist von der Agentur gestaltet, und es wäre auch um die neuen Roche-Medikamente gegangen.

Die Patienten haben viele Fragen zu ihren Therapien. Ein Ehepaar ist völlig verzweifelt. Der Mann erzählt, dass sein Lungenkrebs nicht operabel sei. Alle Behandlungen hätten bisher nichts genützt, ihm gehe das positive Denken verloren. Er berichtet von seinem Krankenhausaufenthalt. Er lag mit vier Krebskranken im Zimmer. Beim ersten hielten die Ärzte an und erklärten, das und das haben sie mit ihm vor. Er lag im zweiten Bett, sie gingen wortlos daran vorbei, beim dritten und vierten Patienten wurden wieder Therapien besprochen. »Da habe ich gedacht, die gehen an dir vorbei, weil sich das bei dir sowieso nicht mehr lohnt.« Alle sind entsetzt. Dem Professor ist die Situation unangenehm, weil das in seiner Klinik passiert ist. Er findet, das sei vielleicht nicht der richtige Ort, um das zu besprechen.

An der Wand in diesem Raum steht zufällig der Spruch: »Das Verschwiegene auszusprechen und das Verlogene in Frage zu stellen.«

Wir fahren deprimiert nach Hause. Die paar Stunden haben uns zugesetzt. Aufklärung und Informationen über Krebs sind extrem wichtig. Aber warum gibt es keine Aufklärungsveranstaltungen von unabhängigen Krebsgesellschaften oder staatlichen Institutionen, die mit öffentlichem Geld finanziert sind und ausgewogen informieren? Warum überlässt man diese Lücke den Pharmakonzernen, die solche Veranstaltungen offenbar ausnutzen?

Das DVD-Set für Patienten, das wir mitgenommen haben, ist hochprofessionell produziert. Dieter Kürten führt durch den Film, es gibt Gesprächsrunden und einen Besuch in einer Heidelberger Klinik, geleitet von Professor Thomas. Den neuen Medikamenten von Roche wird sehr viel Platz eingeräumt. Die Mediziner lassen immer wieder die Handelsnamen der Medikamente fallen.

Beim Mittel »Tarceva« fragt Kürten, ob das jeder Patient bekommen könne. Einer der Ärzte bestätigt, es könnte »breit eingesetzt« werden. Ein anderer betont, mit »nur einer Tablette kann man das Tumorwachstum behindern« und den Tumor »zum Teil dramatisch zur Rückbildung bringen«.

Nachdem man die DVD drei Stunden lang angesehen hat, hat man das Gefühl, der fortgeschrittene Lungenkrebs sei mit diesen neuen Mitteln gut beherrschbar, man müsse keine Angst mehr haben zu sterben.

Kürten hat in unserem Gespräch erwähnt, dass Roche dieselbe Art von Veranstaltungen auch zum Thema Bauchspeicheldrüsenkrebs macht, moderiert von Dagmar Berghoff, der Ex-»Tagesschau«-Sprecherin. Tatsächlich, die Internetseite sieht genauso aus wie die zum Lungenkrebs, sogar der Ablauf der Patientenveranstaltungen ist fast identisch. Auch dort geht es um das Medikament, das schon gegen Lungenkrebs ins Feld geführt wurde: »Tarceva«. Studien hätten gezeigt, dass sich damit die Überlebenszeit bei Bauchspeicheldrüsenkrebs verlängert – das wird jedenfalls in einer Broschüre und der Patienten-DVD behauptet. Trifft das wirklich zu? Wir werden später einen renommierten Krebsspezialisten dazu befragen.

Es gibt kaum einen Krebs, zu dem die Firma Roche keine Kampagne gestartet hat. Sie ist bei Darmkrebs aktiv, die Seite heißt: *www.darmkrebszentrale.de*. Dort dreht sich alles um Patientengeschichten und um das Mittel »Avastin« von Roche.

Bei Brustkrebs heißt die Seite: *www.brustkrebszentrale.de*. Wiederum wird »Avastin« als Hoffnung verkauft, diesmal gegen fortgeschrittenen Brustkrebs. Und sucht man zu Nierenkrebs Informationen bei Google, landet man wieder auf einer Seite von Roche, in der »Avastin« gegen Nierenkrebs als »Medikament mit neuem Wirkprinzip« gepriesen wird.

Das gesamte Marketingkonzept ist dabei in der Hand einer Pharmaagentur.

Die Strategie des Pharmakonzerns ist offensichtlich, den Einsatz seiner beiden Medikamente – »Avastin« und »Tarceva« – auf alle Krebsarten auszuweiten. Das verspricht Umsatz. Eine Behandlung mit »Tarceva« kostet allein pro Monat circa 2900 Euro und dauert manchmal auch Jahre.

Wenn Roche Zulassungen für verschiedene Krebsarten erhalten hat, müssten die Medikamente doch helfen? Dem wollen wir nachgehen.

Die Realität holt den Patienten ein

Wir brauchen jemanden, der uns über die Therapiemöglichkeiten bei Krebs vernünftig aufklärt, dem man vertrauen kann, weil er unabhängig von der Pharmaindustrie ist, jemanden, der jeden Tag mit Krebs konfrontiert ist. Wir haben einen Termin mit dem renommierten Onkologen Professor Wolf-Dieter Ludwig auf seiner Krebsstation. Wenn man dieses Berliner Klinikum betritt, hat man kein Gefühl der Beklemmung, es ist freundlich und modern gestaltet. Die Anmeldung für Krebspatienten liegt unter einem hellen Lichthof, Holz und grüne Farbelemente vermitteln fast den Eindruck, man sei in einem Hotel.

Professor Ludwig muss noch einen Patienten untersuchen und den Laborzettel ausfüllen. Der schlanke 58-jährige Arzt mit dem gepflegten grauen Vollbart strahlt inmitten der Klinikhektik Ruhe aus. Er sei multitasking, sagt er lachend. Das muss er sein, weil er nicht nur eine große Onkologieabteilung leitet, sondern obendrein noch Vorsitzender der Arzneimittelkommission der deutschen Ärzteschaft ist, ein Gremium, das über sinnvolle Therapien und über die Sicherheit von Arzneimitteln informiert.

Professor Ludwig hatte uns auf die Kampagne »Der zweite Atem« aufmerksam gemacht. Diese Aktion regt ihn sichtlich auf, weil dort neue Medikamente, die man seiner Meinung nach kritisch prüfen muss, regelrecht beworben werden.

»Dem Patienten wird suggeriert, mit diesen Arzneimitteln, die auf spezielle Angriffspunkte von Tumoren zielen, können wir die Krankheiten viel besser behandeln. Aber genau das ist bei vielen dieser Krebsmedikamente bisher schlecht belegt.«

Für Professor Ludwig ist der Begriff »intelligente Medikamente« reine Werbung. Unmoralisch ist für ihn, dass Ärzte sich für eine solche Marketingaktion hergeben. Bei seinen Ärzten würde er das nie akzeptieren, wenn sie bei einer »Aufklärungs-DVD« mitmachten, hinter der ein geschäftliches Interesse stecke.

Als Arzt ärgert er sich, wenn Patienten dann von ihm die beworbene neue Therapie verlangen. »Das kostet viel Zeit, zu erklären, dass ihnen dort nur die halbe Wahrheit oder gar keine Wahrheit präsentiert wurde.« Er könne ihnen das Krebsmedikament nicht empfehlen, selbst wenn es als Durchbruch angepriesen wurde. »Das hat in den letzten Jahren extrem zugenommen, dass man Patienten enttäuschen muss, weil andere ihnen zweifelhafte Versprechen machen.« Der Kranke glaubt schließlich, man wolle ihm das teure Krebsmittel aus Kostengründen nicht geben.

Die Medikamente von Roche, die beim »Zweiten Atem« bei fortgeschrittenem Lungenkrebs hoch gelobt werden, hält Professor Ludwig für überbewertet. Bei »Avastin« sei die Datenlage so schlecht, dass er dem Mittel äußert kritisch gegenüberstehe. Er spricht von »marginalen Fortschritten«, was bedeutet, der Patient lebt damit nicht länger.

Professor Ludwig erklärt uns, wie getäuscht wird: Die Pharmafirmen werben bei den Krebsmedikamenten damit, sie würden das Fortschreiten der Erkrankung verzögern. In den Studien wurde allerdings nicht gemessen, wie viel länger der Patient tatsächlich lebt, sondern nur die Zeit bis zum Fortschreiten der Erkrankung. Das bedeutet: Für den Patienten kann es heißen, zwei Monate verschlechtert sich die Krankheit nicht, der Tumor oder die Metastasen bleiben im gleichen Zustand. Das klingt für den Laien positiv, ist aber völlig irreführend. Was bei vielen Industriestudien beim Fortschreiten der Erkrankung ermittelt wird, ist das Wachstum des Tumors. Das ist aber nur ein möglicher und kein zuverlässiger Indikator dafür, wie viel länger man mit dem Krebs lebt. Es sagt nichts darüber aus, ob der Tumor nach den zwei Monaten nicht schneller wächst und ob Patienten mit dem Medikament nur einen Tag später sterben als andere. Die Firmen legen ihre Studien häufig nicht auf das Therapieziel »Gesamtüberlebenszeit« an, so lernen wir, weil sonst wohl mehr negative Ergebnisse herauskommen könnten.

Das Hauptproblem sei, sagt Professor Ludwig, dass man aus den Studien meist nichts darüber erfahre, wie die Lebensqualität unter der Therapie mit dem Medikament aussieht. »Uns geht es darum, dass die verbliebene Lebenszeit bei einer vernünftigen Lebensqualität von den Patienten erlebt wird.« Die Pharmafirmen untersuchten diesen Faktor Lebensqualität oft nicht, weil ihre neuen Krebsmedikamente dann wahrscheinlich auch in diesem Punkt schlechter abschneiden würden. »Wenn man den Menschen ein paar Monate, ein Jahr schenken kann, dann wäre das für mich nur ein Fortschritt unter der Voraussetzung, dass sie die verlängerte Zeit nicht im Krankenhaus verbringen oder schwere Nebenwirkungen erleiden.« Für ihn sei das Schlimmste, wenn einer seiner Patienten an der Therapie sterbe statt am Krebs.

Besonders problematisch findet er, dass Krebsspezialisten wie er zum Zeitpunkt der Zulassung eigentlich viel zu wenig über die neuen Arzneien wissen. »Das Dilemma ist, dass ich oft nicht die Daten habe, die ich brauche, um mit dem Patienten gemeinsam eine Entscheidung zu treffen. Mir fehlen wichtige Informationen.« Wir erfahren, dass die neuen Krebsmittel häufig aufgrund einer einzigen Studie zugelassen werden, die viele für die Versorgung von Krebspatienten wichtige Fragen nicht beantwortet, wie zum Beispiel: Wie wirkt das Mittel, wenn der Patient noch andere Erkrankungen hat, oder wie wirkt es bei älteren Menschen? »Bei vielen der neu zugelassenen Arzneimittel gegen Krebserkrankungen kann man den Nutzen gar nicht bewerten oder negativ.«

Außerdem sind nicht alle Informationen, die die Zulassungsbehörde hat, auch den Ärzten zugänglich. »Wir erwarten, dass endlich alle Daten, die im Rahmen einer Zulassung eine Rolle gespielt haben, transparent gemacht werden. Viele wichtige Unterlagen werden als Geschäftsgeheimnis eingestuft.« Professor Ludwig kann nicht verstehen, warum die Zulassungsbehörde hier den Pharmafirmen in die Hände spielt.

Für den Patienten existiert ein weiteres Risiko: Die Nebenwirkungen werden nicht systematisch untersucht. »Das ist ein großer Vorwurf von uns«, meint Professor Ludwig. Er fordert ein Register nach der Zulassung, das alle gemeldeten Nebenwirkungen erfasst und die Risiken langfristig beobachtet. Neue Krebsmedikamente können gravierende Nebenwirkungen wie Herz- und Lungenschädigung zur Folge haben. Wie häufig diese Nebenwirkungen im klinischen Alltag wirklich auftreten, kann der Arzt nach der Zulassung in der Regel nicht beurteilen. Viele neue Krebsmedikamente würden viel zu schnell zugelassen. Jedes fünfte müsse später mit einem Warnhinweis versehen werden.

Professor Ludwig nennt uns einen Fall, der zeigt, wie verantwortungslos es in diesem System zugehen kann. Roche behauptet, bei fortgeschrittenem Bauchspeicheldrüsenkrebs sei das Medikament »Tarceva« eine gut wirksame Therapie. Aus der Zulassungsstudie geht jedoch hervor, dass die Verlängerung des Lebens im Durchschnitt nur bei zwölf Tagen lag. Unter der Therapie traten dazu noch schwerwiegende Nebenwirkungen auf. Die europäische Zulassungsbehörde hat das Mittel deshalb zunächst abgelehnt, weil das Nutzen-Schaden-Verhältnis negativ war. Dann wurden noch einmal Experten befragt, von denen zwei auf der Gehaltsliste von Roche standen, einer davon hätte das sogar verschwiegen. Das Medikament erhielt nach dieser erneuten Begutachtung schließlich doch die Zulassung, obwohl die Daten weiterhin dürftig sind.

Mitten in unserem Gespräch kommt ein Telefonanruf. Professor Ludwig muss kurz weg. Vorher legt er einen ganzen Stapel Pharmawerbung auf den Tisch, die er täglich bekommt. Als wir die vielen bunten Broschüren und Zeitschriften durchgehen, springen uns nur positive Nachrichten an – wie »Neue Hoffnung durch Antikörper in der Krebstherapie« oder »Signifikant verlängertes Überleben«. Die kostenlosen Zeitschriften werden fast alle von Pharmafirmen mitfinanziert. Es gibt sogar ein Reisejournal für Onkologen, in dem zwischen Reiseberichten Werbung für neue Krebsmedikamente eingestreut ist. Nach Jamaika landet der Arzt wieder beim Nierenkrebs. Wir fragen Professor Ludwig, ob die Onkologen wirklich dieses ganze Zeug lesen und sogar glauben. Ja, das sei eine ganz schlimme Entwicklung in seinem Fachbereich. »Ich denke, weniger als zehn Prozent der Onkologen lesen unabhängige Informationen zu neuen Wirkstoffen. Die meisten vertrauen auf das, was ihnen in den ganzen Zeitschriften nahegebracht wird, wo häufig von irgendwelchen Ghostwritern geschriebene Artikel erscheinen und das als Wissenschaft verkauft wird.« Er bemängelt, dass man im Studium und auch später nicht dafür trainiert werde, kritisch an Daten heranzugehen, gewisse Mechanismen und Tricks der Industrie zu durchschauen, mit denen Studien und Informationen manipuliert würden. »Es ist einfach nicht im Denken der Ärzte verankert.« Wenn ein Arzt viele Studien für die Industrie mache, steige er schnell zum »Opinion Leader« auf, zu einem Meinungsführer in der Ärzteschaft. Er bekomme Anerkennung und für Vorträge im Dienst der Industrie bis zu 2000 Euro Honorar.

Die Pharmafirmen haben in ihren Häusern eigens dafür Gremien geschaffen, sogenannte »Advisory Boards«, also Beratergremien. Ausgewählte Ärzte werden dann gebeten, die Firma zu beraten. Diese »Boards« seien, so Ludwig, nicht selten nur eingerichtet worden, um den Ärzten zu schmeicheln, ihnen Bedeutung zu suggerieren. Egal, was die Ärzte dort berieten, die Strategie der Firma beeinflusse das nicht. Führende Leute aus der Pharmaindustrie hätten ihm gegenüber bestätigt, dass diese »Advisory Boards« eine reine Marketingmaßnahme seien.

In der Pharmaindustrie vollziehe sich derzeit eindeutig eine »strategische Neuausrichtung« auf neue Krebsmedikamente, berichtet Professor Ludwig. Die Firmen sähen auf diesem Gebiet das größte Umsatzpotenzial. Sie drängten mit vielen neuen Krebsmitteln auf den Markt, von denen aber nur zwei oder drei ein echter Fortschritt seien, zum Beispiel gegen eine spezielle Form der Leukämie. Die meisten bringen dem Patienten wenig bis gar nichts.

Was ihn maßlos ärgert, sind die Preise, die die Pharmaindustrie für die Krebsmedikamente verlangt. Er findet sie geradezu »obszön«, weil nicht gerechtfertigt. »Ich mache schlechte Studien, kriege mein Präparat zugelassen, weil die Menschheit es zu brauchen scheint, und ich verlange horrende Preise«, kritisiert er. Die Therapiekosten liegen oft bei 50000 bis 60000 Euro im Jahr, manche sind noch teurer. Die Ausgaben für Krebstherapien erreichten längst Milliarden Euro.

Bei dieser Entwicklung werde das Gesundheitssystem in dieser Form bald nicht mehr finanzierbar sein. »Selbst wenn die Pharmakonzerne in Zukunft gezwungen werden, mit den Krankenkassen über die Kosten zu verhandeln und Rabatte zu geben, werden die Preise für Krebsmedikamente am Ende immer noch viel zu hoch sein«, sagt Professor Ludwig. Damit Patienten in Zukunft eine wirksame und gleichzeitig bezahlbare Krebstherapie erhalten, schlägt Professor Ludwig eine Lösung vor. Man müsste speziell für Krebsmedikamente ein unabhängiges Gremium schaffen, mit Fachleuten, die keine Interessenkonflikte haben und die mit besonderen Befugnissen ausgestattet sind. »Dieses Gremium sieht sich wirklich alle vom Hersteller eingereichten Daten für die Zulassung an, um den Nutzen für den Patienten unter Alltagsbedingungen und die Risiken zu beurteilen. Falls die Daten nicht ausreichen, darf das Gremium neue Studien einfordern, die die offenen Fragen beantworten.« Bis dahin bekäme der Hersteller nur einen Teil seines geforderten Preises erstattet. Dieser Vorschlag wurde der Politik schon mehrfach unterbreitet, aber umgesetzt hat man ihn bislang nicht. »Den schnell wachsenden Onkologiemarkt müssen wir einschränken, sonst wird unser Gesundheitssystem am Ende pleitegehen.«

Professor Ludwig muss jetzt zur Visite.

Auf der Tagesstation der Klinik lernen wir Uwe kennen. Er ist erst 30 Jahre alt und hat Lungenkrebs im fortgeschrittenen Stadium. Er liegt gerade im Bett mit einer Infusion im Arm, während er uns seine Geschichte erzählt. Auf seinem knallig blauen T-Shirt steht »I want to be rooted«, »Ich will verwurzelt sein«.

Uwe erhielt seine Diagnose im Februar 2008. Alles fing mit Rückenschmerzen an, die nicht weggingen. Uwe dachte, er hätte sich nur beim Schlafen verlegen. Eine Bekannte meinte, es könne auch eine Lungenentzündung sein. In der Notaufnahme haben sie dann jede Menge Wasser um die Lunge herum gefunden. Weitere Untersuchungen wurden gemacht, nach zwei Wochen kam die Diagnose: Lungenkrebs.

»Ich sehe aus wie eine Tropfsteinhöhle, der Krebs ist im Lungenfell, da hängen die Metastasen dran. Es gibt vier Kategorien bei Krebs, und ich habe vier, die schlimmste.«

Es klingt furchtbar. Uwe hört sich fast wie ein Mediziner an, der unbeteiligt eine Diagnose stellt. Sein Krebs kann nicht herausgeschnitten werden. Er sei jetzt schon in der fünften Linie, sagt Uwe. Das bedeutet, er bekommt die fünfte Therapie, mehrere davon waren Chemotherapien. Nach der Diagnose war er einfach nur wütend, er suchte einen Schuldigen. »Ich war immer Nichtraucher und dann das.« Mittlerweile hole ihn die Wut nur noch manchmal ein.

Uns interessiert, wo er sich am Anfang über seinen Krebs informiert hat. Im Internet?

Nein, meint Uwe, das würden zwar viele machen, er aber auf keinen Fall. Er sei Computerfachmann, er kenne sich damit aus. »Das Internet ist dafür die schlechteste Informationsquelle, die es geben kann, weil man entweder einen Informationsüberfluss bekommt oder ein eindeutig falsches Bild von dem, was für einen zutrifft.«

Er verrät uns, dass er selbst bei einem Pharmaunternehmen arbeitet. Er wisse deshalb, wie viel Mist ins Internet reingestellt werde. »Was man da bekommt, sind Werbebroschüren der Pharmafirmen. Die sagen nichts darüber aus, was ihre Studien wirklich ergeben haben. Ich weiß, wie die Software, die Inhalte im Internet gestrickt sind, um die Leute zu steuern in die Richtung: Hey, benutzt das.« Für ihn sei sein Arzt der Ansprechpartner. Aber hat man nicht automatisch das Bedürfnis, alle Informationen über Therapien und neue Krebsmedikamente aus dem Internet herauszusuchen?, fragen wir ihn. »Ja, aber keiner klärt Sie letztlich darüber auf, ob das jetzt Nebenwirkungen macht unter der Therapie, die Sie gerade bekommen, oder ob es Langzeitstudien gibt. Ich steigere mich in etwas hinein, das für mich vielleicht gar nicht in Frage kommt.« Als Nichtmediziner komme man an die wirklich interessanten Blätter mit den Studienergebnissen sowieso nicht heran.

»Fakt ist, mit der Diagnose Krebs kriegt man ein Todesurteil in die Hand gedrückt.«

Uwe findet, Hoffnung sei ein sehr diffiziles und zartes Pflänzchen.

Eine Krankenschwester kommt herein und hängt den nächsten Infusionsbeutel an, dessen Inhalt in seine Venen läuft. Uwe scherzt mit der Schwester. Wir sind beeindruckt von diesem jungen Mann, der so analytisch und schonungslos seine Lage betrachtet.

Er brauche Fachpersonal, das sich mit dem Thema auskenne, das eine differenzierte Meinung davon habe. Deshalb hole er lieber eine zweite Meinung von einem anderen Arzt ein.

Erwarte er, dass sein Arzt ehrlich zu ihm ist und sagt, wenn ein Medikament nur zwei Monate Verlängerung seiner Lebenszeit bringt?

»Ja, weil ich konkrete Werte haben will. Ich muss wissen, womit ich arbeite. Wenn ich weiß, von zwei Monaten muss ich vielleicht drei Wochen ununterbrochen kotzen, mir wird es schlecht gehen und ich werde aus allen Körperöffnungen bluten, muss ich abwägen, ob es mir das wert ist oder nicht.« Dazu brauche man aber alle Informationen, so »beschissen« sie auch seien. Bei einem Medikament, das Uwe bekommen hat, lief ihm ständig das Blut aus den Fingernägeln, wenn er etwas berührte. Das sei richtig »heftig« gewesen.

Ob er schon auf einer Patientenveranstaltung zum Thema Lungenkrebs war? Nein, er habe mal von einer gehört und eine Ärztin im Bekanntenkreis gefragt, ob er hingehen soll. Sie habe ihm davon abgeraten. Hieß die Veranstaltung »Der zweite Atem«? Uwe nickt. Ob er solche Veranstaltungen unmoralisch finde? »Im Prinzip ist es rein markttechnisch, kapitalistisch brillant. Ich habe eine Zielgruppe, die mir alles aus den Händen reißen wird, die gern bereit ist, ihr Leben und alles Mögliche dafür zu bezahlen. Nach Moral fragt da keiner mehr.«

Wenn er merkt, dass man ihm falsche Hoffnungen macht, wird er wütend, weil es ihn nicht voranbringt, es hält ihn auf. »Wenn dieses falsche Kartenhaus dann zusammenfällt, stürzt man echt tief.« Uwe hat akzeptiert, dass er nur noch eine begrenzte Zeit zu leben hat, und das Einzige, was er will, ist, diese Zeit mit so wenig Schmerzen wie möglich zu überstehen. Er lebt schon länger, als ihm die Ärzte gegeben haben. Sein Rezept ist einfach: »Es ist Trotz. Mal sehen, ob das bei mir wirklich so stimmt mit der Prognose.« Er hat sich aber vorbereitet, sein Testament gemacht und schreibt letzte Briefe, die er noch an Freunde und seine Familie richten möchte. »Das sind Rituale. Man ist für sich sicher, dass man gehen kann.«

Trotzdem arbeitet er noch, das ist ihm wichtig, sein Blackberry liegt neben ihm auf dem Beistelltisch. Solange er sich noch bewegen und wie jetzt mit uns reden könne, gehe es ihm gut.

Uwe hat auch das Medikament »Tarceva« von Roche erhalten, das angeblich das Tumorwachstum hemmen soll. Bei ihm hat es zu Haarausfall geführt. Bereits nach sechs Wochen schnellten seine Tumormarker in die Höhe, die Tumormasse breitete sich stark aus. Das Medikament musste sofort abgesetzt werden.

»Das war, als der Arzt gesagt hat, wenn das so weitergeht, dürfte Weihnachten für mich nicht mehr in Frage kommen. Das war für mich schon …« Uwe bricht ab. Wir haben bald Weihnachten.

Wie steckt man das weg? »Gute Frage. Man muss sich selbst so viel Halt gegeben haben, dass man an jedem Tag in der Lage sein kann, zu sagen, okay, das war's, hat Spaß gemacht und tschüss.« Ihm nimmt man das ab, selbst mit seinen 30 Jahren. Wir trauen uns nicht, diese Stärke, die er gerade zeigt, kaputt zu machen mit der Frage, ob er Angst vor dem Tod hat. Es ist eine blöde Frage, weil diese Angst da ist, selbst wenn sie gerade nicht die Oberhand hat. Wir sehen es auch an seinen blauen Augen, die nicht strahlen. Er wirkt erschöpft vom Kampf gegen die Krankheit.

Sucht er trotzdem nach Strohhalmen? »Immer, bis zuletzt.« Uwe zeigt auf den Beutel mit seiner Infusion, den die Schwester soeben erneuert hat, und sagt: »Das ist so ein Strohhalm.« Er nimmt gerade an einer klinischen Studie für ein neues Medikament teil. »Es kann überhaupt nicht wirken oder das Ganze sogar noch verschlimmern, oder ich gewinne etwas Zeit.« Sein bester

Freund sei gerade Vater geworden, erzählt er uns, sein Neffe sei in die Schule gekommen, und er plane noch einen Urlaub in Amerika. Solche Sachen wolle er einfach noch miterleben. »Ich selbst habe bis jetzt noch keine Frau fürs Leben finden können, das wird in diesem Leben wohl nicht mehr stattfinden.« In diesem Moment spüren wir seine Traurigkeit.

Schonungslos bringt er seine Situation auf den Punkt. »Für Pharmahersteller bin ich ein Segen. Es ist super, sie können verdienen. Für Ärzte bin ich ein Segen, sie können an mir rumschnippeln und testen, sich ihren zweiten Doktortitel mit mir holen, super. Für das Krankenhaus bin ich ein Segen – ein Patient, der immer wiederkommt, wo immer wieder Geld abgeschöpft werden kann, aber auch ein Patient, den man irgendwann ad acta legen kann.«

Nach diesen Sätzen gibt es nichts mehr zu sagen. Wir schweigen und wünschen ihm, dass er Weihnachten noch erlebt und alle negativen Prognosen widerlegt.

Uwe hat uns vor allem eins bewusst gemacht. Er meint, viele geben die Verantwortung für den Heilungsprozess ab, ans »medizinische Volk«, und vergessen, dass sie selbst eine Verantwortung für sich und ihren Körper haben.

Auf dem Flur treffen wir noch den Onkologen, der Uwe behandelt. Er ist für die »soliden« Tumore zuständig, also für Lungenkrebs, Darmkrebs, Bauchspeicheldrüsenkrebs und so weiter. Er will gleich noch mit Uwe über die nächsten Schritte seiner Therapie reden. Der Arzt gehört zur jüngeren Generation von Krebsspezialisten. Wir bitten ihn, uns noch ein paar Details zu erläutern, über diese Wachstumshemmer und Antikörper, die von der Industrie so massiv angepriesen werden.

Der Onkologe nimmt sich ein paar Blatt weißes Papier und malt uns Kurven auf, damit wir verstehen, wie Studien der Pharmaindustrie zu interpretieren sind, und vor allem, was es mit dem Lungenkrebs-Medikament »Tarceva« auf sich hat. Schließlich wird behauptet, das Mittel könne breit bei allen Patienten mit fortgeschrittenem Lungenkrebs eingesetzt werden, also vielen helfen. Der Arzt widerspricht. Es gebe eindeutige Hinweise, dass »Tarceva« nur bei einer kleinen Gruppe von Patienten eine gute Wirkung habe, und zwar nur bei denjenigen, die eine bestimmte Mutation an einem Rezeptor aufwiesen. Doch diesen sogenannten »Marker« müsse man testen. »Die Firma Roche möchte aber lieber weiterhin, dass alle Patienten das kriegen, obwohl nur eine kleine Gruppe davon einen Nutzen hat.« Die Onkologen bräuchten endlich Daten von Roche, damit sie das Medikament sinnvoller einsetzen könnten.

Wir erfahren, dass der falsche Einsatz des Mittels gravierende Folgen haben kann. Dass nämlich 85 Prozent der Patienten, die keine Mutation am Rezeptor aufweisen und nicht auf das Medikament ansprechen, von einer konventionellen Chemotherapie profitieren könnten. Aber weil »Tarceva« immer nur allein und nicht in Kombination mit einer Chemotherapie verabreicht wird, erhalten diese Patienten vielleicht eine nutzlose, teure Therapie statt einer, die besser anschlagen würde.

»Es gibt Onkologen, die darum wissen, sie treten nur bei Vorträgen nicht auf. Ich denke, dass es nicht gewollt ist«, berichtet der Arzt.

Auf der Fahrt nach Hause wird uns klar, dass die Medizin noch meilenweit von der Heilung vieler Krebsarten entfernt ist – anders, als die Pharmaindustrie uns in den letzten Jahren glauben machen will. Wir merken, wie die Angst vor dieser Krankheit bei uns selbst nach diesem Tag hochschleicht. Würden wir wie Uwe stark sein und uns fernhalten können vom Internet, von all den manipulierten Versprechen?

8

Der Patient in Gefahr

Ein Skandal kommt selten allein

Bei jeder Gelegenheit, vor allem wenn sie in die Kritik gerät, verweist die Pharmaindustrie auf den Kodex, den sie sich selbst auferlegt hat. Blättert man in dieser »Freiwilligen Selbstkontrolle« mit ihren zahlreichen Paragraphen, könnte man meinen, es handele sich um einen Verein von Wohltätern. Gleich zu Beginn heißt es da: »Die Unternehmen müssen sich jederzeit an hohen ethischen Standards messen lassen.«

Doch dieser Kodex gilt scheinbar nur auf dem Papier. In den letzten Jahren kamen mehrere große Skandale ans Licht, die vor amerikanischen Gerichten landeten. Interne Firmendokumente, die offengelegt werden mussten, geben Einblick in das ganze Ausmaß der Machenschaften. Zu einem Umdenken hat das allerdings nicht geführt.

Immer noch wird zum Beispiel die Hormontherapie für die Wechseljahre empfohlen. Auf der Internetseite von Bayer Schering macht man den Frauen vor den Folgen eines Hormonverlusts in den Wechseljahren Angst, »ernsthafte Gesundheitsrisiken« wie Osteoporose drohten, Inkontinenz, Bluthochdruck und damit Schlaganfall oder Herzinfarkt. Als »Lösung« wird die »Hormonersatztherapie« angeführt. Auch andere Pharmafirmen preisen die Behandlung als Garant »für eine bessere Lebensqualität«.

Über das Gesundheitsportal *www.lifeline.de* gerät man auf ein »Themen-Special« über die »Hormonersatztherapie« und auf eine

Gratisbroschüre, herausgegeben von einem Berliner Pharmaunternehmen. Darin wird dargestellt, welche positiven Effekte die Therapie habe, auch auf die Haut und das Aussehen. Hier wird der Wunsch vieler Frauen, jünger auszusehen, unterschwellig als Argument benutzt. Die Therapie hätte weitaus weniger Risiken als angenommen.

Hier wird fahrlässig Werbung für eine umstrittene Therapie gemacht, deren Risiken seit vielen Jahren bekannt sind.

In einer der größten Studien, der »Million Women Study«, wurde in England an einer Million Frauen beobachtet, welchen Einfluss die Hormontherapie auf das Brustkrebsrisiko hat. Dabei kam heraus, dass die Frauen, die Hormone gegen Wechseljahrbeschwerden schluckten, ein erhöhtes Brustkrebsrisiko aufwiesen. Eine andere große Langzeitstudie, die »Women's Health Initiative« mit 17000 Patientinnen, wurde sogar abgebrochen, weil sie erschreckende Ergebnisse zeigte: Die Hormontherapie beugte nicht einem Schlaganfall vor, wie die Pharmafirmen verbreiten, sondern sie erhöhte sogar tendenziell das Risiko dafür, ebenso wie für Herzinfarkt.

Wie skrupellos die Gefahren über Jahre verharmlost wurden und welche Rolle die Industrie bei der gefährlichen Verschreibungspraxis spielte, zeigt der Skandal um den Pharmakonzern Wyeth. Er machte riesige Umsätze mit seinen Hormonpräparaten. Aus amerikanischen Gerichtsprotokollen geht hervor, dass Wyeth hohe Summen an PR-Firmen zahlte, die positive Artikel über die Hormonersatztherapie verfassten. Es waren geschönte Zusammenfassungen von Studien. Sie beschrieben die Vorteile der Hormontherapie und spielten die Risiken herunter. Die fertigen Artikel wurden dann Ärzten vorgelegt, die einfach nur ihre Namen daruntersetzten. Auf diese Weise kamen 26 manipulierte Veröffentlichungen in zahllosen medizinischen Fachmagazinen zustande, die bisher als renommierte Informationsquellen galten. All das wurde auch nicht unterlassen, als seriöse Untersuchungen längst gezeigt hatten, dass die Hormongabe an gesunde Frauen in den Wechseljahren große Gefahren mit sich bringt. Frauen wurden also bewusst einem Krebsrisiko ausgesetzt.

Im September 2009 gab Wyeth eine Pressemitteilung heraus, in der mitgeteilt wurde, dass laut einer neuen Studie die Hormonersatztherapie neben den bereits bekannten noch ein weiteres Risiko berge: Das Lungenkrebsrisiko sei dadurch ebenfalls erhöht. Aber gleich im nächsten Absatz steht: »In puncto Lungenkarzinom (Lungenkrebs) gibt es aber auch Positives zu berichten.« Da gebe es nämlich eine neue Therapie. Das ist schon makaber.

Die Hormontherapie wird derzeit nur noch in Ausnahmefällen und für kurze Zeit von den Behörden empfohlen. Die Pharmafirmen interessiert das nicht.

Auch der große Pharmakonzern Lilly beruft sich gern auf den moralischen Kodex, den sich die Industrie gegeben hat. Dabei musste der Konzern gerade 1,4 Milliarden US-Dollar Strafe zahlen, um einem Gerichtsverfahren zu entgehen. Die Anschuldigung lautet: unerlaubte Vermarktung des Medikaments »Zyprexa«. Es ist gegen Schizophrenie und manisch-depressive Erkrankungen zugelassen worden. Doch Lilly machte eine breite Werbekampagne, in der das Präparat sogar gegen Demenz empfohlen wurde, obwohl es dafür gar nicht zugelassen war. Die Gefahren für ältere Menschen seien konsequent heruntergespielt worden, so der Vorwurf.

Lilly soll laut Prozessakten seine Pharmareferenten in den USA obendrein zu folgendem Vorgehen angeleitet haben: Sie sollten Ärzte in Pflegeheimen dazu überreden, »Zyprexa« unruhigen, älteren Menschen zu verabreichen, weil eine Nebenwirkung des Mittels Schläfrigkeit sei. Man hätte dann weniger Pflegeaufwand bei den älteren Menschen.

»Zyprexa« ist ein Verkaufsschlager; mehrere Studien haben jedoch gezeigt, dass es eine extreme Gewichtszunahme und gefährlichen Diabetes mit teilweise tödlichen Folgen verursachen kann. Nach internen Firmendokumenten hat Lilly offenbar schon früh um die schädlichen Nebenwirkungen gewusst, sie aber über längere Zeit verschwiegen oder in der Öffentlichkeit heruntergespielt. Außerdem enthüllen die Unterlagen, dass der Konzern mit allen Mitteln versuchte, den Markt für »Zyprexa« auszuweiten. »Wir werden Geschichte machen«, prophezeite das Produktteam. Der Plan war, »unseren Markt auszuweiten, indem wir neu definieren, wie Ärzte komplizierte Gemütslagen diagnostizieren und behandeln«. Patienten mit Symptomen wie Angst, Schlaflosigkeit und Stimmungsschwankungen wurden als krank definiert. Das »Zyprexa«-Team sah »ein noch unerschlossenes Wachstumspotenzial«. Das hatte am Ende zur Folge, dass Menschen als psychisch krank diagnostiziert wurden, die es gar nicht waren, und ein Medikament einnahmen, das mit dem Risiko Diabetes einhergeht. Lilly schreckte nicht einmal davor zurück, den Einsatz des Mittels bei Kindern zu propagieren, obwohl dies illegal war.

Nachdem der Skandal öffentlich wurde, musste die Firma Lilly eine Liste offenlegen mit Namen von amerikanischen Ärzten, denen sie Geld gezahlt hatte. Weil »Zyprexa« ebenfalls in Deutschland gern verschrieben wird, haben wir bei Lilly schriftlich angefragt, ob sie denn auch eine Liste von Zahlungen an deutsche Ärzte öffentlich macht. Die Antwort: Nein.

Der Konzern rühmt sich übrigens mit dem Slogan »Lilly – Ihr vertrauenswürdiger Partner« und nimmt für sich in Anspruch, Glaubwürdigkeit in der Zusammenarbeit mit allen Partnern als Grundsatz zu haben.

Dass die Profitgier selbst vor dem Wohl von Kindern nicht haltmacht, zeigt der Fall des Pharmariesen GlaxoSmithKline (GSK). Sein Antidepressivum »Paxil« wurde Millionen Kindern unter 18 Jahren gegen Depression verschrieben. Der Vorwurf der britischen Zulassungsbehörde: Der Konzern soll bewusst über Jahre klinische Daten zurückgehalten haben, die ergeben hätten, dass das Antidepressivum bei Jugendlichen nicht wirksam sei und ein hohes Risiko berge. Eine Studie ergab, dass Jugendliche, die »Paxil«

einnahmen, öfter Selbstmordversuche verübten oder häufiger Gedanken an Suizid äußerten. Doch genau diese Erkenntnisse habe der Konzern zurückgehalten. Interne Dokumente belegen die Taktik des Verschweigens. In den Papieren stellt die Firma fest, dass zwei Studien gezeigt hätten, dass »Paxil« keinen Effekt gegenüber einem eingesetzten Placebo demonstriert. Weiter heißt es: »Die Daten von zwei Studien sind nicht ausreichend robust ... und werden deshalb nicht an die Zulassungsbehörden übergeben. Es gibt keine Pläne, die Daten der Studie 377 zu veröffentlichen.«

Den Grund für das Zurückhalten von Sicherheitsdaten offenbaren Sätze aus einer firmeninternen Notiz: »Es wäre wirtschaftlich inakzeptabel, ein Statement darüber zu machen, dass die Wirksamkeit nicht gezeigt werden konnte, weil damit das Profil von ›Paxil‹ untergraben würde.«

Wissentlich wurden Tausende Kinder, denen es verschrieben wurde, einem Risiko ausgesetzt.

Mit aggressivem Marketing vergrößerte auch dieser Konzern künstlich den Markt für »Paxil«. Amerikanische Werbespots suggerierten Patienten, dass bestimmte Formen von Ängstlichkeit und Schüchternheit eine Krankheit seien, für die »Paxil« die Lösung biete. Ein Produktdirektor von GlaxoSmithKline äußerte sich in einer Werbezeitschrift wie folgt: »Der Traum jedes Vermarkters ist, einen nicht definierten oder unbekannten Markt zu finden und zu entwickeln. Genau das können wir mit ›Paxil‹.«

Obwohl der Skandal ans Licht kam, dachte der Konzern anscheinend nicht daran, seine Praxis zu ändern. Anfang 2010 gerät GlaxoSmithKline erneut in die Kritik wegen seines Diabetesmedikaments namens »Avandia«. Es steht seit mehreren Jahren im Verdacht, schwere Herzprobleme wie Infarkte und Herzversagen zu verursachen. Fast 300 Todesfälle sollen im Zusammenhang mit »Avandia« allein im dritten Quartal 2009 aufgetreten sein. Das Mittel wird auch in Deutschland Diabetikern verschrieben.

Brisanz erlangt der Fall durch einen aktuellen Untersuchungsbericht des US-Finanzsenats. In einer zweijährigen Analyse wurden mehr als 250 000 Dokumente des Pharmakonzerns und der Zulassungsbehörde ausgewertet. Der Bericht erhebt den Vorwurf: Der Hersteller habe es unterlassen, Patienten frühzeitig auf das Risiko von Herzinfarkten hinzuweisen. GSK-Verantwortliche hätten seit Jahren um die tödliche Nebenwirkung gewusst und sie verharmlost. Außerdem seien unabhängige Ärzte eingeschüchtert worden. Einem amerikanischen Arzt, der auf Veranstaltungen die Herzprobleme erwähnte, sei zum Beispiel eine Klage angedroht worden. Daraufhin unterschrieb der Arzt ein Dokument, das ihm GSK vorlegte, in dem er zustimmte, die Bedenken über »Avandia« nicht mehr öffentlich zu thematisieren. Der Hersteller weist den Vorwurf zurück, einen Maulkorb verhängt zu haben, räumt aber gleichzeitig ein, man hätte die Situation anders regeln können.

2007 wurde eine große Analyse veröffentlicht, wonach »Avandia« das Risiko für einen Herzinfarkt bei Diabetespatienten um etwa 40 Prozent erhöht. Wissenschaftler der amerikanischen Zulassungsbehörde gaben zu diesem Zeitpunkt die Schätzung ab, dass seit der Markteinführung 83 000 Herzinfarkte in Verbindung mit »Avandia« stehen könnten. Trotzdem blieb es auf dem Markt.

Der Pharmakonzern zweifelte negative Analysen öffentlich an. Wider besseres Wissen, wie eine interne E-Mail belegt, in der der Chef der Forschungsabteilung von GSK schreibt, dass die Schlussfolgerung über das erhöhte Risiko von Herzinfarkten und Schlaganfällen sich mit eigenen Erkenntnissen decken würde.

Statt die Patienten zu schützen, machte der Konzern mit seiner Werbekampagne weiter. »Avandia« rangiert hinsichtlich schwerer, tödlicher Nebenwirkungen an erster Stelle unter den verschreibungspflichtigen Medikamenten.

Der amerikanische Senator Max Baucus äußerte sich zu dem Skandal: »Patienten vertrauen Pharmafirmen ihre Gesundheit und ihr Leben an, und GSK hat dieses Vertrauen missbraucht.« Die

Zulassungsbehörde in Amerika überlegt, ob sie das Mittel vom Markt nehmen soll. Die europäische Behörde sieht dazu keinen Anlass, sie beobachtet weiter.

Die Pharmaindustrie betont bei jeder Gelegenheit, wie gut ihre »freiwillige Selbstkontrolle« funktioniere. So ließ die Hauptgeschäftsführerin des Verbandes forschender Arzneimittelhersteller (VfA) aktuell verlauten: »Die forschenden Pharmaunternehmen stehen für die Einhaltung ethischer Verhaltensweisen.« Es habe ein Bewusstseinswandel bei den Firmen stattgefunden.

Auch der Pharmariese Pfizer hat den Kodex unterzeichnet und ist Mitglied im VfA. Gegen den Konzern wurde bereits mehrmals wegen seiner illegalen Vermarktungspraktiken von amerikanischen Behörden ermittelt. Immer wieder wurden Medikamente für Erkrankungen vermarktet, für die sie keine Zulassung hatten. Es folgten Strafen in Milliardenhöhe. Viele Firmen können sich so in den USA freikaufen, eine Verurteilung vor Gericht vermeiden. Die hohen Strafen, die Pfizer seit 2004 gezahlt hat, machen allerdings nur einen kleinen Teil des Jahresumsatzes von etwa 50 Milliarden US-Dollar aus. Ein amerikanischer Staatsanwalt schilderte, dass just in dem Moment, als die Anwälte von Pfizer noch über die Strafe für ein Vergehen mit der Justiz verhandelten und versicherten, man würde in Zukunft keine illegale Werbung mehr machen, das Gesetz schon wieder gebrochen wurde.

Man gibt sich geläutert und macht weiter wie bisher. Welche Folgen das für Patienten hat, zeigt ein Skandal, den wir während unserer Recherche erleben.

Daten, die keiner kennt

Wir sitzen im November 2009 um acht Uhr morgens in einem kleinen, ungemütlichen Vortragssaal im Berliner Messezentrum. Die Deutsche Gesellschaft für Psychiatrie, Psychotherapie und Nervenheilkunde veranstaltet ihren alljährlichen Kongress. Die etwa 20 anwesenden Ärzte und Journalisten warten gespannt auf die kommende Präsentation. Das Institut für Qualität und Wirtschaftlichkeit im Gesundheitswesen (IQWIG) will seinen Bericht zur Wirkung verschiedener Medikamente gegen Depression vorstellen. Das Institut hat alle Studien und Daten zusammengetragen, die es zu den einzelnen Mitteln gibt, und überprüft, welcher Wirkstoff am zuverlässigsten einen Rückfall in die Depression verhindert und wie die Nebenwirkungen zu beurteilen sind. Mitarbeiter vom IQWIG schildern, dass zu jedem überprüften Medikament Studien gefunden wurden, die die Pharmahersteller bisher nicht veröffentlicht haben. So wurden zum Beispiel 20 Studien zu einem Antidepressivum der Firma Wyeth nicht publiziert.

Ein Unternehmen hat sich besonders gegen die Herausgabe relevanter Daten gesträubt, der Pharmariese Pfizer. Zehn von 17 Studien zu ihrem Medikament »Edronax« mit dem Wirkstoff Reboxetin seien bisher nicht veröffentlicht worden. Bei diesen Sätzen geht ein Raunen durch die Reihen. Schon vor einigen Monaten sollte das Institut den Nutzen dieses Antidepressivums bewerten. Der Pharmakonzern blockierte und wollte nicht alle Studien herausrücken: Es bestehe keine Verpflichtung zur Zusammenarbeit mit dem Institut. Das führte zu öffentlicher Kritik in den Medien, Pfizer geriet unter Druck und lieferte die Daten schließlich nach.

Das Ergebnis erfahren wir jetzt in diesem halbleeren Raum: Das Mittel von Pfizer wirkt nicht gegen Depression, obwohl es seit Jahren dafür eingesetzt wird. Aus den unveröffentlichten Studien ergibt sich nämlich, dass das Medikament nicht besser wirkt als ein Placebo. Es gab keinen Beleg für einen positiven Nutzen, depressive Patienten konnten damit ihren Alltag nicht besser bewältigen oder Rückfälle vermeiden. Doch die veröffentlichten Studien hätten ein viel positiveres Ergebnis verbreitet, so die IQWIG-Mitarbeiter, »um den Faktor zwei übertrieben«. Bei den Nebenwirkungen sei ebenfalls ein sehr geschöntes Bild gezeichnet worden. Negative Studien verschwanden dagegen in der Schublade und wurden nicht veröffentlicht. »Verzerrung von Ergebnissen« nennt man das. Ein Blick auf die vollständigen Daten zeige – so die Wissenschaftler – »ganz klar einen negativen Effekt« des Medikaments.

»Das Zurückhalten von Studiendaten ist bis heute ein großes Problem.« Vor allem habe das Folgen, weil das Institut dann keine »belastbaren« Empfehlungen für ein Mittel gegenüber den Krankenkassen aussprechen könne. Die Selbstverpflichtung der Hersteller reiche eindeutig nicht aus. »Im Interesse des Patienten brauchen wir dringend eine gesetzliche Verpflichtung für die Pharmaunternehmen, alle klinischen Studien offenzulegen.« Die Wissenschaftler vom IQWIG fordern, dass die Hersteller alle Studien und ihre Ergebnisse veröffentlichen müssen, auch rückwirkend für bereits zugelassene Medikamente.

Eine Ärztin für Psychiatrie ist sichtlich aufgeregt, als sie an das Vortragspult tritt. Sie ist schockiert über die Ergebnisse des IQWIG-Berichts, weil sie zu einem Expertenkreis gehört, der Nationale Leitlinien zur Behandlung von Depressionen herausgibt. Sie berichtet, dass sie jetzt gerade noch die neuen Leitlinien korrigieren könne, sonst stünde darin eine falsche Empfehlung zur Therapie mit dem Pfizer-Produkt. Sie beschreibt das Dilemma, in dem Ärzte stecken, die Leitlinien für eine Behandlung festlegen sollen. Sie könnten nur bereits veröffentlichte Daten dazu heranziehen und hätten nicht die Möglichkeit, Hersteller unter Druck zu setzen. Würden diese Studienergebnisse verschweigen, wirke sich das massiv auf den Patienten und seine Therapie aus, weil sich der Arzt am Ende auf falsche Informationen verlasse. Ihre Stimme zittert beim Reden. Das Pfizer-Medikament habe keinen nachgewiesenen Nutzen, dafür aber einen größeren Schaden, als man bisher wusste. Sie kann es offenbar nicht fassen, dass das Gerüst, auf dem ihre Therapieleitlinien beruhen, an diesem Morgen zusammengefallen ist.

Sie fragt zu Recht, wie es sein könne, dass das wirkungslose Mittel überhaupt auf den Markt gelassen wurde. Habe die Zulassungsbehörde nicht genau geprüft? Normalerweise wird ein Medikament nur zugelassen, wenn es besser wirkt als ein Placebo. »Das von den Firmen gesteuerte Veröffentlichen von Studien muss aus ethischen Gründen sofort aufhören«, appelliert die Psychiaterin.

Als die Präsentation des Berichts beendet ist, meldet sich ein Mann mit schütterem Haar zu Wort. Er finde die Berichte des IQWIG problematisch, weil nur statistische Effekte gemessen worden seien, man müsse Studienergebnisse einzeln bewerten und nicht pauschal mit einer Effektstärke. Vor allem bestimme das Institut selbst, was ein »ausreichender Effekt« sei.

Ein Streit entbrennt, ein zweiter Mann mit edlem grauem Anzug springt dem ersten bei, man müsse schon diskutieren, ob die Methoden des IQWIG richtig seien, um die Relevanz von Antidepressiva festzustellen. Ein IQWIG-Mitarbeiter entgegnet sichtlich verärgert, dass hier gerade ein Ablenkungsversuch stattfinde. »Das eigentliche Problem ist, dass Sie bei den veröffentlichten Daten diesen Effekt haben« – er breitet seine Arme weit aus – »und bei den unveröffentlichten einen Nulleffekt.«

Als die Konferenz zu Ende ist, wollen wir wissen, wer der Mann war, der gerade die Diskussion angezettelt hat. Er sitzt umgeben von drei Frauen in der hinteren Reihe. Wir stellen uns als Journalisten vor und bitten ihn, uns seine Kritik näher zu erläutern. Er fängt an zu grinsen und blickt zur Dame neben sich. »Da müssten Sie die Pressestelle fragen.«

»Warum? Sie sind doch Arzt, oder?«

»Ja.«

»Welche Pressestelle meinen Sie dann?«

»Äh, von …«, die Dame neben ihm antwortet »… von Lilly Pharma. Da können Sie ein Kontaktformular ausfüllen im Internet und an die Pressestelle schicken.«

»Sie sind also ein Arzt, der für die Pharmaindustrie arbeitet?«, wenden wir uns wieder an den Mann.

»Äh, ja.« Er grinst wieder nur und nestelt nervös an seinem Kongressausweis.

»Sie haben sich doch gerade öffentlich geäußert, dann können Sie uns doch erklären, was Sie meinten.«

Wieder antwortet eine der Pharmafrauen, alle von Lilly und Boehringer Ingelheim, wie wir an ihren Namensschildern sehen. »Es müssen alle Beteiligten gehört werden. Wichtig ist, dass man ein Gespräch beginnt.«

»Was halten Sie von der Forderung, es müsse eine gesetzliche Verpflichtung her, dass Firmen alle Studien veröffentlichen müssen?«, fragen wir.

Alle vier gucken sich an, schweigen. Die Pharmamitarbeiterin merkt, dass wir auf eine Antwort warten: »Ich habe nur meine persönliche Meinung, aber die interessiert hier nicht. Wir dürfen uns dazu nicht äußern. Wichtig ist, in einen Dialog zu treten.«

Das versuchen wir ja gerade. Man wolle jetzt nicht mehr sagen. Es sei ja eine Fachveranstaltung für Fachkreise, wird noch hinzugefügt. Das trifft nicht zu, auch die Presse ist eingeladen. Das Gespräch ist zu Ende.

Nach der Veranstaltung zieht es uns in die Ausstellungshalle mit den zahllosen Pharmaständen. Es gibt massenweise Häppchen umsonst und Gewinnspiele. Ein Zauberer belustigt die Nervenärzte mit Kartentricks. Bei der Firma Astra Zeneca ist alles bis hin zu den Krawatten der Pharmamitarbeiter in Pink gehalten. Gerade läuft ein Quiz für Ärzte über Schizophrenie, mit peppiger Musikeinlage und einem Pharmaanimateur, der den Ärzten immer mal wieder Lösungen zu den Fragen vorsagen muss. Von jeder Firma bekommen wir Einladungen für irgendwelche Vorträge überreicht. »Wollen Sie einen Gutschein für eine Currywurst?«, fragt uns eine Hostess. Wir schauen sie entgeistert an.

Nur wenige Stunden nachdem das unabhängige IQWIG über den Wirkstoff »Reboxetin« ein verheerendes Urteil gefällt hat, findet ein Symposium statt, als hätte es keine Neuigkeiten gegeben. Eingeladen hat eine Pharmafirma, die auch dieses Mittel herstellt. Professor Gerd Laux, Leiter einer Fachklinik für Psychiatrie, lobt den Nutzen des Medikaments, als lebe er in einem anderen Universum. Am folgenden Tag treffen wir erneut auf den Professor bei der Veranstaltung eines anderen Pharmaherstellers. Diesmal lobt er dessen neues Antidepressivum »Valdoxan«. Laut dem unabhängigen Informationsdienst *arznei-telegramm* ist der Nutzen des Medikaments nur unzureichend belegt. Drei negative Studien wurden nicht veröffentlicht. Bei älteren Patienten konnte selbst die Zulassungsbehörde keinen Nutzen feststellen. Eine Monatstherapie kostet um die 62 Euro.

Zu Beginn seines Vortrags vor über hundert Ärzten zeigt Professor Laux eine Folie mit zahlreichen Namen von Pharmakonzernen, von denen er Geld bekommt. »Auch ich habe verschiedene Beziehungen, ein Teil davon ist hier dargestellt«, witzelt er. Die Anwesenden lachen herzhaft. Sie finden es anscheinend normal, wenn einer von ihnen »gute Beziehungen« zur Industrie hat. Laux spricht langsam, und mit Bedeutung. Er singt ein Loblied auf das neue »Valdoxan« und seine gute Wirkung bei schwer depressiven Patienten. Es habe kaum Nebenwirkungen. Dass es die Leber irreversibel schädigen kann, klingt bei ihm so: Die Leberwerte könnten auf das Zehnfache ansteigen, allerdings nur bei einem Prozent der Patienten. Sein Fazit: »Sicherheit und Verträglichkeit sind traumhaft, phantastisch.«

Nach dem Vortrag bitten wir den Professor um ein Interview. Wir fragen ihn, was er zum neuen Bericht über »Reboxetin«, das er gestern noch gelobt hat, und zu den unveröffentlichten Studien sagt.

Er wirkt leicht ungehalten, schimpft auf das IQWIG, das alles in »einen Mixer« täte. Er behauptet, jede Studie sei im Internet registriert. Wir widersprechen, doch der Professor weiß alles besser. »Dass es geheim wäre, das ist nicht wahr.«

»Aber wenn die Ergebnisse nicht veröffentlicht werden, wie im aktuellen Fall, wie soll man dann an sie herankommen?«

»Das schaffen Sie im Internet.«

»Was halten Sie von einer gesetzlichen Pflicht, alle Studien offenzulegen?«

Der Professor fällt uns zum wiederholten Mal ins Wort und beugt sich ganz nah herüber, fast bedrohlich. »Das ist alles Quatsch. Die Verpflichtung gibt es schon.«

Das stimmt nicht, wir fragen weiter: »Was sagen Sie nun zu ›Reboxetin‹ und dem fehlenden Nutzen für den Patienten?«

Wieder zetert er über die Methoden des IQWIG. »Ich sage Ihnen mal eins, das ist alles Statistik, Mittelwerte eines Durchschnitts.«

Er vergisst dabei, dass gerade die Pharmaindustrie ständig mit fragwürdigen und nichtssagenden Statistiken, Medianen und Mittelwerten hantiert. Schließlich sagt er: »Natürlich hat ›Reboxetin‹ einen Nutzen, sonst wäre es ja nicht zugelassen worden.«

»Haben Sie den IQWIG-Bericht gelesen?«

Er rückt immer näher heran, bohrt mit dem Finger in den Arm seines Gegenübers.

Nein, habe er nicht. Drei Minuten später spricht er über ein Ergebnis des Berichts – also kennt er ihn doch. »Ich werde, wie viele Klinikärzte, das Resultat einfach ignorieren.«

Wir sprechen ihn auf seine Kontakte zur Industrie an. Habe er nicht einen Interessenkonflikt?

»Ich bin keiner Firma verpflichtet, ich bekomme adäquate Honorare von zahlreichen Firmen.«

»Wie viel bekommen Sie denn für einen Vortrag?«

»Ich glaube, jetzt beenden wir das Ganze.« Er wird ungehalten und springt auf.

»Warum machen Sie es nicht transparent?« Er geht, und die umstehenden Zuhörer sehen uns empört an.

Nach diesem unerfreulichen Gespräch tauchen wir wieder in die Glitzerwelt der Pharmastände ein und tun kurz so, als gehörten wir zu den Psychiatern, die alles Negative ausblenden.

An einem Firmenstand entdecken wir ein neues Medikament gegen vorzeitigen Samenerguss, ein Lifestyle-Medikament, mit dem wir uns schon mal beschäftigt haben. Wir erkundigen uns bei der Pharmamitarbeiterin, wie viele Minuten der Mann bis zum Orgasmus gewinnen würde. Sie erwidert: »Die sagen in den Studien immer viermal länger, in Minuten ist das relativ schwierig.« Aber es gebe in den Studien doch bestimmt eine Minutenangabe? »Viermal länger«, antwortet sie mehrmals. Irgendwann gibt sie genervt 3,8 Minuten an. Wir hätten gehört, dass es in den USA nicht zugelassen wurde, sagen wir. »Momentan nicht, ja.« Und die Nebenwirkungen? Sie zählt die harmlosen auf. Wie sehe es mit schweren Nebenwirkungen aus?, schieben wir nach. Sie empfehle immer ein Glas Wasser einzunehmen, weil es bei manchen Patienten zu Bewusstseinsverlust gekommen sei. Wir wollen noch wissen, warum es in Amerika nicht zugelassen wurde, bekommen aber keine Antwort. Sie ist misstrauisch geworden und fragt: »Sind Sie wirklich Ärztin?« »Ja, warum?«

»Weil Sie so detailliert fragen. Ich darf mit Journalisten nicht reden.« So ist das.

Auf dem Weg zum Ausgang kommen wir an schmucklosen Informationsständen vorbei, die nach der bunten Pharmawelt wie Stiefkinder wirken. Kaum einer bleibt hier stehen, wir wären auch fast daran vorbeigelaufen.

Hinter einem Tisch hängt ein Plakat mit dem Satz: »Wir sind die Spatzen, auf die Lilly + Co mit Kanonen schießen.« Es ist der Bundesverband Psychiatrie-Erfahrener, in dem sich Patienten organisiert haben, die im Medizinbetrieb schlimme Erfahrungen gemacht haben. Sie versuchen auf dem Kongress, den Ärzten Pharmakritik nahezubringen. Kein leichtes Unterfangen.

Ob hier überhaupt Ärzte stehen bleiben? Die Frau mit den halblangen grauen Haaren und der buntgemusterten Brille lacht und hebt eine Schüssel mit Gummibären und Schokopastillen hoch. »Damit versuchen wir es«, sagt Beate Schäfer. Manche Ärzte kämen nur an den Stand, um sie zu beschimpfen. »Wie kommen Sie denn hier rein?«, musste sie sich schon anhören. Das Plakat »Neuroleptika schaden Ihrer Gesundheit« fänden viele furchtbar, dabei sei das erwiesen. Die pharmakritischen Bücher, die am Stand ausliegen, lehnten die Ärzte ab. Die Leute von der Pharmaindustrie würden eher über den Stand lachen.

Die Frau mit dem freundlichen Gesicht erzählt uns, dass sie selbst krank ist. Sie hört Stimmen. 55 Medikamente hat sie in den letzten 17 Jahren schon ausprobiert, keines habe geholfen. Beate Schäfer hat eine Odyssee von Arztbesuchen hinter sich. »Die Diagnostik in diesem Bereich ist nicht sauber. Ich war mal schizophren, dann war ich bipolar, dann war ich nur depressiv, zwischendurch Borderline, dieses und jenes, und jedes Mal habe ich andere Medikamente bekommen. Das kann es nicht sein, das kann doch nicht die hohe Kunst der Psychiatrie sein.«

Sie hört immer noch Stimmen, aber jetzt nimmt sie nur noch Medikamente, wenn sie eine Krise hat oder nächtelang nicht schlafen kann. Sie hat viel hinter sich, ein Trauma, eine Essstörung, sie war drogenabhängig.

Beate Schäfer ärgert, wie mit Menschen umgegangen wird. Lange Zeit wurde sie an einer Uniklinik behandelt, wo man ihr ein hochdosiertes Medikament gab. Sie wusste bald nicht einmal mehr ihren Namen oder ihre Adresse. »Da ist man wie ein Stück Gemüse.« Sie habe gelitten wie ein Hund. Am Ende kam heraus, dass der Arzt für eine Studie nur ein spezielles Bild ihres Gehirns vor und nach der Gabe dieses Mittels haben wollte. Jahre später habe er zugegeben, dass er sie fast umgebracht hätte, und sich dafür entschuldigt.

Frau Schäfer und ihr Verein fordern weniger Einsatz von Psychopharmaka. »Ich bin nicht total gegen Medikamente, aber ich habe erlebt, dass die Ärzte nicht genug aufklären, vor allem über die Nebenwirkungen nicht so aufklären, wie sie es müssten.«

Das Pillenschlucken nehme ja heute immer mehr zu. Viele Kinder bekämen die ADHS-Diagnose, Zappelphilipp-Syndrom genannt, und müssten schon früh das Medikament »Ritalin« nehmen. Da fange es zum Beispiel an.

»Sobald man zum Arzt geht und klagt, bekommt man gleich ein Medikament verschrieben.« Stattdessen wäre oft eine Kur viel sinnvoller, sagt sie, wenn man ausgebrannt sei oder Ähnliches. Aber eine Kur zu verschreiben, dazu müsse der Arzt halt mehr Aufwand betreiben und Formulare ausfüllen statt nur ein Rezept. »Es ist schwierig, mit den Ärzten ein Gespräch zu führen, wegen deren Zeitlimit.« Ein Psychiater bekäme 40 Euro pro Quartal und Patient für Beratung und Gespräch. Je mehr Zeit er mit einem Patienten verbringe, desto weniger verdiene er.

Ihr Verein leistet ehrenamtliche Arzneimittelberatung. Doch es fehlt an Geld für Personal, um eine wirkliche Beratung über Therapien anzubieten. Eigene Aktionen zu finanzieren sei fast unmöglich.

An der kleinen Anzahl von Info-Ständen unabhängiger Institutionen und Vereine sieht man, wie schief das Verhältnis zwischen kritischer Aufklärung und der Werbung der Pharmaindustrie ist, ein Ungleichgewicht, mit dem Patienten jeden Tag konfrontiert werden.

Viel Bedarf und eine mutige alte Dame

Am letzten Tag des Psychiatriekongresses wird noch ein »Informationstag« für Patienten und deren Angehörige angeboten. Die Resonanz ist groß, an die hundert Besucher sind gekommen, um etwas über psychische Störungen zu hören. Im ersten Vortrag listet ein Arzt verschiedene Angststörungen auf und sagt, sie seien gut behandelbar. Mehr lernen wir nicht. Nach dem Vortrag wollen die Anwesenden mehr über die Ursachen dieser Krankheit wissen oder wie man sich ganz konkret verhalten soll, wenn der Sohn eine Panikstörung hat. Brauchbare Antworten kommen nicht. Danach betritt ein Psychiatrie-Professor das Podium, der über die Depression sprechen will. Er ist extrem eloquent, witzig und genießt seinen Auftritt. Er redet von Weizenkörnern, die auf demselben Acker unterschiedlich hoch werden, und warum das so ist, weiß man nicht. Genauso ist es mit der Depression; warum der Eine sie hat und der Andere nicht, bleibt im Dunkeln. Alles schöne Bilder, die er zum Besten gibt. Auch ihm darf man Fragen stellen.

Eine ältere Frau mit einer schwarzen Wollmütze geht ans Mikro. Sie wüsste gern als Betroffene, ob bei diesem Kongress darüber gesprochen wurde, wie man jetzt mit Patienten umgeht, die das Mittel »Reboxetin« erhalten haben. Es sei in den Medien berichtet worden, dass die Firma Pfizer negative Studien unter Verschluss gehalten habe.

Ihre Stimme bebt. »Wie kann so etwas vorkommen, dass Unikliniken und Ärzte über zwölf Jahre nicht gemerkt haben, dass dieses Antidepressivum gar keine Wirkung hat?«

Der Professor schweigt kurz und entgegnet, dass Antidepressiva eben nicht in allen Fällen wirken würden.

Die Patientin lässt sich nicht abspeisen. Aber wie sei es möglich, dass negative Studien so lange unter Verschluss gehalten werden können? Der Professor meint, das ärgere ihn genauso, fügt allerdings hinzu: »Es gibt viel skandalösere Sachen als Firmen, die negative Ergebnisse ihrer Produkte nicht publizieren. Daimler Chrysler publiziert ja auch nicht den Elchtest, das haben Journalisten gemacht. Das gehört zum System.«

Wir beobachten, wie die ältere Dame daraufhin den Saal verlässt, und folgen ihr.

Ihr Name ist Gerda, sie ist 78 Jahre alt, was man ihr nicht ansieht. Sie nimmt seit sechs Jahren »Reboxetin«. Dass es keinen Nutzen haben soll, ist für sie ein Skandal.

»Ich finde das unmöglich. Ich bin voller Wut, muss ich sagen.« Sie hat eine schwere Depression, erzählt sie, und schon einen Klinikaufenthalt hinter sich, weil sie sich sonst vielleicht etwas angetan hätte. Das Einzige, was ihr dort geholfen hat, waren nicht die vielen Medikamente, sondern eine Psychotherapie.

Als sie wieder allein zu Hause war, kamen die »Morgentiefs«. Dagegen wurde ihr »Reboxetin« verschrieben. Der Vortrag des Professors habe ihr nichts gebracht. »Jemand, der wie ich betroffen ist, schwerste Depressionen und die Hölle durchgemacht hat, dem gibt das nichts.« Sie habe erwartet, »dass es für Betroffene verständlicher ist und auf das Thema Therapie und Medikamente mehr eingegangen wird«. Der Professor hätte von selbst die Firma Pfizer und die Studien ansprechen müssen. »Den Vergleich mit Daimler finde ich unsäglich, ein Auto mit einem Antidepressivum zu vergleichen, wo es um Menschenleben geht.«

Das Gesicht der 78-Jährigen ist schmal, sie hat wache blaue Augen, aber man spürt eine tiefe Traurigkeit. Nach dem Tod ihres Mannes fingen die Depressionen an. Wie fühle man sich als Patient, wenn man erfährt, dass Studien zurückgehalten wurden?, fragen wir sie. Ihr sei dadurch einiges klar geworden. Sie habe ihrem Arzt mehrmals gesagt, dass sie morgens immer so kämpfen müsse, um wieder ins Gleichgewicht zu kommen. Das dauere oft bis in den Vormittag hinein. »Dann merkte ich, dass ich irgendwann abrutsche, und da habe ich gedacht, jetzt musst du aufpassen, du nimmst die Tabletten, das stehst du durch.« Sie hat darauf vertraut, dass ihr die Tabletten helfen. »Ich finde es kriminell. Ich hoffe, dass das durch dieses Institut IQWIG beobachtet wird. Es gibt bestimmt noch mehr Pharmafirmen, die negative Dinge unter Verschluss halten.« Gerda fühlt sich betrogen. »Ich habe mich gefragt, ob die Hauptverantwortlichen überhaupt noch schlafen können oder ob die wirklich so skrupellos sind.«

Sie erinnert sich, irgendwo gelesen zu haben, dass der Wirkstoff in Amerika nicht zugelassen ist. Sie hat recht. In den USA wurde er tatsächlich aufgrund negativer Studien zur Wirksamkeit nicht zugelassen. Gerda versteht überhaupt nicht, warum ein Medikament hier zugelassen wird, woanders hingegen nicht. Eine gute Frage, auf die wir noch eine Antwort finden werden.

Die 78-Jährige fragt, ob es hier irgendwo etwas zu trinken gebe. Uns fällt in dem Moment auf, dass der Vormittag mit vier Stunden Vorträgen ohne Pausen geplant ist. Das überfordert die Leute. Das Ganze macht auf uns den Eindruck einer lieblosen Alibi-Veranstaltung.

Gerda muss sich eine kleine Flasche Wasser für drei Euro kaufen. Den Ärzten werden drei Meter weiter an den Pharmaständen Häppchen, Kaffee und Cocktails kostenlos serviert.

Wir erzählen Gerda, dass die Firma Pfizer auf dem Kongress auch einen Stand hat. Sie will, dass wir sie dorthin begleiten. Als wir die Treppe zu den Herstellern hinuntergehen wollen, hält uns ein Sicherheitsmann auf. Ob wir einen Kongressausweis hätten? Nein. Dann dürften wir dort nicht rein.

Die alte Dame hakt nach, ihre Mütze hält sie fest in den Händen. »Warum darf man nicht mit der Firma sprechen? Ich hätte nämlich gern mit der Firma Pfizer über ein Medikament geredet. Kann man nicht?« Der Sicherheitsmann winkt ab. Gerda lässt nicht locker. »Ich dachte, heute ist offen für Patienten?« Nur oben, aber nicht unten, klärt der Sicherheitsmann sie auf. »Ach so, das wird auseinandergehalten. Ich habe gedacht, dass man mal ein oder zwei Fragen stellen kann. Das geht nicht?«

Wieder Kopfschütteln. Gerdas Kommentar: »Streng abgeschirmt, die Pharmaleute.«

Wir entfernen uns, bevor der Sicherheitsmann noch Verstärkung holt.

Die ältere Dame hat zu viel mitgemacht, sie hat keine Angst mehr, sich zu wehren.

Wir kehren zur Info-Veranstaltung zurück. Gerade wird ein Vortrag über Schizophrenie gehalten. Dieser Arzt hat auch nie gelernt, vor Patienten zu reden. Viele verlassen den Saal. Eine Frau findet, das seien ja »fürchterliche Vorträge, nur Drumherum-Gerede, und im Grunde wissen sie gar nichts. Richtig heilen können sie ja nicht.« Sie gehe lieber Mittag essen.

Wir sprechen mit einem Ehepaar, das ebenfalls genug hat. Reiner erzählt, dass seine Frau Vera eine Depression hat. Müsste es mehr Informationen für Patienten geben?, interessiert uns. Vera meint, das sei eben die Schwierigkeit. »Es gibt für Patienten zu wenige Anlaufstellen. Es müsste unabhängige Beratungsstellen geben, wo man einfach hingehen kann, sagen, so und so geht es mir, was kann ich jetzt tun.« Man brauche mehr neutrale Informationen.

Und wenn man schon in Behandlung ist?, fragen wir weiter. »Ja, man wird auf irgendeine Therapieschiene gesetzt, die gilt dann, und die hat zu funktionieren. Und wenn man nicht viel nachhakt und nicht sehr selbstbewusst auftritt, wird man wohl sehr lange auf dieser Schiene bleiben.« Vera sieht abgekämpft aus, ihre Augen sind wässrig, das Gesicht fahl. Ihr Mann Reiner strahlt dagegen mit seiner gesunden Hautfarbe, seiner Goldkette und dem sportlichen Outfit.

Wüssten sie beide immer, wer hinter manchen Informationen stecke? »Nein. Unser Leben wird ja manipuliert, das fängt mit der großen Politik an und hört mit dem Rezept auf. Wissen Sie, ob der Arzt gerade von irgendeiner Firma eine Reise bekommen hat? Man ist einer gewissen Manipulation ausgeliefert, die man nur sehr schwer durchschauen kann.« Reiner hat viel nachgedacht. Er will seine Frau nicht hängenlassen. Vera berichtet, dass man ein halbes Jahr und länger auf einen Termin beim Psychiater wartet, selbst wenn es akut ist.

Das Ehepaar beschäftigt vor allem der Tod des jungen Fußballers Robert Enke, warum er sich wegen seiner Depression umgebracht hat, obwohl er bestimmt die beste Betreuung, Therapie und auch Medikamente hatte. Keiner hat diese Frage bisher beantwortet.

Vera und Reiner gehen mit wenig neuen Erkenntnissen wieder in ihr Leben zurück.

Und wir haben genug von diesem Kongress und seiner Zwei-Klassen-Welt. Der Info-Tag war ernüchternd. Wenn solche Veranstaltungen so laufen, ist es kein Wunder, dass die Pharmaindustrie den Kampf um die Patienten locker gewinnt.

Die Zulassungsbehörde, die alles wissen müsste

Als wir zu Hause unsere Notizen durchgehen, wird uns bewusst, dass bei allen Arzneimittelskandalen und Machenschaften eine Frage immer wieder auftaucht: Welche Rolle spielt die Zulassungsbehörde? Warum ist sie kein Schutz für die Patienten? Wir müssen dringend mit einem Vertreter der deutschen Zulassungsbehörde sprechen, um das System zu verstehen. Wir haben viele Fragen.

Es dauert einige Wochen, bis wir in der Behörde einen Termin bekommen. Wir wollen wissen, welche Bedingungen ein Pharmaunternehmen für die Zulassung erfüllen muss und wie es um die Kontrollen bestellt ist.

Hinter einer riesigen Glasfassade im ehemaligen Bonner Regierungsviertel residiert die mächtige Behörde: das Bundesamt für Arzneimittel und Medizinprodukte, kurz BfArM. Durch die verspiegelten Fenster kann keiner sehen, was drinnen passiert, das Gebäude ist überall mit Kameras überwacht. Ein Pharmaunternehmen, das ein Medikament in Deutschland zugelassen haben will, muss entweder hier in Bonn oder bei der Europäischen Zulassungsbehörde EMEA vorsprechen. Sie entscheiden, was auf den Markt kommt.

Wir haben einen Termin mit Frau Dr. Birka Lehmann, sie ist Leiterin der Abteilung, die für die Zulassung von Medikamenten zuständig ist. Eine schlanke Frau im beigen Kostüm holt uns am Empfang ab, es ist Frau Dr. Lehmann persönlich. Sie ist sichtlich um eine lockere Atmosphäre bemüht. In ihrem eher sparsam eingerichteten Büro werden wir schon erwartet. Der Pressesprecher der Behörde will zunächst wissen, wozu wir die Informationen über die Verfahren der Medikamentenzulassung eigentlich brauchen. Das Amt ist misstrauisch. Wir versichern, dass es Fragen sind, die Patienten interessieren. Frau Dr. Lehmann ist die Situation offenbar etwas unangenehm. Als wir erklären, welche Inhalte wir konkret mit ihr besprechen wollen, schaut sie immer wieder zum Sprecher der Behörde. Unsere Interviewpartnerin ist auf der Hut, möchte keinen Fehler machen.

Wir erhalten einen Schnellkurs in Sachen Zulassung: Wenn eine Pharmafirma einen neuen Wirkstoff hat, legt sie Studien zu dessen Wirksamkeit und Nebenwirkungen der Zulassungsbehörde vor. Diese prüft mit einem Expertenkomitee alle eingereichten Unterlagen. Alle Studien, die vorgelegt werden, sind vom Hersteller finanziert und in Auftrag gegeben. Der neue Wirkstoff wird dabei fast immer nur gegen ein Placebo getestet, nur selten gegen andere Arzneien, die es für die Erkrankung bereits gibt. Ein Medikament wird zugelassen, wenn es besser als das Scheinmedikament ist. Frau Dr. Lehmann bietet Kaffee an. Uns interessiert, warum in Deutschland ein Medikament zugelassen wird, das in den USA dagegen nicht auf den Markt kommen darf. Am Ende hat sich meist gezeigt, dass genau diese Mittel wegen eines Risikos wieder vom Markt genommen werden mussten. Mehr Vorsicht wäre also angebracht gewesen. Wie könne das sein? Die Antwort von Frau Dr. Lehmann ist unbefriedigend: »Verschiedene Wissenschaftler kommen oft zu unterschiedlichen Einschätzungen.« Eine Rolle spiele zudem, wie groß der Wunsch der Patienten sei, etwas gegen bestimmte Leiden zu bekommen.

Das Argument überzeugt uns nicht, weil der Patient kein Mittel haben will, das ihm am Ende nichts nützt, womöglich schadet oder ihn sogar das Leben kostet. Als Beispiel führen wir die Zulassung eines bestimmten Krebsmedikaments an, das nur 14 Tage Lebensverlängerung bringt, aber Tausende von Euro kostet.

Frau Dr. Lehmann macht deutlich, man entscheide allein danach, ob der Hersteller in seinen Studien diese 14 Tage belegen könne. Selbst wenn der Nutzen so minimal wie 14 Tage sei? »Ja«, antwortet Frau Dr. Lehmann. »Es geht darum: Überwiegt der Nutzen das Risiko?« In diesem Punkt trifft jede Zulassungsbehörde ihre eigene Entscheidung und wägt bei jedem Mittel ab. »Es kann natürlich sein, dass die amerikanische Zulassungsbehörde sagt, wir sehen die 14 Tage nicht, und das Risiko ist uns zu hoch.«

Welche Nebenwirkungen dabei hinnehmbar sind, dafür gebe es keine Regel. Das habe mit der Schwere der Krankheit zu tun, wie viel man toleriere. Uns wird klar, dass die Sicherheit eines Arzneimittels davon abhängt, wie Mitarbeiter einer Zulassungsbehörde die Herstellerdaten interpretieren.

Wir kommen auf die Zulassungsstudien, die Hersteller einreichen. Wie eine Untersuchung angelegt ist, entscheidet über die

Ergebnisse. Sehr verbreitet zum Beispiel ist, dass Firmen gern gesündere und jüngere Patienten für ihre Studien auswählen, was aber nicht die Realität im Praxisalltag widerspiegelt, wo die Patienten in der Regel älter sind und Vorerkrankungen haben. Wir wollen von Frau Dr. Lehmann wissen, ob die Behörde einem Hersteller in diesem Punkt bestimmte Vorgaben machen könne. Sie rutscht etwas nervös auf ihrem Stuhl zurück und erklärt: »Das können wir erst mal nur empfehlen. Wir können es nicht verlangen.« Sie räumt ein, dass sich in dieser Hinsicht etwas ändern müsse, damit die Behörde mehr Einflussmöglichkeiten auf die Konzeption der klinischen Studien erhalte.

Dann wird sie das erste Mal lebhaft. Anscheinend haben wir mit unserer Frage einen Nerv getroffen. »Das fände ich schon sehr gut, was ja auch in den USA der Fall ist, dass man die Entwicklung eines Arzneimittels vom ganz frühen Stadium an als Behörde begleitet.« Es wäre ein wichtiger Schritt, den aber der deutsche Gesetzgeber machen müsste, indem er der Behörde dieses Recht zubilligt.

Wir kommen darauf zu sprechen, dass in den USA die Pharmafirmen außerdem gesetzlich verpflichtet sind, alle klinischen Studien zu registrieren und Studienergebnisse zu veröffentlichen. Jeder Bürger hat Zugang zu diesen Informationen. Warum sei das hierzulande nicht der Fall? Wir erfahren, dass im Jahr 2004 festgelegt wurde, dass die europäische Zulassungsbehörde eine Datenbank erstellen soll, in der in Europa gemachte klinische Studien registriert werden. Sie sei aber noch nicht fertig. Nach fünf Jahren immer noch nicht?, wundern wir uns. Dazu könne sie nichts sagen. Sie will uns gegenüber keine Wertung abgeben. Die Datenbank, finden wir später heraus, hat auch einen entscheidenden Haken. Sie ist noch ziemlich verschlossen. Allein die Zulassungsbehörden haben Zugriff auf alle Daten. Die Öffentlichkeit und Wissenschaftler sollen am Ende nur gefilterte Informationen erhalten. Wieder keine Transparenz, wie sie sein sollte.

»Was passiert, wenn ein Hersteller die Zulassungsbehörde betrogen und wichtige Informationen vorenthalten hat?«, bringen wir gegenüber Dr. Lehmann vor. Sie sagt, dass es dafür einen Bußgeldkatalog gebe. »Ich habe noch nie gehört, dass der exekutiert worden ist. Das ist der Punkt.« Sie selbst habe auch noch keinen Bußgeldbescheid verschickt? »Ich bin mir sicher, es gab noch kein Verfahren in dieser Hinsicht.« Dann müssten die Firmen in Deutschland also keine Angst haben? »Ich drohe ab und zu mal damit.« Sie lacht, eine zierliche Frau, die gegen »Big Pharma« vorgeht.

Gibt es denn in der Behörde eine Abteilung, die kontrolliert und versucht, den Konzernen auf die Schliche zu kommen, fragen wir. Im Moment gehe es »ein bisschen« in diese Richtung. Die Behörde habe aber nur wenige Inspektoren, die klinische Studien der Firmen überprüfen könnten. Sie tauchen dort auf, erfahren wir, wo die Studien gemacht werden, und suchen nach irgendwelchen Ungereimtheiten. Das geschieht allerdings nur auf Verdacht und nicht routinemäßig. Frau Dr. Lehmann sieht selbst ein Defizit: »Es ist dringend erforderlich, die Zahl der Inspektoren zu erhöhen.« Doch ein Problem bleibt: Der Inspektor muss sich vorher anmelden, das ist gesetzlich so vorgeschrieben. Ein unsinniges Vorgehen, um Betrug aufzudecken.

Wir verlassen die »mächtige« Zulassungsbehörde, die sie in Wirklichkeit gar nicht ist. Unserem Besuch folgt noch ein Schriftwechsel über den Skandal um das schlecht wirksame Antidepressivum »Reboxetin«. Die Behörde antwortet: Ein Großteil der Studien, die zu der negativen Bewertung geführt hätten, seien erst nach der Zulassung abgeschlossen worden. Uns erstaunt, warum es dann überhaupt zugelassen wurde. Eine Neubewertung dieser Sache sei »in Erarbeitung«, teilt man uns mit.

Unser Eindruck ist, dass die Behörde nicht alles preisgibt oder preisgeben darf und von Transparenz noch weit entfernt ist. Die Eingriffsmöglichkeiten sind alles andere als effektiv. Wie lange es in manchen Fällen dauern kann, bis reagiert wird, und wie wenig wir über die Sicherheit von Arzneimitteln wissen, veranschaulicht der folgende Fall. Ein Berliner Anwalt hat einen Mandanten, dessen Frau sich nach der Einnahme des Antidepressivums »Zoloft« von Pfizer 2005 das Leben nahm. Schon ein Jahr zuvor gab es eine Forderung aus der Ärzteschaft, im Beipackzettel müsse die Warnung erfolgen, dass das Medikament »dranghafte Suizidideen« auslösen kann. Aber der Beipackzettel wurde nicht geändert. Niemand warnte die Patienten vor diesem Risiko. Wie konnte das sein, was wusste die Zulassungsbehörde?

Der Anwalt musste jahrelang vor Gericht erkämpfen, Einsicht in die Akten der Behörde zu erhalten. Was er darin fand, war aufschlussreich. Bereits 1997 hatte die Zulassungsbehörde der Firma Pfizer empfohlen, im Beipackzettel auf das Selbstmordrisiko hinzuweisen. Pfizer lehnte ab. Das würde die Patienten nur verunsichern, so die Begründung. Die Behörde sammelte über Jahre alle Meldungen, in denen Ärzte von Selbstmorden nach Einnahme von »Zoloft« berichteten. Pfizer wurde zwar jeweils aufgefordert, dazu Stellung zu nehmen. Die deutsche Niederlassung des Konzerns schickte immer wieder beruhigende Briefe mit immer derselben Botschaft an die Behörde: Es gebe zwar einen »zeitlichen Zusammenhang« zwischen Einnahme und Selbstmord, ein »Kausalzusammenhang« sei jedoch »unwahrscheinlich«. Pfizer sehe »keinen Anlass für eine geänderte Bewertung des Nutzen-Risiko-Verhältnisses«. Die Zulassungsbehörde beobachtete weiter und heftete die alarmierenden Meldungen ab. Dabei hätte sie Pfizer schon früh zwingen können, die Patienten zu warnen. Dieser Hinweis auf dem Beipackzettel erfolgte erst 2007.

9

Eine Macht ohne Gegenmacht

Eine Pressekonferenz und die Schlagzeilen

Wie wenig die Pharmaindustrie von der Wahrheit hält, wie mächtig sie Strippen in Politik und Medien zieht, demonstriert der Verband forschender Arzneimittelhersteller (VfA). Das erleben wir auf einer Pressekonferenz in Berlin. 80 Journalisten sind an diesem Tag gekommen, sie drängeln sich um die Plätze, es müssen noch Stühle geholt werden. Alle fühlen sich wichtig, man kennt sich untereinander. Der Pharmaverband präsentiert wie jedes Jahr den sogenannten Arzneimittel-Atlas, der Trends und Analysen zur Verordnung von Arzneimitteln aufzeigt. Auf jedem Tisch stehen Platten mit Brötchen.

Eröffnet wird der Pressetermin von Dr. Bertram Häussler. Sein Institut namens IGES erstellt den Arzneimittel-Atlas im Auftrag der Pharmaindustrie. Neben ihm sitzt ein schlanker weißhaariger Mann, Dr. Wolfgang Plischke, der Vorstandsvorsitzende vom Verband forschender Arzneimittelhersteller. Nachdem endlich alle Platz genommen haben, leitet Dr. Häussler seinen Vortrag mit einer besonderen Weisheit ein: »Arzneimittelkosten sind wie eine Skulptur. Es kommt darauf an, wie man sie beleuchtet, um ein realistisches Bild zu bekommen«. Und er fügt hinzu: »Jedes Jahr stellen wir uns die Frage, gab es eine Explosion?« Er meint die explodierenden Arzneimittelkosten. Häussler spricht so langsam, geradezu hypnotisch, dass man ihm fast glaubt, wenn er sagt: »Wir erkennen ein ruhiges Bild« auf dem Arzneimittelmarkt. Die Ausgabensteigerungen seien über die Jahre hinweg sehr stabil.

Alle Journalisten haben den dicken Arzneimittel-Atlas vor sich und verfolgen die Tabellen, die Dr. Häussler präsentiert. Die Balkendiagramme haben es in sich. So mancher Kollege widmet sich wohl deshalb lieber seinem iPhone. Auf der Projektionswand wird gerade dargestellt, dass sich seit 1998 die Arzneimittelausgaben auf 29 Milliarden Euro im Jahr 2008 fast verdoppelt haben. Dr. Häussler versucht, die bedenkliche Entwicklung schönzureden. Aber die Steigerungen fielen jedes Jahr gleich hoch aus, immer um die 1,4 Milliarden Euro. »Ein ruhiges Bild, wenn man so will.«

Schwerpunkt der Untersuchung war diesmal: Gibt es in Deutschland regionale Unterschiede beim Einsatz neuer Medikamente? Verordnen Ärzte in bestimmten Bundesländern mehr neue Medikamente als in anderen?

Dr. Häussler hält einen kurzen Moment inne, bevor er das Ergebnis verkündet: Patienten in Nordrhein-Westfalen, Niedersachsen, aber vor allem in Bremen erhalten sehr viel weniger neue Arzneimittel als Patienten in den ostdeutschen Bundesländern wie Sachsen und Sachsen-Anhalt. Auf einmal hören alle zu. Häusslers Institut habe herausgefunden, dass, sobald das Patent der neuen Medikamente abgelaufen sei, sie also billiger würden, Bremen einen großen Nachholbedarf zeige. Genau diese Medikamente würden dann, sprunghaft ansteigend, von Bremer Ärzten verschrieben. Was hier unterstellt wird, überlegen wir, wäre ein Skandal für die Kassenpatienten. Es würde bedeuten, dass in manchen Bundesländern Patienten erst nach vielen Jahren einen Zugang zu neuen Medikamenten erhalten. Häussler setzt nach: »Ist das egal? Es wird von Kritikern immer behauptet, neue Arzneistoffe hätten keinen Vorteil gegenüber bewährten Arzneien.« Warum würden sie später doch in Bremen verordnet?, wirft Häussler in den Raum. »Das zeigt, dass Ärzte diese neuen Arzneimittel keinesfalls für verzichtbar halten, sie aber aus Kostengründen den Patienten erst zeitlich verzögert zugutekommen.«

Die Journalisten wittern eine gute Geschichte. Der Professor hat offenbar mit seinen Balkendiagrammen überzeugt. Die Zahlen sind eindeutig, denken viele im Raum und kritzeln Stichworte auf kleine Blöcke. So aufmerksam waren sie in der ersten halben Stunde nicht, als es um die horrenden Arzneimittelausgaben ging.

Der Vorstandsvorsitzende des Pharmaverbands, Herr Plischke, guckt zufrieden vom Podest auf die Journalisten.

Jetzt übernimmt er das Wort. Er liest seine Rede ab und teilt in starkem schwäbischem Akzent mit: »Der Umsatz der Industrie stieg von Januar bis Mai 2009 um 3,5 Prozent. Um es klar zu sagen: Ich sehe hier nichts aus dem Ruder laufen!« Seine hohe Stimme klingt jetzt schrill. Er spricht von der »Innovationsbilanz« der Industrie, von den großen Fortschritten mit neuartigen Medikamenten. »Aber die Frage ist, ob auch alle Patienten von diesen Fortschritten profitieren können?« Nur »sofortiger Zugang zu innovativen Medikamenten« gewährleiste, dass die Patienten am medizinischen Fortschritt teilhaben könnten. Er hat die Hände übereinandergelegt und wirkt wie ein besorgter Pfarrer. »Jede Restriktion würde sich zu Lasten des Patienten auswirken«, mahnt er. Es müsse nicht alles »zentral« geregelt sein.

Dann fordert er mit ernster Miene »Deregulierung«, konkret: Festbeträge für Arzneimittel sollten wieder abgeschafft werden. Und der Arzt müsse wieder Arzneimittel ohne Einschränkungen verordnen dürfen, die Prüfung auf Wirtschaftlichkeit solle wegfallen. Das bedeutet nichts anderes als mehr Freiheit für die Pharmahersteller, um ihre Umsätze weiter zu steigern.

Wir sind verblüfft über die dreisten Forderungen. Nach Plischkes Rede dürfen die Journalisten Fragen stellen. Einer will wissen, ob die Versorgung der Patienten in Bremen wirklich schlechter sei als anderswo? Dr. Häussler erwidert ausweichend, es sei nicht ihre Aufgabe gewesen, die Qualität der Versorgung zu analysieren. Man interpretiere nur. Ein anderer erkundigt sich, ob die regionalen Unterschiede nicht an der Zahl der Pharmavertreter liegen könnten, die im Osten verstärkt auftreten? Dr. Häussler antwortet beiläufig, »natürlich kann das eine Rolle spielen«. Was die jeweils regionalen Gründe seien, sollten die Journalisten vor Ort in den Bundesländern recherchieren.

Keiner der Journalisten fragt nach, warum die Preise für Krebsmedikamente so extrem hoch sind, warum die Arzneimittelkosten jedes Jahr überhaupt steigen müssen. Die Kollegen im Raum werden mit Namen aufgerufen. Uns kennt man noch nicht, deshalb dauert es eine Weile, bis wir drankommen. Wir wollen eine Erklärung, ob der Pharmaverband ernsthaft für Deregulierung plädiere angesichts der immensen Arzneimittelausgaben. Fortschritt koste eben seinen Preis, entgegnet Plischke knapp. Der Anstieg der Kosten bei den neuen Medikamenten sei mit 500 Millionen Euro »eher moderat«. Eine halbe Milliarde mehr pro Jahr ist aus seiner Sicht also nicht der Rede wert.

Die Pressekonferenz ist um 12.30 Uhr zu Ende. Schon 40 Minuten später lesen wir auf *bild.de* erste Meldungen: »Bremer bekommen am wenigsten neue Arzneimittel«. »VfA-Präsident warnte davor, Patienten erst verspätet neue Mittel etwa gegen Krebs zu geben.« Kurz darauf steigen die Presseagenturen ein. In den Meldungen heißt es: »Arzneiversorgung vom Bundesland abhängig.« Und: »Patienten bekommen in Sachsen, Sachsen-Anhalt und Thüringen eher neue Medikamente.« Die Kassenpatienten in Bremen, Niedersachsen und Nordrhein-Westfalen erhielten dagegen am wenigsten neue Arzneien. Von »Versorgungsgefälle« ist in allen Medien die Rede.

Anscheinend hat keiner der Journalisten recherchiert, ob das überhaupt stimmt, was Dr. Häussler und sein Institut verbreiten. Sie haben offenbar weder bei der Kassenärztlichen Vereinigung in Bremen noch bei anderen Experten nachgefragt. Die Meldungen wurden einfach ungeprüft vom Verband der forschenden Arzneimittelhersteller übernommen und in die Welt gesetzt. Und wie erwartet lesen wir am nächsten Tag in den Zeitungen Schlagzeilen wie »Medizinischer Fortschritt für alle?« Selbst die ARD-

»Tagesschau« meldet: »Neue Medikamente – nicht für alle zur gleichen Zeit.«

Bei vielen Patienten lösen diese Nachrichten die Befürchtung aus, sie würden schlechter versorgt.

Die Kassenärztliche Vereinigung in Bremen wehrt sich einige Tage später und gibt eine Pressemitteilung heraus, die aber von keinem Journalisten mehr aufgegriffen wird. Sie hält die Behauptung des Pharmaverbands für unlauter. Bremer Ärzte bewahrten eine kritische Distanz gegenüber Medikamenten, die erst seit kurzem auf dem Markt seien, bis sich diese bewährt hätten. »In Anbetracht der Arzneimittelskandale der vergangenen Jahre ist das durchaus im Interesse der Patienten«, so die Ärztevereinigung. Als Beispiel wird der Skandal um das Rheumamedikament »Vioxx« angeführt, das wegen Todesfällen vom Markt genommen werden musste. Das Mittel hätten die Bremer Ärzte, so die Auskunft, zurückhaltend verordnet und so die Patienten letztlich geschützt.

Bei einem genaueren Blick in den Arzneimittel-Atlas, welche Medikamente in Bremen kaum verschrieben wurden, zeigt sich, wie wenig stichhaltig Dr. Häusslers Analyse war. Er hat nur ein paar Medikamente, ganze fünf, herausgegriffen, von einer großen Untersuchung kann keine Rede sein. Und bei diesen Mitteln haben laut Kassenärztlicher Vereinigung andere Faktoren als der Preis eine Rolle gespielt, warum sie erst verspätet zum Einsatz kamen.

Wir rufen in Sachsen und Sachsen-Anhalt die Ärztevereinigungen an und fragen nach, ob dort wegen der vielen Pharmavertreter so viele neue Medikamente verschrieben werden. In Sachsen-Anhalt räumt man ein, dass es schon sein könne, dass mehr Pharmavertreter unterwegs seien, aber dazu gebe es keine Zahlen.

In Sachsen fällt die Antwort so aus: »Gern wären wir Ihnen bei der Suche nach den Gründen … behilflich«, doch »mangels entsprechender Erhebungen« könne nicht geklärt werden, warum es regionale Unterschiede gebe.

Er weiß, warum Bremer Ärzte so wenige Rezepte für neue Medikamente ausstellen. Es ist irgendwie seine Schuld. Professor Bernd Mühlbauer ist Leiter des Instituts für Pharmakologie in Bremen. Als wir ihn treffen, ist er im Stress – sein Normalzustand, wie er meint: immer zahllose Termine, mehrere Projekte parallel und obendrein seine Arbeit in wichtigen Kommissionen.

Professor Mühlbauer und seine Mitarbeiter beraten die Bremer Ärzte und Kliniken. Das Institut gibt Empfehlungen ab, zum Beispiel, ob ein neues Medikament wirklich besser ist und verordnet werden sollte. Dass die Arzneimittelhersteller gerade wieder indirekt eine Kampagne gegen ihn fahren, wundert Professor Mühlbauer nicht. Das geschieht ständig, weil sein Institut für die Pharmaindustrie ein rotes Tuch ist. Es gehört zu den wenigen Einrichtungen, die neue Arzneimittel unabhängig bewerten. Vor ein paar Jahren, erzählt Professor Mühlbauer, haben sich einige Pharmafirmen zum »Generalangriff« zusammengetan und gesagt, sie müssten mal dieses »Bollwerk Bremen« stürmen. Gezielt wurden Pharmareferenten aus anderen Regionen abgezogen und auf Bremen konzentriert, um die Ärzte zu bearbeiten. Aber die Bremer Ärzte vertrauten mehr der Expertise des Instituts als den Pharmareferenten.

Wir sitzen morgens um elf Uhr bei einer Besprechung Professor Mühlbauers mit seinen Mitarbeitern im schlichten Aufenthaltsraum des Instituts. Eine Mitarbeiterin trägt ihre Ergebnisse vor, die auf die Wand projiziert werden. Es geht um die Behandlung von Brustkrebspatientinnen und zwei Arzneien, die einen Rückfall verhindern sollen. Alle vorhandenen Studien zu beiden Medikamenten werden überprüft. Das eine Mittel ist schon sehr lange auf dem Markt, »Tamoxifen«, das andere ist ein neues Medikament, ein sogenannter Aromatasehemmer, erst seit wenigen Jahren zugelassen. Pharmafirmen reden Frauen mit Brustkrebs ein, dass es die bessere Therapie sei. Das Team um Professor Mühlbauer will herausfinden, wie das neue Medikament gegenüber dem älteren abschneidet und welches der beiden man für eine fünfjährige Therapie empfehlen kann.

Über eine Stunde analysieren sie die vorhandenen Studien, vergleichen Kurven und Zahlenreihen vor und zurück. Uns wird schwindlig. Selbst für die Experten ist diese Studienlage etwas unübersichtlich. Die Runde diskutiert über die »erkrankungsfreie Zeit«, die beide Medikamente bringen, ob das »statistisch signifikant« sei oder nicht, und bei welchem die Chance letztlich größer ist, länger zu überleben. Sie vergleichen weitere Studien, in denen beide Mittel hintereinander gegeben wurden. »Man verhindert bei zwei bis drei von 100 Patienten das Wiederauftreten von Brustkrebs mit dieser Kombination hier?« Professor Mühlbauer schaut fragend auf eine Folie. »Wie sieht es mit den Nebenwirkungen beider Substanzen aus?« Die nächste unübersichtliche Folie muss ausgewertet werden. Schlaganfälle, Herzinfarkte, Thrombosen, Gelenkbeschwerden, die Liste ist unterschiedlich, aber bei beiden Medikamenten lang. »Wie viele Menschen retten wir mit jedem Medikament, und wie viele verlieren wir auf der anderen Seite durch Nebenwirkungen?«

Am Ende kommt das Expertenteam zu dem Schluss: Es gibt keinen Beleg, dass das neue Medikament besser ist und entscheidende Vorteile bringt. Sie empfehlen eine fünfjährige Therapie mit dem älteren Medikament. Sollte es im Einzelfall nötig sein, kann alternativ das neue Mittel eingesetzt werden.

Die AOK hat diese Bewertung für eine optimale Brustkrebstherapie bei dem Bremer Institut in Auftrag gegeben. Für die Krankenkassen spielen natürlich auch die Kosten eine Rolle. Die Therapie mit der neuen Arznei kostet im Monat das 28-Fache gegenüber der mit dem älteren Medikament. Wenn beide gleich gut sind, so das Mühlbauer-Team, sprechen die Kosten für die günstigere Therapie. Solche Nutzenbewertungen macht das Institut sehr oft. Nach dieser Sitzung ist uns klar, warum die Pharmaindustrie das Institut nicht besonders mag.

Den ganzen Tag über klingelt zwischendurch das »Beratungstelefon«. Bremer Ärzte können hier anrufen und Auskunft einholen, nachfragen, welche Neben- und Wechselwirkungen ein Mittel hat, ob man zum fünften Medikament noch eins dazugeben kann, ob ein neues Präparat hält, was der Hersteller verspricht, oder ob man ein bestimmtes Mittel auch einer Schwangeren verordnen darf. Ein Arzt rief während unserer Anwesenheit an und wollte wissen, ob die Nebenwirkung, die bei seiner Patientin unter einem Antidepressivum aufgetreten ist, bereits bekannt ist. Der Bedarf an unabhängiger Beratung ist groß.

Später sitzen wir im Büro von Professor Mühlbauer, der sowohl Arzt als auch Pharmakologe ist. Auf diesem Sofa sitzen sonst regelmäßig Pharmaleute, die ihn von den Vorzügen ihrer Medikamente überzeugen wollen. Der Professor ist ein quirliger Typ, bei ihm sind 15-Stunden-Arbeitstage die Regel. Er redet schnell, als müsste er Zeit einsparen. Mit seinen 52 Jahren ist Mühlbauer in der Fachwelt oben angekommen, Mitstreiter hat er jedoch nur wenige.

Unabhängige Studien seien der einzige Weg, sagt er, um die immensen Ausgaben für Arzneimittel in Deutschland zu senken.

Wie viele der Medikamente, die pro Jahr neu zugelassen werden, sind aus seiner Sicht ein echter Fortschritt? »Oje, ganz wenige«, antwortet er und verzieht das Gesicht. Er sei immer wieder erstaunt, wie wenig die Patienten aufgeklärt würden.

»Sie denken, wenn ein Medikament neu zugelassen wird, muss es ja etwas bringen. Das ist ein Trugschluss«, sagt Professor Mühlbauer. »Wir versuchen, Ärzten wie Patienten die Augen zu öffnen, und sagen, neu heißt nicht automatisch gut und schon gar nicht besser als die Mittel, die wir bereits haben.« Aber um das nachzuweisen, braucht man viel mehr unabhängige wissenschaftliche Studien, die Medikamente gegeneinander testen. Dafür fehlen ihm die finanziellen Mittel. Er kämpfe mittlerweile jeden Tag um die Finanzierung seines Instituts. Wenn er seine Projekte von den Pharmafirmen finanzieren ließe, hätte er zwar, was er bräuchte, würde jedoch seine Unabhängigkeit verlieren, wie es bei vielen seiner Kollegen bereits passiert sei.

»Ich glaube nicht, dass man sich dann einer Beeinflussung durch die Industrie entziehen kann.«

Derzeit führt er zwei große unabhängige Studien selbst durch. Eine ist besonders brisant, sie testet zwei Medikamente gegeneinander, die zur Therapie der Makuladegeneration eingesetzt werden. Bei dieser Augenkrankheit nimmt die Sehschärfe des Patienten immer weiter ab, er droht zu erblinden. Viele Menschen sind im Alter davon betroffen. Schon seit einigen Jahren gibt es ein Medikament, das direkt ins Auge gespritzt wird und die Krankheit tatsächlich aufhalten kann. Es hat sich in der Praxis bewährt und ist kostengünstig. Doch jetzt kam ein neues Medikament namens »Lucentis« auf den Markt, das auf dem identischen Antikörper basiert und lediglich gentechnisch modifiziert ist. Dieses neue Mittel des Herstellers Novartis ist so teuer, dass es wegen der Millionen von Patienten die Kassen zu sprengen droht. Professor Mühlbauer testet nun in seiner Studie das neue Medikament gegen das bereits bewährte Mittel. Die Annahme ist: Beide sind gleich gut, vielleicht ist das ältere sogar dem neueren überlegen.

Diese Untersuchung sorgt in der Pharmaindustrie für viel Unruhe. Als erste Informationen zum Studienprojekt die Runde machten, wurde der Professor sogar gefragt, ob er nicht Personenschutz beantragen möchte. »Ob man tatsächlich Angst um meine Sicherheit hatte, weiß ich bis heute nicht. Mir wurde aber durchaus geraten, vorsichtig zu sein. Ich habe dann relativ schnell die genauen Pläne veröffentlicht, und ab diesem Zeitpunkt wäre es eher ein Fehler gewesen, mir zu schaden, weil dann der Verdacht auf jeden gefallen wäre, gegen dessen Interesse eine solche Studie laufen könnte.«

Die Widerstände gegen die Studie sind seitdem nicht geringer geworden, sie bewegen sich nur auf anderen Ebenen. Vor allem das Rekrutieren der Patienten für die Studie verlaufe äußert schleppend, ärgert sich Professor Mühlbauer. Er befürchtet, die Industrie beeinflusst wichtige Augenärzte, sich nicht an der Studie zu beteiligen. Die Fachgesellschaft für Augenheilkunde argumentierte anfangs auffällig harsch gegen die Untersuchung. Deren führende Köpfe arbeiten mit den Pharmafirmen zusammen, machen Herstellerstudien und finanzieren damit eigene prestigeträchtige Forschungsprojekte. Beteiligt sich eine Klinik an einer Studie der Industrie, erhält sie pro teilnehmendem Patienten schon mal mehr als 15 000 Euro als Aufwandserstattung. Bei der unabhängigen Studie von Mühlbauer bekommt sie gerade mal ein Drittel davon. So manche Klinik will es sich deshalb nicht mit der Industrie verderben.

Die Folgen für Novartis wären gravierend, wenn ihr Medikament »Lucentis« nicht besser abschneidet als das andere Mittel. Das Institut würde in diesem Fall eine eindeutige Empfehlung geben, und vielleicht würden die Krankenkassen dann »Lucentis« nicht mehr erstatten. »Es geht um sehr viel Geld, wir reden von Milliarden über die Jahre«, so Professor Mühlbauer.

Das Institut würde gern mehr solcher Studien machen, »echte patientenorientierte Forschung«, wenn die finanziellen Mittel dafür vorhanden wären. Ständig reist Mühlbauer durch die Lande, um auf »Betteltour« zu gehen, wie er es nennt. Was die unabhängige Forschung betrifft, sei die Situation in Deutschland katastrophal. Es gäbe einfach zu wenig Geld für solche Studien, zum Beispiel aus staatlichen Töpfen, obwohl Patienten und Krankenkassen davon unmittelbar profitieren würden. Milliarden könnten letztlich eingespart werden, wenn man mehr Vergleichsstudien durchführte.

Doch Professor Mühlbauer scheint auf verlorenem Posten zu kämpfen. Weil es nicht genügend öffentliche Gelder gibt, gerät sein Institut schon mal ins Minus. Als wir ihn besuchen, sitzt ihm auch noch die eigene Klinikverwaltung mit der Drohung im Nacken, Stellen für seine hochqualifizierten Mitarbeiter aus Kostengründen nicht mehr länger zu erhalten.

»Ich bin wirklich frustriert über die Gesamtsituation. Ich kann zwei Studien mit weltweiter Anerkennung aufweisen und kriege eigentlich nur Prügel dafür und muss mich dauernd rechtfertigen.

Ich bin zurzeit so drauf, dass ich keine unabhängige Studie mehr machen werde, bevor nicht Änderungen in der Wissenschaftsförderung eintreten, sodass deutlich mehr Geld für patientenorientierte Forschung bereitsteht.« Der sonst sehr sachliche Mann klingt richtig verärgert. Es gehe darum, das beste Medikament für den Patienten zu finden und Schaden von ihm abzuwenden. Wenn beispielsweise das ältere Augenmedikament besser abschneidet, ist das für den Patienten direkt von Nutzen: Es müssen weniger Spritzen ins Auge gegeben werden als bei dem neuen Mittel, was auch ein geringeres Risiko bedeutet.

Die Gesellschaft will mehr unabhängige Studien, aber die Politik versagt, so sein Fazit. Professor Mühlbauer regt das auf, weil die Politik handeln könnte. Es müsste endlich im Sozialgesetzbuch festgeschrieben werden, dass die Krankenkassen solche Forschung beauftragen und finanzieren dürften. Bisher sei ihnen das nicht erlaubt, obwohl sie ein großes Interesse daran hätten. Es wäre ein entscheidender Schritt. Auf diese gesetzliche Änderung warten die unabhängigen Wissenschaftler wahrscheinlich noch lange.

Weil der Staat sich aus der Verantwortung zieht, dominieren weiter Industriestudien, in denen neue Medikamente oft nicht ausreichend getestet werden und der Vergleich mit bisherigen Arzneien bewusst vermieden wird, Studien, deren negative Ergebnisse meist verschwiegen oder geschönt werden. Zur Patientensicherheit trägt das nicht gerade bei.

Für Professor Mühlbauer ist wichtig, dass er wenigstens in Bremen die Patienten schützen kann, weil sie nicht jede neue Arznei sofort bekommen. Ein Medikament sei nach der Zulassung noch nicht wirklich sicher, erklärt er. Das liege daran, dass das Mittel in den Zulassungsstudien nur an einer begrenzten Zahl von Patienten getestet werde, die nicht ausreiche, um seltene, womöglich schwere Nebenwirkungen herauszufinden. »Das Sicherheitsprofil neuer Medikamente ist in fast allen Fällen ungenügend erforscht.« Das wisse der Patient nicht, und deshalb müsse man das immer wieder ins Bewusstsein holen. Um eine schwere Nebenwirkung zu erkennen, die bei einem von 5000 Patienten auftritt, müsse man in einer klinischen Prüfung 30 000 Patienten verfolgt haben, um die Häufigkeit einer Nebenwirkung einigermaßen verlässlich vorhersagen zu können. Zulassungsstudien solchen Ausmaßes gibt es aber nicht. Erst wenn ein Medikament auf den Markt kommt und breit angewendet wird, kommen seltene und schwere Nebenwirkungen zutage. Und selbst das kann dauern, weil es davon abhängt, ob Ärzte und Pharmafirmen diese Fälle melden.

»Unser Institut trägt also zur Arzneimittelsicherheit bei, wenn wir bei bestimmten neuen Medikamenten den Ärzten raten, sie zurückhaltend zu verordnen und abzuwarten.«

Professor Mühlbauer und sein Team haben auf Wunsch der Bremer Ärzte eine Liste von Medikamenten erstellt, die bei vertretbarem Nebenwirkungsprofil eine wissenschaftlich gesicherte Wirksamkeit haben. »Das sind nur um die 200 Substanzen, mit denen niedergelassene Ärzte fast alle Krankheiten sehr gut behandeln können«, schildert er. Zum Vergleich drückt er uns ein großes, schweres Buch in die Hand, die »Rote Liste« der Ärzte. Das Verschreibungshandbuch enthält 10 000 Präparate, die der Arzt verordnen kann. Sein *Bremer Arzneimittelregister* sorgt momentan für eine gewisse Aufregung bei den Pharmafirmen, das Beispiel Bremen soll auf keinen Fall Schule machen.

Vielleicht erledigt sich das mit dem »Gegenspieler« von selbst. Professor Mühlbauer sagt, er fühle sich im Moment wie Sisyphus. Er wolle die beste Medikation für die Patienten, aber das zu erreichen koste eben auch Geld, das er nicht bekomme. Wir können nur hoffen, dass er weitermacht. Wenn er das Bremer Institut verlassen sollte, stünde es noch schlechter um die unabhängige Arzneimittelforschung in Deutschland.

Wir sind verabredet mit Marion Frey, der Patientin mit Multipler Sklerose. Es ist November 2009, mittlerweile kennen wir uns über ein Jahr. Sie hat einen Termin in der MS-Ambulanz eines Berliner Klinikums und bittet uns, sie zu begleiten. Im Moment steht sie vor einer wichtigen Entscheidung, sie ist hin und her gerissen. Nach einer längeren Pause soll sie jetzt wieder auf ein MS-Medikament eingestellt werden, aber sie zweifelt immer mehr an der Therapie. Vor kurzem hat sie in der Straßenbahn eine Bekannte getroffen, die ebenfalls an Multipler Sklerose erkrankt ist, was sie nicht wusste. »Sie hat mir erzählt, dass sie schon alle Medikamente genommen hat. Sie sitzt trotzdem im Rollstuhl und kann kaum mehr eine Tasse halten, so zittern ihre Hände.« Marion Frey ist über den Zustand ihrer Bekannten geschockt.

Wir warten auf die Ärztin der MS-Sprechstunde. Wir werden uns nicht als Journalisten vorstellen, sondern als Freunde der Patientin. Wir wollen ein unverfälschtes Bild. Die Ärztin ist sehr jung, trägt keinen weißen Kittel und macht auf uns keinen sehr engagierten Eindruck. Als Marion Frey ihr die Symptome der vergangenen Wochen mitteilt, das Kribbeln in ihrem Rücken, das wiederaufgetaucht ist, sagt die Ärztin kurz: »Ihre MS ist sehr aktiv.« Sie rät ihr – wie schon die letzten Male – zum Mittel »Tysabri«. »Aber das ist doch nur zur Eskalationstherapie«, entgegnet Marion Frey. Sie kennt sich aus. Das Medikament soll erst eingesetzt werden, wenn andere nicht anschlagen. »Ja, das stimmt, bei Ihnen kann man es allerdings auch einsetzen, weil Sie die anderen Medikamente nicht vertragen.« Dabei hat Marion Frey erst ein Mittel bekommen. »Tysabri« sei gut wirksam und reduziere besser die Schübe, sagt die Ärztin. Marion Frey lehnt ab, sie hat zu große Bedenken und Angst vor einer der Nebenwirkungen, einer Virusinfektion des Gehirns, über die jetzt überall berichtet wird. Es kam bereits zu Todesfällen. »Ich habe Patienten, die ›Tysabri‹ nehmen und es gut vertragen«, versucht es die Ärztin erneut. Als sie merkt, dass ihre

Patientin nicht zu überreden ist, räumt sie ein, dass die meisten Fälle dieser lebensgefährlichen Nebenwirkung in Deutschland aufgetreten sind. Warum, wisse man nicht. »Es ist eben ein neues Präparat, da kennen wir die Langzeitwirkung nicht so genau wie bei anderen Medikamenten.«

Die Ärztin verhält sich widersprüchlich. Gleich zu Anfang hat sie »Tysabri« empfohlen, wie zuvor auch schon, auf der anderen Seite gibt sie zu, wie riskant das Medikament derzeit ist. Für Marion Frey ist das verwirrend, sie rutscht unruhig auf ihrem Stuhl herum. Es gibt nicht mehr viele Möglichkeiten. »Ich weiß nicht, was ich jetzt machen soll.« Sie erwartet eine Entscheidungshilfe von der Ärztin. Sie könne noch das Medikament »Copaxone« versuchen. »Das reduziert die Schübe um 20 bis 30 Prozent«, sagt die Ärztin. »Ich habe Angst, dass meine Leberwerte davon wieder schlechter werden«, entgegnet Marion Frey. Schon das letzte Medikament hat fast ihre Leber ruiniert. »Und was ist mit dem Herzrasen, das ›Copaxone‹ auslösen kann?«

Die Ärztin hatte vergessen, dass ihre Patientin bereits Herzprobleme hat, und erinnert sich beim Blick in die Akte. Sie rät trotzdem zu der Therapie. Man müsse eben engmaschig kontrollieren, auch die Leberwerte.

Marion Frey ist unentschieden nach dem Termin. »Soll ich nichts nehmen oder es doch noch mit einem Medikament probieren?« Sie will einen Rat von uns. »Irgendetwas muss ich nehmen, denke ich, gar nichts ist auch komisch, selbst wenn ich nicht glaube, dass es etwas bringt.« Sie will es sich durch den Kopf gehen lassen. Wir fühlen uns schlecht, weil wir sie nicht beeinflussen dürfen. Wie wird sie sich entscheiden?

Wir haben Professor Mühlbauer die Geschichte unserer Patientin berichtet und um eine Expertise gebeten, ob eine Therapie von Multipler Sklerose mit diesen MS-Medikamenten wirklich sinnvoll ist. Er hält den Nutzen der Therapie für begrenzt. Er berichtet uns, dass er Betroffenen im eigenen Bekanntenkreis durchaus geraten habe, keine speziellen MS-Medikamente als Dauerbehandlung zu nehmen, da sie ernsthafte Nebenwirkungen hätten. Die Mittel reduzierten zwar geringfügig die Häufigkeit der Krankheitsschübe, aber das sage sehr wenig darüber aus, ob der Gesamtverlauf der Krankheit günstig beeinflusst werde. »Was immer wieder behauptet wird, aber kein MS-Medikament auf der Welt bisher bewiesen hat, ist, dass es das Fortschreiten der Krankheit, also wann der Patient in den Rollstuhl muss oder irgendwann nicht einmal mehr richtig essen kann, in relevantem Ausmaß hinauszögern kann.«

Das Schlimme ist aus unserer Sicht, dass viele MS-Patienten darüber nicht Bescheid wissen. Im Gegenteil, sie nehmen über viele Jahre spezielle MS-Medikamente, die letztlich nur ein Versprechen der Industrie sind. Professor Mühlbauer findet es »ethisch fragwürdig«, wie die Patienten unter den Nebenwirkungen dieser Mittel leiden müssten, nur um innerhalb von sechs Jahren vielleicht einen Schub weniger zu haben. Er plädiere für eine größere Zurückhaltung, was den Einsatz von MS-Medikamenten angeht. Akute Schübe ließen sich mit Kortison behandeln.

Für die Betroffenen klingt diese Nachricht erst einmal niederschmetternd. Am Ende geht es darum, zu akzeptieren, dass sich die Krankheit bisher nicht entscheidend beeinflussen lässt.

Bei Marion Frey stellen wir fest, dass sie immer mehr in diese Richtung denkt. Ihr graut es besonders davor, sich wieder mehrmals die Woche spritzen zu müssen.

Mit ihren 40 Jahren bekommt sie jetzt eine Rente, zirka 500 Euro im Monat. Sie würde noch gern einen kleinen Job annehmen, um nicht den ganzen Tag herumzusitzen, aber wer nimmt sie, wenn sie nie vorhersagen kann, wie es am nächsten Tag mit ihrer Kraft aussieht? »Das Arbeiten fehlt mir schon, man fühlt sich einsam«, sagt sie. Sie hat schon herumtelefoniert und nur Absagen erhalten.

10

Das Versagen der Politik

Wir lernen Lobbying

»Sie müssen anfangen, die Damen und Herren, die neu an der Macht sind, zu *screenen*. Am besten, Sie haben Ihre Pflöcke dort schon eingeschlagen.« Der Mann im grauen Anzug zeigt mit einem dünnen Stab auf an die Wand geworfene Porträts von Mitarbeitern im Gesundheitsministerium. Die Leiterin des Ministerbüros könnten wir zum Beispiel nicht einfach anrufen. »Das ist jemand, den Sie kennenlernen und treffen können, bei dem, was ich Stehtischarbeit nenne, das heißt, Sie müssen auf Veranstaltungen präsent sein. Wir als Lobbyisten partizipieren an den Stehtischen der Society, wissen, wann welche Dinge laufen, wo welche Sommerfeste oder Empfänge sind.«

Der Mann mit dem Vollbart legt die Hand auf seinen fülligen Bauch und scherzt: »Man sieht, Stehtischarbeit ist auch anstrengend.« Der Mann heißt Dr. Bernd Küpper, sein Beruf ist Lobbyist.

Ein Januartag im Jahr 2010. Wir sitzen als Pharmaberater in einem speziellen Seminar. Der Titel lautet: »Kompetentes Lobbying – Strategisches Vorgehen nach der Bundestagswahl«. Für 1500 Euro – so viel kostet das Seminar – wird uns in einem Berliner Hotel beigebracht, wie man gute Lobbyarbeit macht. Einige der 15 Seminarteilnehmer betreiben dieses Geschäft bereits, sie wollen sich fortbilden. Es gibt eine neue Regierung, da muss man sich neu orientieren. Wie Lobbyisten sehen viele hier nicht aus, eher unauffällig, man könnte sie auch für Beamte halten.

Die beiden Seminarleiter sind erfahrene Lobbyisten. Einer von ihnen, Professor Dr. Baller, hat eine große Anwaltskanzlei, die mächtige Pharmakonzerne als Kunden hat. Der andere, Dr. Küpper, arbeitet bereits seit vielen Jahren erfolgreich quasi als Einmannbüro.

Er rät den Teilnehmern mit ernster Miene: »Sie sollten ein Frühwarnsystem sein, die Dinge schon wissen, bevor sie kommen, und wissen, auf welchem Schreibtisch sich welche Entscheidungen befinden.«

Dr. Küpper zieht das graue Sakko aus und krempelt die Hemdsärmel hoch. Er geht mit uns das ganze politische System in Berlin durch, die »neuen Player« im Bundestag, im Gesundheitsausschuss, im Ministerium und Kanzleramt. Wir lernen die wichtigen Mitarbeiter im Gesundheitsministerium kennen und wie man sie einschätzen muss, ob man Chancen hat, bei ihnen mit einem Thema zu landen. »Ministerien sind ein Partner für Fortgeschrittene im Lobbybereich.« Dr. Küpper grinst, als er das sagt.

Auf seiner nächsten Vortragsfolie präsentiert er uns die einzelnen Abgeordneten im Gesundheitsausschuss. Das Gremium ist für Lobbyisten aus dem Pharmabereich extrem wichtig. Dr. Küpper lässt Namen von Politikern fallen, mit denen man »etwas machen« könne. Der Politiker F. sei pharmafreundlich, mit Frau V. komme man ganz gut aus, und Frau M. sei zugänglich, sie könne man »mit einem Thema versorgen«. Über Frau M. haben wir schon einiges gehört, vor ihrer Politikkarriere hat sie für einen großen Pharmakonzern und eine Agentur gearbeitet, in ihrem offiziellen Lebenslauf erfährt man das allerdings nicht, dort heißt es nur »Projektleiterin Medizinisches Marketing«.

Dr. Küpper schärft den Anwesenden ein, alle Wege zu nutzen, selbst der Feind könne einmal von Nutzen sein. »Versuchen Sie in strategischen Allianzen zu denken. Bauen Sie ein Netz auf aus Leuten, die im Prinzip zwar Gegner sind, die aber in bestimmten Fragestellungen Ihre Position haben.«

Wichtig sei bei der Lobbyarbeit das »Timing« – zu wissen, wann man welchen Politiker anspricht. »Zum Timing gehört, dass Sie wissen müssen, wie Politik bei Ihren Entscheidungen tickt.«

Dr. Küpper wirft den Wochenplan eines Bundestagsabgeordneten auf die Videoleinwand. Er ist in rote, gelbe und grüne Kästchen unterteilt. Sie sollen uns verdeutlichen, an welchen Tagen ein Mandatsträger schlecht zu kontaktieren ist – rot – und an welchen gut – grün. Dienstag ist ein schlechter Tag, da sitzt der Abgeordnete in Ausschüssen seiner Fraktion. Da bekommt man abends keinen Termin. Donnerstag ist ein guter Tag, es herrscht Anwesenheitspflicht im Bundestag. Mittwochabend ist geeignet, wenn wir selbst eine Veranstaltung machen wollen, zu der »unser« anvisierter Abgeordneter kommen soll.

Wir sollten aber auf jeden Fall einen Termin in der Nähe des Bundestages vereinbaren. Wenn wir den Politiker zum Frühstück einladen möchten, um ihm ein Thema nahezubringen, dann sei zwischen 7.30 Uhr und 9.30 Uhr die richtige Zeit.

Dr. Küpper meint, wichtig sei »dauerhafte Kontaktpflege«. Es müsse ein »Spiel von Geben und Nehmen« sein, man müsse wissen, was der Abgeordnete brauche.

»Wenn Sie ihm im Wahlkampf eine Veranstaltung in Ihrem Unternehmen mit 500 Zuhörern bieten, dann werden Sie bei ihm einen Stein im Brett haben. Der Abgeordnete will auch exotische Themen entdecken, er will sich gegenüber Kollegen abheben.« All das sollten wir im Hinterkopf haben, wenn wir versuchten, einen Politiker für uns zu gewinnen.

Wann sich die beste Gelegenheit für Lobbyisten zur »Kontaktpflege« bietet, hören wir jetzt. »Relativ entspannt ist das gesundheitspolitische Berlin in den Monaten Januar, Februar. Es gibt Neujahrsempfänge, wo man Themen positionieren kann.« Sommerfeste seien gut, um Kontakte zu knüpfen. November und Dezember könne man vergessen, da seien zu viele interne Weihnachtsfeiern.

Für die Kontaktaufnahme mit einem Politiker hat der Seminarleiter einen guten Tipp. Wir müssten ein Profil unserer Zielperson anlegen und einfach alles über sie recherchieren: »Wo sind ihre Schwerpunkte, welche Hobbys hat sie, in welchem Verein ist sie Mitglied, wie kann ich ein Gespräch eröffnen? Unterschätzen Sie die Small-Talk-Arbeit nicht!«

Er habe selbst gerade über einen Ministeriumsmitarbeiter herausgefunden, dass der eine deutsch-japanische Gesellschaft leite. »Damit habe ich doch sofort einen Anknüpfungspunkt. Ich war drei Jahre in Japan, da kann man etwas auf der Small-Talk-Ebene anbieten.« Alle lauschen ihm gespannt.

Daniel Bahr, der neue Staatssekretär im Gesundheitsministerium, koche zum Beispiel gern und laufe Marathon. »Lernen Sie die Person kennen, dann werden Sie leichter den persönlichen Ton treffen.«

Das Seminar läuft jetzt schon zwei Stunden, und wir merken, dass Lobbying eine ganz schön aufwendige Sache ist. Ein Netzwerk aufzubauen dauert Jahre, wie wir mitbekommen. Wenn man es allerdings hat, läuft alles wie geschmiert.

Dr. Küpper sagt, ein Fehler sei, sich nur auf die Regierungspolitiker zu konzentrieren. »Von Anfängern wird häufig die Opposition vernachlässigt.« Viele würden vergessen, dass sich die Machtverhältnisse irgendwann änderten, und dann stehe man doof da, wenn man vier Jahre diese Politiker nicht wahrgenommen habe. »Die Opposition kann die Regierung vor sich hertreiben, mit parlamentarischen Anfragen zum Beispiel, die dann die Regierung dazu nötigen, in dem einen oder anderen Punkt Farbe zu bekennen«, referiert er. Was er meint: Die Oppositionsparteien im Bundestag haben die Möglichkeit, Auskunft von der Regierung zu fordern. Man stellt dann zu einem bestimmten Vorfall oder Thema eine sogenannte Kleine Anfrage, warum dieses oder jenes so gelaufen sei. Die Regierung muss dann öffentlich dazu Stellung nehmen. Dr. Küpper plaudert aus dem Nähkästchen. Er habe nach Kamingesprächen mit Oppositionspolitikern eine Kleine Anfrage zu den Methoden des IQWIG (Institut für Qualität und Wirtschaftlichkeit im Gesundheitswesen) gestartet. Das wäre die erfolgreichste Kleine Anfrage gewesen, die er je gemacht habe. Das Thema der Anfrage sei kein typisches für diese Oppositionspartei gewesen, aber sie waren total begeistert. »Als Lobbyist kriegen Sie damit richtig Öffentlichkeit und drücken die Regierung so ein bisschen in die Ecke«, schwärmt Dr. Küpper.

Eine jüngere Seminarteilnehmerin, die etwas angespannt aussieht, meldet sich: »Wie läuft denn das genau? Ich geh dann als Lobbyist zur Opposition und sage, ich habe eine Anfrage für euch?« Küpper antwortet: »Ja.« Alle lachen. Nein, natürlich laufe es nicht ganz so. »Jetzt machen wir mal einen Dialog, wie es sein könnte: ›Da und da geht etwas schief. Könnte das nicht ein Thema für eine Kleine Anfrage sein?‹«

Viel ausgefeilter ist sein Vorschlag nicht, es scheint recht banal zuzugehen. Doch es bedeutet Arbeit für den Lobbyisten. »Es wird in der Regel so sein, dass man Ihnen eine Formulierungshilfe abverlangt.« Es gebe Profis, die solche Anfragen hervorragend formulieren könnten. Er deutet auf den zweiten Seminarleiter neben ihm. Dieser grinst und erwidert: »Vielen Dank für das Kompliment.«

Wir können es kaum glauben: Oppositionspolitiker lassen sich von Lobbyisten aus dem Pharmabereich Parlamentsanfragen diktieren.

Ein weiteres »Instrument des Lobbying« sind eigene Veranstaltungen. Wenn man ein Thema in die Politik bringen wolle, organisiere man dazu eine Diskussionsrunde, zu der man wichtige politische Entscheidungsträger einlade. »Sie können Ihren Ansprechpartnern etwas bieten: Öffentlichkeit«, sagt Dr. Küpper.

Er warnt davor, die Presse für eigene Zwecke einzusetzen. Wenn überhaupt, müsse das in einer »gewissen Zangenbewegung« erfolgen. »Wählen Sie einen Partner, eine Agentur oder noch besser jemanden, der offensichtlich nichts mit Ihnen zu tun hat, der über die Medien ein Thema skandalisiert. Dann kommen Sie politisch als jemand, der die Lösung hat. Versuchen Sie nicht, alles selbst zu machen, das geht immer schief.« Das heißt: Eine Pharmafirma oder deren Agentur lanciert etwas über die Presse, das Thema kocht hoch, die Politik gerät unter Druck, und dann kommt der Lobbyist der Firma und nutzt die Gelegenheit. Genial, wenn es klappt. So langsam finden wir Gefallen an dem Beruf des Lobbyisten.

Dr. Küpper schärft uns ein, auch die Personen auf der unteren Ebene, auf der »Arbeitsebene«, zum Beispiel in den Ministerien, nicht außer Acht zu lassen. Diese Fachreferenten erstellten schließlich die Vorlagen für die Politik und blieben oft über Jahre dieselben, selbst wenn die Regierung wechsle.

Ganz wichtig sei schließlich der Bundesrat, in dem die Ministerpräsidenten der Bundesländer sitzen. »Unterschätzen Sie die Länderkompetenzen nicht.« Im Bundesrat könne man eine »Vielzahl von Anregungen positionieren«.

Damit bestätigt er, was man in den letzten Jahren beobachten konnte: Die Pharmaindustrie hat Regelungen zur Senkung der Arzneipreise oft verhindert, indem sie über die Länderchefs im Bundesrat Einfluss genommen hat. Die stellten sich auf die Seite der Industrie, weil einige Konzerne mit dem Abbau von Arbeitsplätzen im Bundesland drohten.

Ein Seminarteilnehmer hebt die Hand. Alle scheinen ihn zu kennen. Ein untersetzter Mann im dunklen Anzug, ein Schwergewicht von Stimme und Auftreten – ein Lobbyist für einen großen Gesundheitskonzern. Er verrät, wie er arbeitet: »Ich habe die Aufgabe, mein egoistisches Interesse dem Politiker als Gemeinwohlinteresse zu verdeutlichen. Meine Aufgabe ist es, dem Politiker ein Thema und damit die Möglichkeit zu geben, sich zu profilieren, und ihm zu sagen, damit kannst du glänzen, damit kannst du deine Karriere vorantreiben.«

Es kommt der Einwand, dass er es mit seinem Namen ja leicht habe, und außerdem unterhalte sein Konzern ein eigenes großes Büro für die Lobbyarbeit in Berlin. Ja, das stimme schon. Er fühlt sich geschmeichelt und plaudert Interna aus. »Wir sind in die Ministerien gegangen, zu denen, die an bestimmten Themen sitzen, zu den Referatsleitern, die an Gesetzesentwürfen arbeiten, und ins Kanzleramt, zu denen, die dort an Entwürfen arbeiten.«

Wir sind beeindruckt, wie versucht wird, an höchster Stelle Einfluss zu nehmen.

Alle in diesem Seminar reden sich ein, was sie machten, sei völlig in Ordnung. Jeder Vortrag an diesem Tag beginnt mit der Behauptung, Lobbying gehöre zur Demokratie, es sei »legitime Interessenvertretung«.

Der zweite Seminarleiter, Professor Dr. Baller, ist in der Branche bekannt, weil er die großen Pharmakonzerne berät. Er trägt seine gegelten Haare bis zum Nacken, seine Kleidung ist edel, goldene Manschettenknöpfe, ein weißes Einstecktuch, alles passt zueinander. Dr. Küpper wirkt daneben wie ein grauer Bär.

Professor Baller betont mehrfach, er möge das Wort »Lobbying« nicht, er sagt »public policy advisory« oder »Informationsmanagement«.

Ein wichtiges strategisches Instrument sei dabei die »Roadshow«. Auf seiner Vortragsfolie steht: »Unter einer Roadshow wird das seriöse, zielführende Gespräch mit den Entscheidungsträgern aus der Politik verstanden.« Das klingt wirklich besser als »Politiker beeinflussen«.

Professor Baller gestikuliert bedeutungsvoll, wenn er spricht. Er habe als Anwalt festgestellt, dass es keinen Sinn mache, gegen Entscheidungen der Regierung vor Gericht zu klagen. Das erkläre er seinen Kunden, den Pharmakonzernen, immer wieder. Der Weg sei einfach zu langwierig, und am Ende komme nichts dabei heraus. Viel wichtiger sei Lobbying, damit bestimmte Entscheidungen erst gar nicht getroffen würden. Er rät den Seminarteilnehmern: »Ich muss mir genau überlegen: Wann muss ich mit wem reden, welche Informationen muss ich wo platzieren, damit dann wie bei einem Dominospiel die Steine umkippen und ich das Ziel erreichen kann.« Wir müssten zum Beispiel darauf achten, wann man mit einer Entscheidung vom »Gemeinsamen Bundesausschuss« zu rechnen habe, der letztlich über Therapien und Erstattung von

Arzneien entscheidet. »Hier muss ich sehr früh mit dem Ohr auf der Schiene liegen und hören, wer sich etwas überlegt, und wie mich das tangiert.«

Seine Tricks behält er für sich.

In der kurzen Kaffeepause will keiner so recht über das eigene Geschäft reden. Unsere Stehtischarbeit funktioniert nicht.

Von dem letzten Vortrag versprechen sich viele, wertvolle Insider-Tipps zu erhalten. Dieser Gast war schließlich einmal Staatssekretärin im Bundesgesundheitsministerium. Die SPD-Frau trägt ein schwarzes Strickkleid und dunkel gefärbtes kurzes Haar. Die Politikerin betont, der Lobbyismus sei auch für sie eine »legitime Interessenvertretung«, er müsse sich nicht verstecken. Den Anwesenden tut es sichtlich gut, dass die Politikerin ihnen Absolution erteilt. Sie fährt fort, der Lobbyismus müsse ehrlich sein, und die Informationen müssten stimmten. In dem Moment fragen wir uns, ob Politiker wirklich so naiv sein können. Die SPD-Frau versteigt sich noch weiter: »Lobbyismus ist keine Geldfrage, es geht ausschließlich um Inhalte.«

Natürlich ist Lobbying eine Frage des Geldes, denken wir, denn nur das verleiht einer Lobby die Macht, und wenn sie Inhalte durchsetzt, dann mit monetären Hintergedanken. Die ehemalige Staatssekretärin gibt schließlich einen konkreten Tipp. Wir sollten den lokalen Abgeordneten in unserem Wahlkreis bei der Lobbyarbeit nicht unterschätzen. Der könne es sich nicht leisten, auf unsere Anfragen nicht zu antworten. »Sie können Ihren Wahlkreisabgeordneten sehr gut als Türöffner benutzen«, rät sie. Der lokale Politiker sei zwar für unser Lobbythema nicht der Richtige, aber er könne uns Kontakt zu anderen in seiner Partei vermitteln, die für unser Thema, das wir platzieren wollten, wichtiger seien. Dr. Küpper wirft ein: Das sei der »klassische Partner, mit dem Sie über Bande spielen können«. Er selbst habe in Baden-Württemberg über den lokalen Politiker Ulla Schmidt ins Unternehmen seines Kunden geholt.

Die SPD-Frau fährt fort, dass ein lokaler Abgeordneter am

Thema Gesundheit immer interessiert sei, weil es seine Wähler unmittelbar beträfe. Während ihres Vortrags schildert sie ein Erlebnis mit dem Verband forschender Arzneimittelhersteller (VfA). Er habe ihr als Staatssekretärin mal geholfen. »Als ich gezwungen war, mich mit Patentrecht auseinanderzusetzen, war ich unglaublich froh, dass mir der VfA aus seinen verschiedenen Unternehmen ein paar richtige Superjuristen ins Büro geschickt hat, und die haben zwei Tage lang mit mir Patentrecht gelernt.« Das sei sehr praktisch für sie gewesen. Sie habe eine Empfehlung in Sachen Gentechnik in der EU abgeben müssen.

Wir können kaum fassen, was wir hören. Sie glaubt wirklich, der größte Pharmaverband tue ihr einfach so einen großen Gefallen. Woher wusste der Verband eigentlich, dass sie gerade Hilfe brauchte? Warum hat sie nicht ihre Fachreferenten zu Rate gezogen, die dafür da sind? Und wenn die nicht genügend Fachkompetenz haben, hätte man eine Anwaltskanzlei beauftragen können. Als Staatssekretärin darf sie einen solchen Gefallen nicht annehmen, weil sie damit eine Verpflichtung eingeht. Der SPD-Frau fehlt – wie vielen Politikern überhaupt – ein Problembewusstsein. Auf solchen Wegen kann die Pharmaindustrie ihre Interessen leicht durchsetzen.

In dem Seminar wird von allen Referenten so getan, als wäre Lobbyarbeit sogar unverzichtbar für unsere Demokratie. In Wirklichkeit ist der Lobbyismus in unserem Land pervertiert. Seine Aufgabe hat nichts mit dem Gemeinwohl zu tun. Lobbyisten verkaufen Politikern keine neutralen Informationen. In Deutschland wird keine Transparenz bei der Lobbyarbeit an den Tag gelegt. Die Abgeordneten im Bundestag geben nicht an, mit welchen Interessengruppen sie vorm Kamin sitzen.

Nach acht Stunden »Strategisches Vorgehen nach der Bundestagswahl« schwirrt uns der Kopf. Für einen Moment kommt uns die Idee, wie es wäre, wenn man die Seiten wechseln würde? Könnten wir diesen Job machen? Nein. Das Problem ist, dass diejenigen, die über wenig Macht und Geld verfügen, gar nicht in der

Lage sind, ihre Interessen zu vertreten. Patienten haben keine echte Lobby, die Pharmaindustrie schon.

Das Herumdoktern der Politik

Sie müssen die endlos lange Treppe hinauf, was einigen sichtlich schwerfällt. Aber man kommt nicht alle Tage ins Rote Rathaus von Berlin, dem Sitz von Bürgermeister Klaus Wowereit. Viele Angehörige von Alzheimer-Patienten wollen an diesem Samstagmorgen zum jährlichen Symposium.

Wir staunen nicht schlecht, als wir feststellen, dass in dem Vorraum zum Saal mehrere Pharmafirmen ihre Stände aufbauen durften, um zu »informieren«. An einem davon lässt die Pharmamitarbeiterin eines großen Konzerns den Namen ihres Alzheimer-Medikaments fallen. Obwohl sie genau weiß, dass sie das gegenüber Patienten nicht darf. Und sie erwähnt natürlich »ihre Oma, bei der es super gewirkt hat«.

Spannend wird es am Stand des Konzerns Novartis. Ein Mitarbeiter erklärt uns, man stelle ein Alzheimer-Pflaster her, das besser abgeschnitten habe als das Mittel von Pfizer. Fünf bis acht Jahre könne man das Medikament unserer demenzkranken Mutter geben. Eigentlich dürfe man hier keine Werbung machen, zwinkert er uns zu. Im selben Moment bittet er seine Kollegin ihm doch die Broschüre unter dem Tisch hervorzuholen. Er drückt sie uns in die Hand. »Da steht der Name unseres Medikaments drin.«

Wir erzählen von diesem Erlebnis an dieser Stelle, weil die Schirmherrin des Alzheimer-Symposiums die Gesundheitssenatorin Katrin Lompscher von der Linken ist. Außer dem Saal stellt der Senat für diesen Tag keine weiteren finanziellen Mittel für die »Alzheimer-Angehörigen-Initiative« zur Verfügung, die über die Krankheit aufklären will. Der Verein, der eine enorm wichtige Arbeit leistet, muss stattdessen auf Pharmafirmen zurückgreifen, um das Symposium zu organisieren. Warum gibt es für diese

Veranstaltung eigentlich keine öffentlichen Gelder? Frau Lompscher tauchte als Schirmherrin nicht auf, sie ließ ihr Grußwort verlesen.

Diese Episode sagt im Kleinen viel aus über die Ignoranz und Unfähigkeit deutscher Gesundheitspolitik im Großen. Die Pharmaindustrie jammert zwar nach jeder Reform, aber im Grunde muss sie nicht wirklich um ihre Pfründe fürchten. Die Versicherten sind die einzigen, die ständig neue Belastungen hinnehmen müssen. Hauptziel aller Reformen war einmal die Senkung der Krankenkassenbeiträge. Exgesundheitsministerin Ulla Schmidt kündigte vor Jahren Beitragssätze unter 14 Prozent an. Heute liegt der einheitliche Satz nach Einführung des Gesundheitsfonds bei 14,9 Prozent. Dennoch steht das System Jahr für Jahr vor einem finanziellen Desaster, im Gesundheitsfonds fehlen Milliarden. Unsere eigene gesetzliche Krankenkasse schrieb uns wie Millionen anderen Versicherten, dass wir einen Zusatzbeitrag von fast 100 Euro im Jahr leisten müssen. Vor allem Geringverdiener trifft das besonders hart. Der Gesundheitsfonds ist ein Fass ohne Boden, das die Beitragszahler noch oft stopfen müssen.

Anfang 2010 hat die CDU/FDP-Bundesregierung »große« Veränderungen bei den Arzneimittelausgaben beschlossen. In den letzten Jahren waren sie immer weiter gestiegen, zuletzt 2009 auf 32 Milliarden Euro. Die Politik hat der Pharmaindustrie den Kampf angesagt. Das klingt dramatisch, besonders kurz vor Landtagswahlen.

Ein immenser Kostentreiber sind seit einigen Jahren die neuen »innovativen« Medikamente, zum Beispiel gegen Diabetes, Rheuma und vor allem Krebs. Jetzt hat sich die Regierungskoalition ein Konzept ausgedacht, dass sie als »Durchbruch« und »Systemwechsel« präsentiert. Doch davon kann keine Rede sein. Das Sparkonzept offenbart gravierende Lücken. In Deutschland können die Pharmahersteller bei neu zugelassenen Medikamenten die Preise nach Belieben selbst festsetzen. Das steht schon lange in der Kritik, nach den Plänen der Politik bleibt es allerdings dabei. Im ersten Jahr dürfen die Pharmakonzerne weiterhin mit ihren unverschämt hohen Preisen ihre neuen Medikamente auf den Markt drücken, erst danach müssen sie mit dem Spitzenverband der Krankenkassen in Verhandlungen treten. Es geht also lediglich um einen Rabatt auf den von der Industrie willkürlich festgesetzten Ausgangspreis. In einem Jahr lässt sich gerade bei den sündhaft teuren Arzneien, wie den Krebsmedikamenten, ein satter Gewinn machen.

Das »Sparpaket« der Regierung hat noch einen entscheidenden Fehler, der zeigt, wie wenig sich Politiker mit den Dingen auseinandersetzen, über die sie entscheiden. Die Hersteller sollen für jedes neue Arzneimittel innerhalb von drei Monaten nach der Zulassung ein Dossier vorlegen, mit dem sie belegen müssen, dass ihr Medikament einen medizinischen Zusatznutzen hat, also mehr bietet als vorhandene Mittel. Der *Gemeinsame Bundesausschuss*, der über die Erstattung von Arzneimitteln entscheidet, soll das IQWIG beauftragen, dieses »Industriedossier« schnell zu prüfen. Krebsspezialist Professor Wolf-Dieter Ludwig findet den Ansatz »blauäugig«: »Das Dossier des Herstellers wird immer eine Marketingaktion sein, eine geschönte Sichtweise auf sein neues Medikament, es wird nie unabhängiges Wissen oder wirkliche Risiken präsentieren. Hier wird der Bock zum Gärtner gemacht.« Der *Gemeinsame Bundesausschuss* könne auf der Grundlage eines Dossiers des Herstellers, der über die Datenauswahl entscheidet, keine vernünftige Schnellbewertung machen, schon gar nicht für Krebsmedikamente. Gesundheitsminister Philipp Rösler verkündete hingegen stolz, man habe sich den neuen Weg mit den Dossiers von anderen Ländern abgeschaut. Man habe die Wahl zwischen dem französischen und dem schottischen Modell gehabt, und sich für letzteres entschieden. Das ist schade angesichts der Tatsache, dass viele Experten seit Jahren das französische Modell empfehlen, und zwar mit gutem Grund. In Frankreich durchläuft ein Medikament nach der Zulassung zuerst einen mehrstufigen Prozess, bevor es überhaupt erstattet wird. Es gibt eine unabhängige öffentliche Institution, die über den Nutzen von Arzneimitteln urteilt. Sie hat Zugang zu Studien und Dokumenten der Zulassungsbehörde, nicht nur zu einer Auswahl, die der Hersteller trifft. Je nach Nutzen wird entschieden, ob ein Mittel nur zu 35 Prozent, 65 oder voll erstattet wird. Die Behörde kann sogar weitere Studien vom Hersteller verlangen. In einem solchen Fall wird vertraglich festgelegt, wann er noch welche Nachweise erbringen muss. Der Leiter dieser einflussreichen Institution hat uns dazu geschrieben: »Wir erhalten dadurch präzisere Daten, wo der Einsatz des Medikaments sinnvoll ist, wie die Wirksamkeit unter Alltagsbedingungen ist und mehr Wissen über dessen Sicherheit.«

Ein eigens dafür eingerichtetes, staatliches Komitee, nicht die Krankenkassen, verhandelt dort mit dem Hersteller über den Preis, wobei unter anderem die Vorhersage von Umsatzzahlen eine Rolle spielt. Der festgelegte Preis gilt nur für fünf Jahre und kann danach überprüft werden, weil auch der Nutzen des Medikaments erneut bewertet wird. In der Regel dauert es 180 Tage, bis eine Arznei das Verfahren absolviert hat und erstattet wird. Frankreich hat ein System der Preisregulierung aufgebaut, das vorbildhaft ist.

In einigen Staaten wird zudem das Konzept »Preis nach Volumen« praktiziert. Das bedeutet, wenn ein Krebsmittel zugelassen wird, ist es zunächst ein Nischenprodukt mit hohem Preis, weil es relativ wenige Patienten erreicht. Bekommt es weitere Zulassungen für andere Krebserkrankungen, muss der Preis sinken, weil es schließlich bei viel mehr Patienten eingesetzt wird und einen größeren Umsatz erzielt. Je größer der Markt, desto günstiger der Preis.

Dass sich die deutsche Regierung nicht an Frankreich orientiert, sieht der Verband der forschenden Arzneimittelhersteller (VfA) mit Wohlwollen. Ein Mitarbeiter des Verbandes erzählte uns vertraulich, dass nur das französische Modell ein echter Systemwechsel gewesen wäre. Aber es traue sich kein deutscher Politiker, das durchzuziehen. Was er meint und lieber nicht ausspricht: gegen den Widerstand der Industrie und von Patientenverbänden, denen ständig eingeredet wird, neue Medikamente müssten sofort zugänglich sein.

Deutschland verzichtet darauf, an den großen Stellschrauben zu drehen, und hat sich für die kleinere Reform entschieden. Diejenigen, die den Zusatznutzen eines Mittels bewerten sollen, vor allem das IQWIG, erhalten weder Zugang zu allen Zulassungsdaten wie in Frankreich, noch können sie weitere Studien von den Herstellern einfordern. Trotzdem wird gleich nach der Zulassung der von den Firmen geforderte Preis erstattet. In die Pläne von Gesundheitsminister Philipp Rösler wurde die private Krankenversicherung bisher gar nicht einbezogen, das heißt, die PKV mit ihren fast neun Millionen Versicherten darf nicht mit Herstellern über Rabatte für ihre Arzneimittel verhandeln. »Die Privatversicherten müssen am Ende die Zeche bezahlen«, kritisierte der Verband der privaten Krankenversicherung.

Die Pharmaindustrie kann sich also freuen, auch darüber, dass alle Medikamente, die jetzt schon auf dem Markt sind, »Bestandsschutz« haben. Sie müssen ihren Zusatznutzen nicht mehr nachweisen. Minister Rösler und die FDP wollten mit ihrem Konzept eine »marktwirtschaftliche Reform«. Wie sagte seine Parteikollegin, die FDP-Abgeordnete Ulrike Flach: »Mit dieser Reform kann die Pharmaindustrie leben.« Das kann sie sicher, zumal man ihr noch den Gefallen tun will, gleich mehrere frühere Maßnahmen zur Kosteneindämmung wieder abzuschaffen. Die Wirtschaftlichkeitsprüfung des Arztes soll künftig entfallen, das bedeutet, jeder Arzt darf wieder so viele Rezepte ausstellen, wie er will, ohne dass geprüft wird, ob es wirtschaftlich und medizinisch sinnvoll ist. Das bringt den Patienten noch mehr ins Visier der Pharmakonzerne, weil die Ärzte nicht mehr aufs Budget achten müssten, wenn der Patient von ihnen ein Mittel haben will.

Eine wichtige Maßnahme zur Kontrolle der Pharmaindustrie bleibt ganz in der Schublade liegen: Für die Firmen gibt es immer noch keine gesetzliche Pflicht, alle Studiendaten über die einzelnen Medikamente zu veröffentlichen. Im Parlament gab es eine

Anfrage von Abgeordneten, die wissen wollten, ob die Bundesregierung in Sachen Veröffentlichungspflicht nun endlich tätig werde und man auch die europäische Arzneimitteldatenbank für alle zugänglich mache. Die Regierung antwortete ausweichend: Der Zugang zur europäischen Datenbank sei eingeschränkt, damit »die Vertraulichkeit der Daten streng gewahrt bleibt und die legitimen Interessen von Sponsoren geschützt werden, was bei der Auswahl der öffentlich zugänglichen Informationen berücksichtigt werden muss«. Weiter teilte sie mit, man müsse ein Gleichgewicht zwischen den Firmeninteressen und der Transparenz herstellen. Eigenartig, dass die angeblich »legitimen Interessen« der Pharmakonzerne für die amerikanische Zulassungsbehörde keine große Rolle spielen. Dort setzt man auf Kontrolle durch Öffentlichkeit. Nur so kann man das Verheimlichen von Studienergebnissen erschweren. Der deutschen Regierung fehlt die Konsequenz im Handeln.

Der angebliche »Systemwechsel« findet also nicht statt. Das Konzept der Regierung hat einen Grundfehler, urteilt Krebsspezialist Professor Ludwig. »Die geplanten Regelungen sind viel zu sehr auf die Frage des Preises fokussiert und viel zu wenig auf das eigentliche Problem des Systems: Wie gelange ich an die Kenntnisse, die ich brauche, um die Arzneimittel vernünftig und sicher einzusetzen.« Die Politik gebe keine Anreize, die Erkenntnislücken, zum Beispiel bei neuen Krebsmedikamenten, zu schließen.

Fast schon amüsant war die empörte Inszenierung des Verbands der forschenden Arzneimittelhersteller. Die Hauptgeschäftsführerin ließ verlauten, dass die Zwangsrabatte »Gift für den Investitionsstandort Deutschland« seien: »Von verlässlichen Rahmenbedingungen für Innovationen oder Arbeitplatzsicherheit kann angesichts solcher Willkürmaßnahmen nicht mehr die Rede sein.«

Da war sie also wieder, die Drohung mit den Arbeitsplätzen. Es ist immer dieselbe Leier, dabei sind die meisten Konzerne, die davon betroffen wären, internationale Firmen mit Hauptsitz in den USA oder in England, die Milliardenumsätze auf Kosten unseres öffentlichen Gesundheitswesens machen. Wenn man es genau nimmt, werden diese Arbeitsplätze mit dem Geld von uns Versicherten quasi subventioniert. Das Argument Standort Deutschland war noch nie eins, in den anderen Ländern wie Italien oder England, in denen die Preise nicht so hoch sind, gibt es trotzdem viele Fabriken und Pharmavertreter.

Als Anfang 2010 die Runde macht, es könnte für die Pharmaindustrie neue Regelungen geben, wandte sich der saarländische FDP-Wirtschaftsminister Christoph Hartmann sofort in einem Brief an seinen Parteikollegen Philipp Rösler, den Gesundheitsminister, und meldete »tiefste Bedenken« gegen dessen Pläne an. Er habe Sorge, dass »eine große Anzahl von Arbeitsplätzen in Gefahr geraten könnte.«

In den Bundesländern hat sich die Industrie offenbar ihre Fürsprecher in der Politik gesichert. Die neuen Gesetze der Regierung zum Arzneimittelpaket müssen vom Bundesrat abgesegnet werden. Wir sind gespannt, was am Ende vom geplanten Gesetz noch übrig bleibt.

Selbst wenn die Industrie dazu gezwungen wird, ihre Preise zu senken, ändert das vor allem nichts daran, dass es kaum unabhängige Studien zu Medikamenten gibt. Das IQWIG muss auch zukünftig seine Bewertungen überwiegend auf der Basis von Herstellerstudien treffen. Die Politik müsste dringend mehr Geld für unabhängige Forschung bereitstellen. Es gibt Lösungen, die in anderen Ländern bereits funktioniert haben, zum Beispiel: Alle Pharmahersteller werden verpflichtet, einen Anteil ihres Gewinns in einen Fonds einzuzahlen, aus dem unabhängige Studien finanziert werden könnten.

An einer deutschen Rehaklinik führte ein Arzt eine interessante Studie durch. Während einer dreiwöchigen Reha erhielten 45 Patienten mit Diabetes Typ 2 eine ganz bestimmte Diät, die kohlenhydratreduziert war. Dazu mussten die Patienten ein Bewegungsprogramm durchführen. Es stellte sich heraus, dass diese besondere Diät erfolgreich Blutzuckerwerte senkte. Am Ende konnten bei mehr als der Hälfte der Patienten die Medikamente wie Insulin abgesetzt werden, bei den anderen die Medikation um 50 Prozent reduziert werden. Die Resultate seiner Studie wollte der Arzt danach in verschiedenen Ärzteblättern veröffentlichen. Aber daraus wurde nichts. »Uns gegenüber wurde angedeutet, dass die Publikation abgelehnt worden sei, weil man es sich nicht mit den Anzeigenkunden verderben wolle«, berichtet der Arzt. Die Pharmakonzerne als Anzeigenkunden waren anscheinend wichtiger. Der Arzt schlug vor, dass mehr Studien durchgeführt werden sollten, um seine Ergebnisse zu überprüfen. Schließlich gehe es hier um eine Möglichkeit, weniger Diabetesmittel zu verabreichen. Er forderte mehr unabhängige Forschung. Doch in all den Plänen der Politik kommt das bisher nicht vor.

Am meisten beunruhigt uns, dass sich die politisch Verantwortlichen immer noch nicht den Schutz von Patienten auf die Fahnen schreiben. Die Industrie kann weiter ungestört und verdeckt den Patienten mit Werbung manipulieren. Das deutsche Heilmittelwerbegesetz ist dringend reformbedürftig. Im Zeitalter des Internets und neuer Werbemethoden muss konkreter formuliert werden, was unter Werbung fällt und nicht erlaubt ist. Hauptproblem ist das föderale Kontrollsystem mit kommunalen Zuständigkeiten für große Pharmakonzerne. Es müsste eine zentrale Stelle geschaffen werden, die für die Kontrolle zuständig ist, Beschwerden entgegennimmt und Verstöße öffentlich macht. Die Politik sieht noch keinen Handlungsbedarf, weil sie die bisherige Praxis der Pharmakonzerne, ungehindert kranke Menschen mit ihrem Marketing ins Visier zu nehmen, in ihrer Tragweite noch gar nicht erkannt hat.

Das allseits beschworene Leitbild vom »mündigen Patienten« wird erst Realität, wenn es nicht mehr als Argument benutzt wird, um dem Patienten noch mehr aufzubürden. Der Staat muss seine Aufgabe verstärkt darin sehen, mehr in unabhängige Aufklärung über Krankheiten und Therapien zu investieren. So lange dieses Feld den Pharmafirmen überlassen wird oder im Praxisalltag überforderten Ärzten, bleibt die Mündigkeit des Patienten eine Utopie.

Das Herumdoktern der bisherigen Regierungen ist enttäuschend, wenig krisensicher und vorausschauend. Vernachlässigt die Politik auch weiterhin den Patientenschutz, wird er noch mehr zur Zielscheibe der Pharmaindustrie.

Ein Paradestück: Die Politik und die Schweinegrippe

Sie kam im Jahr 2009 aus dem Nichts, verursachte Panik und verschwand wieder lautlos: die Schweinegrippe. Das Geschehen um diese »Pandemie« ist ein Lehrstück in Sachen Politik und Pharmaindustrie in jeder Hinsicht.

Die Weltgesundheitsorganisation WHO lief Amok bei der Schweinegrippe. Die Pandemiestufen stiegen und stiegen. Das hatte nichts mit der Gefährlichkeit des Virus zu tun, wie viele dachten, sondern nur mit seiner Verbreitung. Man zählte eifrig die Krankheitsfälle, bei der WHO und in Deutschland. Ein halbes Jahr später ließ das deutsche Robert-Koch-Institut, zuständig für solche Infektionskrankheiten, verlauten, dass die Ärzte jetzt nicht mehr jeden Verdachtsfall melden müssten, nur noch vom Labor bestätigte Fälle. Die bisherige Meldepflicht sei nicht mehr sinnvoll, so die Auskunft. Es stellte sich heraus, dass viele der Meldungen, die monatelang in die Angst machende Statistik einflossen, noch nicht einmal vom Labor bestätigte Schweinegrippe-Infektionen waren, sondern vom Arzt gestellte Verdachtsdiagnosen. Ein Fehler, der nur beiläufig erwähnt wurde.

Die Allianz aus WHO, Gesundheitsbehörden und Medien verbreitete über Wochen eine Alarmstimmung, als käme ein Viren-Tsunami auf uns zu. Die Schlagzeilen in den Medien wurden immer dramatischer: »Droht weltweite Katastrophe?«, »Immer mehr Tote«, »Schon fast 100 000 Infizierte?«, »Das Virus mutiert?«, »Sind bald alle Schulen leer?«. Einer der ersten Betroffenen, der das

Virus hatte, wollte bei Interviews lieber anonym bleiben, weil er Angst davor hatte, stigmatisiert zu werden. Eine große Boulevardzeitung setzte sogar in die Welt, der Mann sei im Krankenhaus gewesen, was er allerdings nie war.

In dieser Zeit hatte einer von uns eine Verabredung mit einem Grippeexperten in München, der als Arzt praktiziert. Als wir in der Praxis saßen, kam ein Jugendlicher mit Schweinegrippe-Verdacht. Der Arzt bestand nach unserem Termin darauf, dass wir wegen der Ansteckungsgefahr das Anti-Grippemittel »Tamiflu« noch vor seinen Augen nehmen, um das Virus abzuwehren. Drei Stunden später brach die Schweinegrippe trotzdem bei uns aus, mit Schüttelfrost und leichtem Fieber. Das Mittel hatte versagt.

Wir wurden stutzig, weil das Grippemedikament »Tamiflu« überall als Wunderwaffe gegen die Schweinegrippe gepriesen wurde, für den Hersteller Roche ein Glücksfall. Zu der Zeit wusste niemand sicher, wann und ob es eine Impfung gegen das Virus geben wird. Also gingen die Menschen in die Apotheke und deckten sich mit »Tamiflu« ein, zur Vorbeugung.

Die Minister aller Bundesländer hatten zudem beschlossen, für Millionen Euro Steuergelder einen Vorrat an »Tamiflu« zum Schutz von 30 Prozent der Bevölkerung anzulegen. Was wäre, wenn es wie bei uns gar nicht wirkt, und warum wusste man so wenig über dieses Medikament?

Wir riefen bei Professor Mühlbauer vom Institut für Pharmakologie in Bremen an. Er warnte vor überzogenen Erwartungen. Der Nutzen dieses Grippemittels sei weitaus geringer, als in der Öffentlichkeit verbreitet werde. »Das ist überhaupt nicht belegt, ob ›Tamiflu‹ bei irgendeiner Form der Grippe jemals einen Todesfall verhindert hat. Wir wissen nicht einmal bei der Vogelgrippe, wo es relativ breitflächig eingesetzt wurde, ob es überhaupt eine Wirksamkeit hatte.«

Das Versprechen, »Tamiflu« reduziere in großer Zahl schwere Komplikationen bei Grippe – wie Lungenentzündung –, sei gar nicht nachgewiesen. Das Mittel verkürze die Krankheitsdauer um einen Tag, mehr nicht. Wir stellten fest, dass die Nebenwirkungen dagegen nicht ohne sind. Vor allem Kinder vertragen es sehr schlecht, klagen über Magen-Darm-Beschwerden, Schlafstörungen und Konzentrationsprobleme. Das bestätigten uns mehrere Kinderärzte.

Wir stießen auf ein weiteres Problem, das bis dahin auch nicht an die Öffentlichkeit gelangt war: Viele Grippevirenstämme sind bereits gegen »Tamiflu« resistent. Wenn ein Patient an einem solchen erkrankt, wirkt das Mittel nicht nur wenig, sondern überhaupt nicht mehr. Daten aus den USA und von der WHO belegten, dass einer der wichtigsten Grippestämme der vorangegangenen Wintersaison bereits zu über 90 Prozent resistent gegen das Grippemittel war. Experten äußerten uns gegenüber die Befürchtung, dass die Resistenz gegen »Tamiflu« auch bei der Schweinegrippe drohe, weil dieser Virus mit den bereits resistenten Virenstämmen eng verwandt sei.

All diese Fakten und Hinweise interessierten Politiker und Behörden nicht. Die Gesundheitsminister der Bundesländer kauften trotzdem riesige Mengen »Tamiflu« ein. Empfohlen wurde diese Aktion von der obersten Gesundheitsbehörde, dem Robert-Koch-Institut. Das Institut ignorierte, dass in anderen Ländern der Welt das Resistenzproblem längst bekannt war und öffentlich diskutiert wurde.

Wir befragten den Präsidenten des Robert-Koch-Instituts Jörg Hacker, ob mit der Entscheidung, auf »Tamiflu« zu setzen, der Bevölkerung nicht eine trügerische Sicherheit vorgegaukelt werde, man wisse schließlich gar nicht, ob das Mittel wirke. Der Präsident antwortete: »Na ja, es wird eingesetzt, und Sie haben völlig recht, weil es das einzige Medikament ist, die einzige Medikamentenklasse, von der beschrieben ist, dass sie wirksam ist. Das ist so bei neuen Ausbruchsgeschehen, dass man Medikamente einsetzen muss, die eine Hoffnung auf Heilung versprechen.«

Das heißt, die obersten Gesundheitswächter stützten sich auf ein Versprechen der Pharmaindustrie, anstatt die bekannten Daten zur Kenntnis zu nehmen. Vor allem führte die Empfehlung zu einem massenhaften Einsatz von »Tamiflu«, der die Resistenz des Virus weiter befördert. Es mutiert, je öfter es mit dem Wirkstoff in Kontakt kommt.

Die Firma Roche war hocherfreut, denn ihr Medikament »Tamiflu« stand vor der Schweinegrippe wegen der Resistenzdebatte quasi vor dem Aus. In der Panikstimmung, als noch kein Impfstoff in Sicht war, nutzte Roche die einmalige Gelegenheit, die Politik zu überrumpeln. Uns wurden interne E-Mails zugespielt, die Roche an die Gesundheitsminister der Bundesländer verschickt hatte.

Als die Pandemiestufe 4 von der WHO ausgerufen wurde, erhielten die Länder die erste E-Mail. Roche forderte darin zum Kauf von »Tamiflu« auf. Das Angebot galt aber nur ganz kurz: »mit Frist von heute (28.4.09) 17.00 Uhr«. Man biete einen Bestand von ca. 650000 Packungen »Tamiflu« an. Das Haltbarkeitsdatum: August/2011. Für den Fall, dass man das Angebot nicht annehme, der Hinweis: »Es ist absehbar, dass wir bei Anhalten der aktuellen Nachfrage in eine Lieferunfähigkeit geraten könnten.«

Die nächste E-Mail kam prompt, als die WHO die nächsthöhere Pandemiestufe 5 ausrief. In dem Schreiben behauptete der Konzern, andere Bundesländer hätten schon darum gebeten, eine größere Menge »Tamiflu« für die Aufstockung zu reservieren. »Wir verfügen nur noch über einen Bestand von etwa 180000 Packungen Tamiflu (Haltbarkeitsdatum August/2011). Wir räumen den Ländern neuerlich eine Frist bis heute 15:00 Uhr ein.«

Demjenigen, der das Angebot nicht sofort nutzen und stattdessen auf dem üblichen Weg bestellen wollte, könne Roche »kein definitives Lieferdatum zusichern«, man rechne mit »einem Zeitraum von mehreren Monaten«. Auch von »Lieferunfähigkeit« ist wieder die Rede.

Der Konzern versuchte offenbar mit dieser Aktion, Altbestände mit nur noch eng begrenzter Haltbarkeit loszuwerden. Wir haben dieses Verhalten von Roche dem Herausgeber der kritischen Zeitschrift *arznei-telegramm*, Wolfgang Becker-Brüser, vorgelegt. Er sagt: »Das nennt man ›die Pistole auf die Brust setzen‹. So eine Sache ist für einen ethisch handelnden Pharmabetrieb gar nicht zu rechtfertigen. Hier soll Druck gemacht werden, damit bestellt wird, bevor nachgedacht wird. Und das ist unethisch.«

Das *arznei-telegramm* ist eine der wenigen unabhängigen Informationsquellen über Arzneimittel.

Wir fragten bei der Firma Roche nach, ob sie Druck ausgeübt habe. Sie stritt es ab. Dem Pharmakonzern sei es lediglich um eine Einschätzung bezüglich der aktuellen Nachfrage gegangen.

Wir wollen wissen, ob sich die Bundesländer tatsächlich auf diese Geschichte eingelassen haben. Ein Informant berichtete, dass einige Bundesländer darauf hereingefallen seien.

Wir beschlossen nun, eine offizielle Anfrage an die Gesundheitsministerien der Bundesländer zu richten, um zu erfahren, wer auf das Roche-Angebot eingegangen war. Die Antworten fielen merkwürdig aus: Die meisten leugneten, das Angebot überhaupt zu kennen, und wollten uns keine Auskunft geben. Dabei geht es um Steuergelder in Millionenhöhe, die für ein zweifelhaftes Medikament ohne Not ausgegeben wurden.

Bereits kurze Zeit später berichteten die Medien, dass im Ausland erste Resistenzen des Schweinegrippen-Virus gegen »Tamiflu« aufgetreten seien. Das Robert-Koch-Institut wiegelte ab und teilte mit, es handle sich nur um Einzelfälle. Es empfahl weiter das Grippemittel. Doch dann tauchten die Resistenzen auch in Deutschland auf – jetzt schwieg das Robert-Koch-Institut. Es meldete sich selbst dann nicht zu Wort, als im Dezember 2009 ein Skandal England aufrüttelte: Renommierte britische Wissenschaftler hatten alle Studien zu »Tamiflu« überprüft. Das Ergebnis war: Es gebe kaum gute Daten über das Medikament und keinen Beleg, dass es überhaupt eine Wirksamkeit habe. Man könne damit keine Infektionen mit Viren verhindern. Die Wissenschaftler fanden zudem keinen Nachweis, dass »Tamiflu« schwerwiegende Grippekomplikationen reduziere. Ungeklärt sei sogar der Schaden,

den es anrichte. In England entbrannte daraufhin eine heftige Diskussion, wie es denn sein konnte, dass Regierungen auf der ganzen Welt zig Millionen für ein Mittel ausgegeben hätten, dessen Studiendaten so dürftig seien. Eine Wissenschaftlerin kommentierte folgerichtig: Durch den Fall »Tamiflu« müsse man das gesamte System in Frage stellen, wie Medikamente bewertet, zugelassen und beworben würden.

Roche erzielte im Jahr 2009 einen Rekordumsatz von etwa 2,2 Milliarden Euro allein mit »Tamiflu«.

Die »Neue Grippe«, in die sie irgendwann umgetauft wurde, war für die Pharmaindustrie ein Profitsegen, für den sie nicht viel tun musste. Das Angstszenario bauten andere für sie auf. Und die Politiker? Sie rannten von einer Falle in die nächste, ließen sich unnötig unter Druck setzen, obwohl der Verlauf der Grippe mild ausfiel – mit viel weniger Toten als bei der saisonalen Grippe, wie viele Experten immer wieder betonten. Aber es war Bundestagswahlkampf, und deshalb sollte schnell ein Impfstoff beschafft werden. Ab diesem Punkt schließlich begann das komplette Chaos.

Deutschland hatte einen Impfstoff mit einem sogenannten Wirkverstärker bestellt, der nicht genügend getestet war: Einige Sicherheitsauflagen an die Prüfung vor der Zulassung wurden nicht erfüllt, weil die Zeit nicht ausreichte. Mit Hilfe dieses Wirkverstärkers konnten zwar schnell mehr Impfdosen hergestellt werden, aber der Zusatzstoff war mit einem Risiko behaftet, die Nebenwirkungen wenig erforscht. Die amerikanische Zulassungsbehörde hatte sich deshalb für einen anderen Impfstoff ohne Wirkverstärker entschieden, weil aus ihrer Sicht das Risiko für Schwangere und Kinder nicht abzusehen war.

In der Diskussion um den deutschen Impfstoff fällte Professor Wolf-Dieter Ludwig, Vorsitzender der Arzneimittelkommission der deutschen Ärzteschaft, ein verheerendes Urteil: Die Gesundheitsbehörden seien auf eine Kampagne der Pharmaindustrie hereingefallen.

Bei Kinderärzten herrschte zur gleichen Zeit offene Rebellion. Wolfram Hartmann, Präsident des Bundesverbandes der Kinder- und Jugendärzte, warf der Bundesregierung »wissenschaftliche Falschaussagen vor«, weil der Impfstoff überhaupt nicht an Kleinkindern getestet worden war. Kritisiert wurde vor allem, dass dem Impfstoff noch ein Konservierungsmittel beigefügt ist, eine Quecksilberverbindung, die man für Kleinkinder heute nicht mehr verwendet. Das Gesundheitsministerium geriet jetzt enorm unter Druck und telefonierte in der Welt herum, bettelte andere Regierungen an, um wenigstens für Schwangere einen anderen Impfstoff aufzutreiben. Bis der endlich eintraf, war die größte Grippewelle schon vorbei.

Die Medien berichteten schon bald über erste Komplikationen nach der Impfung. Manche Geimpfte erlitten einen allergischen Schock, andere hatten starke Schmerzen. Selbst über Todesfälle, die nach der Impfung aufgetreten seien, las man. All das sorgte für große Unruhe. In dieser Phase kam eine Meldung, die nun alle Deutschen in Rage brachte. Die Bundesregierung hatte für ihre Beamten und die Bundeswehr einen anderen Impfstoff bestellt – ohne Wirkverstärker. Das galt natürlich auch für die Mitarbeiter des Paul-Ehrlich-Instituts, das für die Impfstoffzulassung verantwortlich ist. Man hätte schon immer bei diesem Hersteller bestellt und einen Liefervertrag seit mehreren Jahren, so die Begründung. Warum traten die Politiker dann ihren Impfstoff nicht an Schwangere und Kleinkinder ab?

Jeden Tag beobachteten wir, wie die Boulevardmedien die Panik in jede Richtung aufheizten. Einmal ging es um den unsicheren Impfstoff, dann wieder wurde die Gefahr der »Neuen Grippe« groß ausgeschlachtet. Bei den Bürgern herrschte komplette Verunsicherung.

In Berlin war in den wenigen Impfpraxen die Hölle los. Wir besuchen Dr. Georgi im Dezember 2009 in seiner Praxis. Nach wochenlangem Chaos hat er Zeit, mit uns darüber zu reden, was alles schiefgelaufen ist. Sprechstundenhilfe Birgit fragt gerade im

Wartezimmer, wer noch zum Impfen gekommen ist, wir sehen nur zwei Hände nach oben gehen. Patient Siegfried Klein hat ein paar Wochen auf die Spritze warten müssen. »Als ich das erste Mal herkam, sagte man mir: ›Wir haben den Impfstoff noch nicht, wir wissen nicht, wann der kommt. Wir können Ihnen gar nichts sagen‹«, erzählt er. Schuld war die schlechte Organisation des Berliner Gesundheitssenats. Erst musste Dr. Georgi ewig warten, bis er seine Impfgenehmigung erhielt, und danach konnte ihm niemand sagen, wann der Impfstoff geliefert wird und sie endlich anfangen können. »So wie es am Anfang lief, war es völlig unprofessionell und extrem bürokratisch. Es gibt eine einzige Apotheke in Berlin, die alle Ärzte beliefert. Es gibt eine Stelle im Senat, die das bearbeitet, mit einem Telefon, da war aber eine Bandansage, man möge woanders anrufen«, schildert Dr. Georgi. Dazu die verunsicherten Patienten, denen er aufwendig erklären musste, was die Politik eingebrockt hatte.

»Die Patienten, die den Impfstoff wollten, waren hysterisch, und die, die ihn nicht wollten, waren auch hysterisch. Selbst in der Ärzteschaft gab es zwei Lager.«

Bis zu 200 Anrufe gingen täglich in der Praxis ein, berichtet die Sprechstundenhilfe. Sie mussten Wartelisten anlegen. Eigentlich sollten erst einmal nur chronisch kranke Menschen, die Risikogruppen, geimpft werden. Doch Gesundheitsministerin Ulla Schmidt ließ mitten im Wahlkampf verlauten, jeder könne sich impfen lassen. Dabei war zu diesem Zeitpunkt noch gar nicht genügend Impfstoff vorhanden. Schlagzeilen wie »Verzögerte Auslieferung des Impfstoffes« oder »Jetzt wird der Impfstoff knapp« geisterten durch die Medien.

Der Pharmahersteller GlaxoSmithKline kam mit der Auslieferung des Impfstoffs nicht nach, die Produktion war ins Stocken geraten. Verantwortliche Politiker aus den Bundesländern stellten sich nun vor die Fernsehkameras und schimpften: Die zu liefernden Mengen seien mit dem Pharmakonzern festgelegt worden, die Zahlen würden nicht eingehalten.

So mancher Bürger fuhr als Impftourist in ein anderes Bundesland, um sich dort spritzen zu lassen. In deutschen Gesundheitsämtern herrschte Massenandrang, die Impfwilligen mussten wieder nach Hause geschickt werden. Und die Gesundheitsminister der Bundesländer wetterten weiter.

Anscheinend hatten sie vergessen, wie der Vertrag aussah, den sie selbst mit der Pharmafirma GlaxoSmithKline (GSK) bereits im Jahr 2007 anlässlich der Vogelgrippe ausgehandelt hatten. Der Vertrag wurde übrigens zur Geheimsache erklärt. Als Ende 2009 der Vertrag dennoch an die Öffentlichkeit kam, schlugen die Experten die Hände über dem Kopf zusammen, zum einen über den Preis, den man vereinbart hatte: Der Impfstoff selbst kostet pro Dosis nur einen Euro, der Wirkverstärker sechs Euro, er macht die Impfung teuer.

Doch der Vertrag offenbarte noch mehr. Es wurde nämlich vereinbart, dass »eine Verpflichtung seitens GSK (GlaxoSmithKline) zur Bereitstellung der theoretisch berechneten wöchentlichen Produktionsmenge des Pandemie-Impfstoffes innerhalb einer bestimmten Zeit nicht besteht«. Konkret hieß das: Der Pharmakonzern braucht gar keine Lieferzeiten einzuhalten.

Was die Sicherheit des Impfstoffes angeht, vertrauten die Politiker quasi blind. Im Vertrag steht, dass »weder umfangreiche klinische Daten noch Erfahrungen mit dem Pandemie-Impfstoff in seiner konkreten Zusammensetzung vorliegen«. Deshalb legte man fest: »Die Länder stellen GSK … frei von Schadensersatzansprüchen Dritter, Verlusten oder finanziellen Aufwendungen, die aus Ansprüchen und Klagen gegen sie entstehen im Zusammenhang mit der Anwendung, mit der organisatorischen Abwicklung, dem Vertrieb oder der Lagerung des Pandemie-Impfstoffes.«

Der Pharmakonzern ahnte offenbar, dass die Anwendung des Impfstoffes mit Risiken verbunden sein könnte. Dagegen wollte man sich mit folgender Passage absichern: »Sollte aufgrund … bekannt werdender Umstände die Nutzen-Risiko-Abwägung für den Pandemie-Impfstoff ... insgesamt negativ ausfallen, gilt die Haftungsfreistellung für diesen Fall.«

Als wir den Vertrag in den Händen halten, können wir nicht glauben, dass gewählte Volksvertreter so etwas unterschreiben konnten – ein schlecht getesteter und wenig geprüfter Impfstoff, der schon im Jahr 2007 bestellt wurde. Ganz nebenbei kam dabei heraus, dass die Firma GSK vom Bundesgesundheitsministerium auch noch zehn Millionen Euro Fördermittel erhalten hat, um den Impfstoff zu entwickeln. Ein Konzern mit einem Jahresumsatz von zirka 26 Milliarden Euro.

Als wir bei Dr. Georgi in der Praxis sitzen, wollen sich an diesem Tag nur fünf Patienten gegen die Schweinegrippe impfen lassen. Der Arzt ist wie viele seiner Kollegen verärgert, dass der Impfstoff nicht in Einzeldosen wie bei der normalen Grippe angeschafft wurde, sondern in Multidosen, aus denen jeweils zehn Spritzen gezogen werden. Wenn nur fünf Patienten zum Impfen kommen, muss der Arzt den restlichen Impfstoff wegwerfen, weil er nur 24 Stunden haltbar ist. So landet im Dezember 2009 massenhaft teurer Impfstoff im Müll.

Von 50 Millionen gekauften Dosen sind zu diesem Zeitpunkt nur ca. 6 Millionen verbraucht. Impfmüdigkeit greift um sich. Die Bundesländer bleiben auf dem Impfstoff sitzen, suchen dringend nach Abnehmern im Ausland. Das Bundesgesundheitsministerium verhandelte mit dem Hersteller und bat, einen Teil der Dosen abbestellen zu dürfen. Der Vertrag von 2007 enthält nämlich keine Ausstiegsklausel für den Fall, dass keine Pandemie ausbricht. Die Politik war am Ende von der Kulanz eines Pharmakonzerns abhängig, der nur auf einen Teil der Lieferung verzichtete.

Dr. Georgi stecken die letzten Wochen noch in den Knochen. Er mag sich gar nicht vorstellen, was passiert wäre, wenn uns eine wirkliche Pandemie heimgesucht hätte.

»Es hätte nicht nur Unruhe gegeben, sondern extreme Panik. Letztendlich haben wir nur Glück gehabt. Diese Nummer mit den zwei Impfstoffen hätte man sich sparen können, das war wirklich ein Fehler. Und das Ganze war ein absolutes Versagen in der Kommunikation.«

Vor allem befürchtet er wie viele Grippe-Experten, dass eine richtige Pandemie in Zukunft nicht ernst genommen wird.

Wenn das Virus gefährlich gewesen wäre, hätte es Menschenleben kosten können – bei so wenig Impfstoff, wie anfangs vorhanden war, und der Planlosigkeit, mit der er verteilt wurde.

Der Fall der Schweinegrippe hat uns gezeigt, wie Pharmafirmen eine drohende Gefahr ausnutzen können, weil die Politik es zulässt.

Es wird nicht das letzte Mal sein. Viele der großen Konzerne haben kaum mehr neue Medikamente in ihrer Entwicklungspipeline, und die Patente ihrer großen Umsatzrenner laufen aus. Neue Impfstoffe gelten in der Branche als Lösung für ihre Bilanzen. Vor allem wissen sie, dass Regierungen schnell unter Druck geraten und fast jeden Preis zahlen. Bei der Schweinegrippe konnte ein Pharmakonzern sogar neuartige Techniken, wie die Wirkverstärker, im Großversuch testen, ohne dafür haften zu müssen. Traumhafte Bedingungen. Die Folgen dieser Politik mussten am Ende Säuglinge tragen. Im Februar 2010 stellte sich heraus, dass wichtige Kinderimpfstoffe gegen gefährliche Krankheiten wie Keuchhusten nicht mehr lieferbar waren, weil der Konzern GlaxoSmithKline seine Produktion ganz auf den Schweinegrippe-Impfstoff abgestellt hatte. »Wir können nicht akzeptieren, dass die Sicherheit von Kindern gefährdet wird, weil sich ein Pharmaunternehmen aus wirtschaftlichen Gründen für die Produktion lukrativerer Impfstoffe entscheidet«, kritisierte der Präsident des Berufsverbandes der Kinder- und Jugendärzte. Der Mediziner forderte ein Eingreifen der Politik, weil Kinder ein Recht auf bestmögliche Gesundheitsversorgung hätten. Die Politik könne sich nicht einfach zurücklehnen und sagen, »das macht die Pharmaindustrie«. Doch genau das tut sie oft.

Übrigens geriet auch die WHO Anfang dieses Jahres schwer in

die Kritik. Renommierte Wissenschaftler warfen ihr vor, bei Ausbruch der Schweinegrippe heimlich die Kriterien für eine Pandemiestufe verändert zu haben. Bislang galt, dass es sich bei einer Pandemie um eine Krankheit mit hoher Sterblichkeit handeln müsse. Diesen Passus hatte die WHO offenbar verändert, sodass die schnelle Verbreitung, nicht aber die Schwere der Krankheit maßgeblich ist, um die höchste Warnstufe 6 auszurufen. Der Verdacht der Kritiker: Die WHO habe sich von der Pharmaindustrie beeinflussen lassen. Bei einer Anhörung im Europarat musste einer der obersten WHO-Berater einräumen, dass »einzelne Personen« möglicherweise Interessenkonflikte verschwiegen hätten. Es wäre nicht das erste Mal.

11

Anleitung zum Gesundwerden

Wir wissen, dieses Buch ist für Patienten oder ihre Angehörigen ernüchternd und erschreckend. Aber der Blick auf die Tatsachen kann von Vorteil sein, um einen Weg durch die Informationsflut zu finden, der gesund statt krank macht. Die Erfahrung haben wir auch selbst gemacht. Als wir schon monatelang recherchierten und viel über getarnte Pharmawerbung, verschwiegene Daten und falsche Versprechen herausgefunden hatten, musste einer von uns, der weibliche Part, zum Frauenarzt. Eigentlich waren es harmlose Beschwerden. Doch es wurde eine Krankheit diagnostiziert, deren Namen man sich nicht einmal merken konnte.

Die Frauenärztin sagte, man solle jetzt bloß nicht nachschlagen, egal wo, weil man dann fürchterliches Zeug über die Diagnose und Erkrankung lesen würde, beunruhigt wäre und womöglich in Panik ausbräche. Sie verschrieb ein Mittel, und nach drei Monaten sollte man wiederkommen, um zu sehen, ob die Therapie angeschlagen habe. Die Betroffene hielt sich an den Rat, hat sich nicht einmal die Diagnose notiert und nahm das Mittel wie vorgeschrieben. Kein Nachschlagen, kein Googeln im Internet, mit dem Resultat: keine Panikattacken und keine schlaflosen Nächte, ob die Beschwerden jemals wieder weggehen. Nach drei Monaten waren sie weg. Das Ganze hätte vor dem Buchprojekt ganz anders ausgesehen, da hätte man sich tausend Informationen geholt, drei verschiedene Arztmeinungen und was noch alles.

Damit diese Geschichte jetzt nicht falsch verstanden wird – wir plädieren nicht dafür, dass man sich nicht bei schweren Krankheiten wie Krebs selbst informiert. Im Gegenteil, man muss es tun, man sollte immer die Meinung eines zweiten oder sogar dritten Arztes einholen, herausfinden, wer ist ein Experte auf diesem Gebiet, wer verfügt über viel Erfahrung. Bei der Hilfesuche sollte man sich immer fragen, wer ist der Absender einer Information, bringt mich das Wissen weiter, oder verwirrt es nur und macht Angst. Wer im Internet sucht, sollte als Erstes das Impressum (meistens ganz oben oder ganz unten auf der Seite) anklicken und schauen, wer die Internetseite betreibt: Ist es ein Pharmakonzern oder eine Kommunikationsagentur, also PR-Agentur, oder Ähnliches? Nehmen Sie sich die Zeit, die Namen im Impressum zu googeln. Wenn auf einer Internetseite ein Medikament mit Namen besonders hervorgehoben wird, allzu positiv über Studienergebnisse berichtet und wenig über Nebenwirkungen aufgeklärt wird, sollte man vorsichtig sein. Aufpassen muss man selbst bei Seiten, die ein Siegel für Transparenz oder Qualität tragen, wie so einige Gesundheitsportale, die über alle möglichen Krankheiten Informationen anbieten. Viele dieser Gesundheitsseiten im Internet legen ihre Finanzierung nicht offen, sie sind ein beliebtes Werbeumfeld der Pharmaindustrie.

Da die Firmen ihre »Informationsseiten« sehr subtil steuern, muss man genau hinsehen und auf bestimmte Merkmale achten: Meist sind sie sehr plakativ und aufwendig gestaltet. Es gibt Hotlines und bunte Patientenzeitschriften, die alle kostenlos sind. Eine Auffälligkeit gibt es noch auf den Pharmaseiten: Fast immer befinden sich darauf Fotos von Patienten, die alle gesund, attraktiv und fröhlich aussehen.

Es gibt Lichtblicke in diesem Informationssumpf, die Interessierten und Patienten unabhängige Hilfe anbieten. Eine dieser Stellen ist die Unabhängige Patientenberatung Deutschland (UPD). Sie berät Patienten über ihre Rechte, zum Beispiel bei Verdacht auf Behandlungsfehler, oder sie hilft, die medizinischen Unterlagen zu verstehen. Die UPD informiert zudem über Arzneimittel und deren Nebenwirkungen. Die Hilfe ist kostenfrei. Man kann das bundesweite Beratungstelefon in Anspruch nehmen oder direkt eine der 22 Beratungsstellen aufsuchen. Die Internetseite heißt *www.upd-online.de*. Die Patientenberatung wird vom Spitzenverband der gesetzlichen Krankenkassen finanziert. Das Projekt ist aber nur bis Ende 2010 genehmigt. Ob es weitergehen kann, ist eine politische Entscheidung. Wir können nur hoffen, dass es die richtige Entscheidung sein wird.

Denn bundesweit gibt es noch viel zu wenige solcher Anlaufstellen. Wir finden, dass man die Politik zu mehr Engagement in diesem Bereich bewegen muss, indem man unabhängige Patienteninformation bei den Gesundheitspolitikern und Krankenkassen einfordert; die einen wählen wir, die anderen bezahlen wir. Als Patienten sollten wir nicht warten, bis die Politik sich bequemt, sondern selbst aktiv werden. Jeder von uns hat einen Politiker im Wahlkreis, den er auf die Defizite ansprechen kann.

Im Internet bietet auch das IQWIG, das Institut für Qualität und Wirtschaftlichkeit im Gesundheitswesen, eine eigene Seite für Laien an – unter *www.gesundheitsinformation.de*. Dort wird man objektiv und detailliert über Krankheiten und ihre Behandlungsmöglichkeiten aufgeklärt. Diese Seite ist ein echter Gewinn, weil man unabhängige Informationen über die Wirksamkeit von Medikamenten erhält. Daneben bietet sie viele Tipps, wie man bestimmten Erkrankungen vorbeugen kann.

Eine andere sehr gute Quelle ist die Internetseite *www.gute-pillen-schlechtepillen.de*. Sie zeigt dem Interessierten, wo versteckte Pharmawerbung lauert und worauf man aufpassen muss. Und man erfährt vieles über fragwürdige Therapien und den Nutzen einzelner Arzneimittel. Wer will, kann das monatliche Heft »Gute Pillen – Schlechte Pillen« abonnieren. Oder noch besser, Sie fragen Ihren Hausarzt, ob er das Heft nicht für die Praxis bestellen könnte.

Weil wir selbst Journalisten sind, fällt uns der nächste Rat nicht leicht. Doch wir müssen genauso vor einigen Berichten über Gesundheitsthemen in den Medien, besonders in Zeitschriften, warnen. Nicht jeder dieser Artikel ist von einem Journalisten geschrieben, so mancher ist nur eine umformulierte Pressemitteilung einer Firma oder PR-Agentur. Wird von einem »Durchbruch« bei einer Arznei gesprochen oder unter Nebenwirkungen nur wenig und »gut verträglich« angegeben, ist Skepsis angebracht.

Über die Medien werden wir täglich mit Werbeanzeigen für rezeptfreie Arzneimittel bombardiert. Während für verschreibungspflichtige Mittel nicht geworben werden darf, ist es bei freiverkäuflichen erlaubt. Wer kennt es nicht, dass er bei Halsschmerzen in der Apotheke nach den Lutschtabletten fragt, die er in der Werbung gesehen hat. Doch diesen Versprechen sollte man genauso wenig glauben. Bei den meisten Mitteln wird der Verbraucher getäuscht, sie sind teure Mogelpackungen. Das spezielle Migränemittel ist gar keins, sondern enthält den bekannten Wirkstoff Ibuprofen gegen Schmerzen. Weil jedoch »Migräne« auf der Schachtel steht, kostet das Mittel gleich doppelt so viel. Es lohnt sich für den Geldbeutel, auf die Wirkstoffe zu achten. Nicht jede rezeptfreie Arznei ist außerdem harmlos. So kann zum Beispiel der ständige Gebrauch von Nasensprays süchtig machen.

Viele Menschen lesen oft und gern die vielen Apothekenzeitschriften und denken, denen könne man vertrauen. Seien Sie selbst da kritisch. Für die Pharmaindustrie ist der Apotheker ein zentraler Vermittler, weil viele Patienten ihm mehr vertrauen als dem Arzt. Das Marketing der Pharmakonzerne setzt immer auch auf die Apotheker. Die kostenlosen Apothekenzeitschriften leben von den Anzeigen der Pharmaindustrie. Manch guter Tipp steht dort drin, aber bei Arzneimitteln halten wir sie für keinen verlässlichen Ratgeber.

Wir haben in diesem Buch viel über die neue Strategie der Pharmakonzerne »Patient im Visier« geschrieben. Wir glauben, dass man sich dennoch schützen kann. Finden Sie heraus, wie kritisch Ihr Arzt der Pharmaindustrie gegenüber eingestellt ist. Fragen Sie ihn, welche Erfahrungen es mit dem neuen Medikament gibt, das er Ihnen schnell verschreiben will, und ob er die Studien dazu selbst gelesen hat. Erkundigen Sie sich, ob er den Informationsdienst *arznei-telegramm* abonniert hat, der unabhängig über Arzneimittel berichtet.

Als das Buch fast fertig war, hatte einer von uns starke Nackenschmerzen, die nicht weggingen. Der Orthopäde verschrieb schließlich ein Medikament, das alle Muskeln entspannen soll. Das hörte sich gut an, versprach Erleichterung. Aber irgendwie hatte man ein seltsames Gefühl, was dieses Mittel anging. Als die Schmerzen groß waren, griff man schließlich zu dem Medikament und las den Beipackzettel. Unter »häufige Nebenwirkungen« standen Reaktionen, die beunruhigend klangen. Ein Freund drängte, man solle doch endlich das Mittel nehmen. Am nächsten Tag lag das *arznei-telegramm* auf dem Schreibtisch, und beim Lesen stießen wir zufällig auf einen Hinweis zu genau diesem Medikament. Darin wurde von schweren allergischen Reaktionen berichtet und von dem Mittel abgeraten. Der Betroffene von uns beiden entschied sich, das Medikament nicht zu nehmen, sich dafür mehr Entspannung zu gönnen und Physiotherapie zu machen. Es dauerte zwar einige Zeit, doch dann waren die Beschwerden verschwunden.

Was wir damit sagen wollen: Vielleicht geben wir zu oft die Verantwortung für unseren Körper an Medikamente ab, die alles schnell wieder ins Lot bringen sollen, damit man wieder arbeiten kann und funktioniert. Letztlich kann man einige gesundheitliche Probleme allerdings nur lösen, wenn man langfristig Verhalten oder Lebensgewohnheiten ändert. Viele chronische Krankheiten wie Diabetes und Herz-Kreislauf-Erkrankungen kann man dadurch in den Griff bekommen oder sogar verhindern. Bestes

Negativbeispiel ist die steigende Zahl von Kindern mit starkem Übergewicht und Bewegungsmangel. Ihnen könnten durch einen anderen Lebensstil Diabetes und andere gesundheitliche Gefahren erspart werden.

Zum Weltkrebstag haben Wissenschaftler darauf hingewiesen, dass bis zu 40 Prozent aller Krebserkrankungen durch eine Veränderung der Lebensweise und bessere Vorbeugung vermieden werden könnten. Die Risiken durch Tabak- und starken Alkoholkonsum, ausgedehntes Sonnenbaden und Übergewicht könnten die Menschen selbst vermindern.

Andere ereilt eine Krankheit, die man nicht verhindern kann. Für diese Patienten können Medikamente die einzige Hoffnung sein. Nur müssen Politik und Krankenkassen sie vor falschen Versprechen der Industrie schützen.

Wir hoffen also, dass dieses Buch Patienten oder Interessierte in die Lage versetzt, in Zukunft solche Manipulationen zu durchschauen. Nur wer weiß, dass er im Visier ist, kann sich in Deckung bringen.

Epilog

Marion Frey hat genug

Bei unserer MS-Patientin Marion Frey hat sich inzwischen eine erstaunliche Entwicklung ergeben. Wir treffen sie noch einmal Anfang 2010. Fast zwei Jahre haben wir sie nun begleitet.

Wir hatten mehrere Monate nichts mehr von ihr gehört und uns bereits Sorgen gemacht. Als wir in ihrer Küche beim Kaffee sitzen, wirkt sie mit ihren hochgesteckten schwarzen Haaren entspannter als früher. Sie hat sich entschieden, sie will keine dieser MS-Medikamente mehr nehmen. Den Ausschlag gab eine Bekannte, die im Rollstuhl sitzt. Die hatte zu ihr gesagt: »Guck mich an, was haben mir die ganzen Medikamente gebracht? Sie haben mir die letzten Jahre auch noch versaut. Lass es, Mädel, im Rollstuhl landest du so oder so.«

Bei Marion Frey hat sich viel verändert. Ob sie noch wie am Anfang auf die MS-Internetseiten gehe, wollen wir wissen. »Überhaupt nicht mehr, es interessiert mich nicht mehr, ich schiebe das weit weg«, erzählt sie. Vorher habe sie doch immer nach neuesten Nachrichten gesucht? »Ich will gar nichts mehr wissen. Ist das schlimm?« Wir schauen sie etwas verdutzt an. »Nein, überhaupt nicht.«

Und tauscht sie sich noch mit anderen Betroffenen über das Internet aus? »Auch nicht mehr, weil ich das nicht mehr hören will. Jeder sagt dir nur, du musst wissen, was für dich das Beste ist. Am besten ist für mich, keine MS-Medikamente mehr zu nehmen. Ich sehe Leute, denen es ohne genauso gut oder schlecht geht wie mit.« Wenn ein akuter Schub kommt, setzt sie auf das altbewährte

Kortison. Manche wollen ihr einreden, dass sie selbst schuld sei, wenn sie nichts anderes nehme und dann ein Schub komme. Sie lasse sich aber nicht mehr beeinflussen.

Als wir sie das erste Mal trafen, fühlte sie sich der Pharmaindustrie ausgeliefert, wie sie es nannte, als müsse sie nehmen, was angeboten wird. Das hat sich geändert. Durch ihre Erfahrung ist sie kritischer geworden. »Ich habe früher blindlings alles geschluckt, was mir Ärzte verschrieben haben. Jetzt nicht mehr.« Wir sind überrascht: Nicht nur in ihrer Wohnung hat sie alles umgestellt, auch in ihr selbst hat alles einen neuen Platz.

Die Krankheit verdrängt sie oft einfach. »Ich denke, das ist ein Schutzmechanismus, unbewusst. Damit geht es mir definitiv besser.« Klar gebe es noch Momente, wo sie daran denkt, dann putzt sie zum Beispiel die ganze Wohnung oder fährt zu ihrer Mutter, trifft sich mit Freundinnen oder geht mit ihnen aus. Sie findet es toll, dass sie sich noch bewegen und weggehen kann. »Das ist schön, wenn man draußen herumläuft, und noch sieht es mir keiner an.«

Ist sie ruhiger geworden? »Ja. Nach dem, wie die Krankheit bisher verlaufen ist, was ich mit Medikamenten und ohne erlebt habe, die Ohnmacht der Ärzte und die Ohnmacht aller anderen, dachte ich, helfen kann dir eh keiner, dann hilfst du dir eben selbst.« Sie habe zwar Angst, irgendwann im Rollstuhl zu sitzen, aber dann nehme sie eben bei den Paralympics teil. Noch vor einem Jahr hätte sie so einen Witz nicht gemacht.

Wir sind verblüfft, welchen Prozess Marion Frey hinter sich hat. Berichte über die Krankheit sieht sie jetzt mit einem anderen Blick als früher. Sie fällt nicht mehr darauf herein, wenn die Pharmaindustrie ihr Hoffnung zu machen versucht. Und die Krankheit beherrscht nicht mehr ihr ganzes Denken. Marion Frey hat sich ein Stück Lebensqualität zurückerobert.

Dank

Bei den anstrengenden Recherchen für dieses Buch haben uns viele Menschen unterstützt. Wir möchten uns bei Professor Dr. Bernd Mühlbauer bedanken, der uns mit seiner Expertise sehr geholfen hat, und bei Professor Dr. Wolf-Dieter Ludwig, durch den wir wichtige Einblicke in die Krebsmedizin erhalten haben.

Das Buch wäre nie entstanden, wenn wir nicht die Zeit und die Möglichkeit für investigative Recherche bekommen hätten, was heutzutage nicht mehr selbstverständlich ist. Deshalb auch der Dank an Reinhard Borgmann und das ARD-Magazin »Kontraste«.

Ohne die Patienten, die wir kennengelernt haben, gäbe es dieses Buch auch nicht. Wir danken Marion, dass sie uns zwei Jahre lang in ihr Leben gelassen hat, um sie bei ihrer Krankheit zu begleiten.

Und großer Dank geht an Uwe, Anita und Gerhard, die so offen über ihr Schicksal berichtet haben, und alle anderen Patienten, die sich uns anvertraut haben.

In unserem privaten Umfeld bedanken wir uns bei unseren Familien und allen Freunden, die an das Buch geglaubt haben und uns zu jeder Zeit Mut gemacht haben. Danke, Frank.

Wir gedenken Hans Walter und Brigitte Kobylinski, die 2009 verstorben sind.